memo
verlag

Dr. Maria-Dorothea Heidler

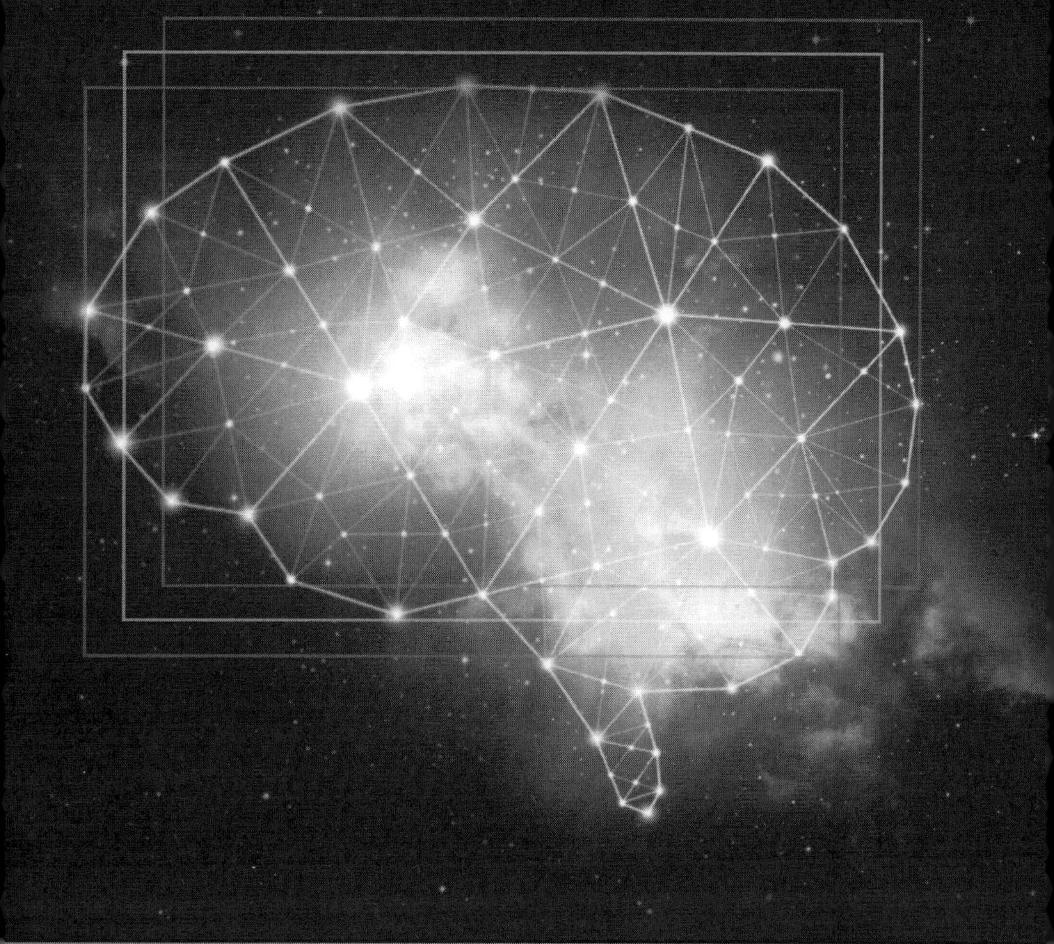

Kognitive Dysphasien

erkennen und behandeln

memo
verlag

Umschlaggestaltung: Maja Iris Merz
Grafik: Dipl. Ing Uwe Merz, Maja Iris Merz
Bildnachweis:
Umschlag unter Verwendung von shutterstock 568878139
Bild S. 151: https://upload.wikimedia.org/wikipedia/commons/8/8c/Thalamus3.PNG

Bibliografische Information Der Deutschen Bibliothek
Die Deutsche Bibliothek verzeichnet diese Publikation in der Deutschen Nationalbibliografie; detaillierte bibliografische Daten sind im Internet über http://dnb.ddb.de abrufbar

Heidler, Maria-Dorothea
Kognitive Dysphasien erkennen und behandeln
ISBN 978-3-929317-55-8

www.memoverlag.de

MIX
Papier aus verantwortungsvollen Quellen
FSC® C107500

Printed in Germany
Gedruckt und gebunden von Stückle-Druck, Ettenheim

ISBN 978-3-929317-55-8

Inhalt

Die Autorin

Dr. phil. Maria-Dorothea Heidler studierte Sprechwissenschaft und arbeitet seit 1996 als Sprachtherapeutin in der neurologischen Rehabilitation. 2005 promovierte sie an der Humboldt-Universität zu Berlin über nichtaphasische Sprachstörungen und prägte den Begriff „Kognitive Dysphasien“. Von 2012 bis 2017 war sie wissenschaftliche Mitarbeiterin an der Universität Potsdam. Sie ist Fachtherapeutin für kognitiv-orientierte Sprachtherapie und Kognitives Training.

Vorwort

Menschen produzieren komplexes, zielgerichtetes Verhalten, zu dem auch sprachliches Verhalten gehört. Lange wurde Sprachverarbeitung nur unter dem Blickwinkel linguistischer Strukturerzeugung betrachtet und *Aphasien* standen im Mittelpunkt von Theoriebildung, Diagnostik und Therapie. Eine effektive Sprachverwendung erfordert über das Verstehen und Produzieren linguistischer Zeichen hinaus jedoch zahlreiche andere kognitive Leistungen, bspw. die Fähigkeit zur Planung, Sequenzierung, Initiierung und Kontrolle von verbalen Handlungen, die Repräsentation fremder Intentionen oder das Bewusstsein über die äußere Welt und über mentale Zustände (Roelofs & Hagoort, 2002).

Betrachtet man Sprache als kulturelles Werkzeug zur Lösung des „Kommunikationsproblems", welches auf der Basis der allgemeinen Intelligenz im kulturellen Kontext erworben, angewendet und verändert wird, erscheint es logisch, dass sie in ihrer Gesamtheit schwer im Gehirn lokalisiert werden kann. Zudem werden für die Erzeugung von Lautsprache zahlreiche Hirnareale genutzt, die auch für andere Funkionen genutzt werden (z. B. das Broca-Areal für die Sequenzierung von Aktivitäten oder die Basalganglien zur Gewohnheitsbildung) und keines davon ist ausschließlich für Sprache zuständig (Everett, 2013).

Dies ist demnach der Versuch, ein verständliches Buch über Sprachverarbeitungsstörungen zu schreiben, die es als eigenständige Entitäten oder Syndrome eigentlich gar nicht gibt, da Kognitive Dysphasien nur *eine* unter vielen Folgeerscheinungen kognitiver Beeinträchtigungen sind.

Der Fokus ist hier also ein sehr enger: Kognitive Störungen (zu denen sämtliche Beeinträchtigungen von Aufmerksamkeits-, Gedächtnis-, Exekutiv- und zentralen Wahrnehmungsfunktionen gehören) beeinträchtigen *zahlreiche Verhaltensebenen*, nicht nur die des sprachlich-kommunikativen Verhaltens. Nur diesen einen Teilaspekt herauszugreifen, erscheint jedoch aus mehreren Gründen gerechtfertigt: Erstens werden Patienten mit Auffälligkeiten in der Sprachverarbeitung und daraus resultierenden Kommunikationsstörungen meistens zuerst an *Sprach*therapeuten überwiesen. Ob diese sich zuständig fühlen, ist eine andere Frage, ebenfalls, ob sie tatsächlich zuständig *sind*. Solange ein Mangel an ambulant und stationär tätigen Neuropsychologen besteht, ist diese Frage allerdings müßig. Zweitens nimmt die Anzahl der Patienten mit Kognitiven Dysphasien im klinischen Alltag stetig zu: Einerseits durch eine verbesserte medizinische Versorgung, andererseits als Folge der demographischen Entwicklung und den entsprechenden alterskorrelierten Erkrankungen. Therapeuten werden sich diesem Problem also stellen müssen. Drittens soll das Buch darüber hinaus einen Überblick vermitteln über Störungen in den Bereichen Aufmerksamkeit, Exekutivfunktionen, Gedächtnis und Wahrnehmung. Therapeuten sollen hierdurch fachübergreifendes Wissen an die Hand bekommen, das sie auch auf andere Bereiche (Nahrungsaufnahme, Spracherwerb etc.) übertragen können.

Berlin im Januar 2020

M.-D. Heidler

Allgemeiner Teil

Inhaltsübersicht

1 Differenzialdiagnostik Aphasien – Kognitive Dysphasien

1.1 Was sind Aphasien?

Das, was wir unter Aphasien verstehen, unterlag in den letzten 150 Jahren zahlreichen konzeptuellen Wandlungen. Jede Sichtweise ist lediglich ein theoretisches Konstrukt, das diskutiert wird und umstritten ist – selbst die anatomische Lage und der genaue Umfang der „Sprachzentren" (Tremblay & Dick, 2016).

Das aktuelle Konstrukt sieht so aus, dass bei Patienten mit Aphasie das „Werkzeug" Sprache durch Läsionen in den darauf spezialisierten linkshemisphärischen temporo-parieto-frontalen Arealen beeinträchtigt ist (Mesulam, 1998; Stockert & Saur, 2017). Zu diesen gehören das Broca-Areal, das Wernicke-Areal, der diese beiden Regionen direkt verbindende Fasciculus arcuatus sowie ein indirekter Pfad durch den inferioren Parietalkortex (Geschwind-Areal), welcher parallel und seitlich zum Fasciculus arcuatus verläuft und das Broca- und Wernicke-Areal mit parietalen Regionen verbindet (vgl. Abb. 1). Es wird angenommen, dass der indirekte Pfad für semantische und der direkte Pfad für phonologische Funktionen zuständig ist (Catani, Jones & ffytche, 2005).

In Analogie zur visuellen Verarbeitung werden diese Pfade auch als *ventrale* und *dorsale* Verarbeitungswege bezeichnet (vgl. Kap. 2.3.1.1, Allg. Teil): Der dorsale Pfad ist für die Interaktion zwischen Sprachverarbeitung und motorischem System bedeutsam (z. B. für die Zuordnung von Klängen zu Artikulationsbewegungen), während der ventrale Pfad Verbindungen zwischen sensorischem Input und konzeptuellem System (z. B. die Zuordnung von Klängen zu Bedeutungen) herstellt (Saur et al., 2008).

Aphasien betreffen nun per definitionem nur diese Pfade und werden daher auch als „Teilleistungsstörungen der Sprachverarbeitung bei umschriebener Hirnschädigung" betrachtet (Wallesch, Johannsen-Horbach & Bartels, 2007). Es ist allerdings unklar, warum so viel Wert darauf gelegt wird, dass kognitive Basisfunktionen (wie Antrieb oder Aufmerksamkeit) bei diesen Patienten nicht oder nur geringfügig beeinträchtigt sein sollten. Das eine schließt das andere ja nicht aus – vor allem, da sich Läsionen erfahrungsgemäß eher selten an umschriebene Areale und Pfade halten. Weitere kognitive Störungen neben der sprachlichen Werkzeugstörung sind daher eher die Regel als die Ausnahme (einmal unabhängig davon, dass das linguistische System auf die Integrität zahlreicher kognitiver Leistungen angewiesen ist – vgl. Kap. 2, Allg. Teil).

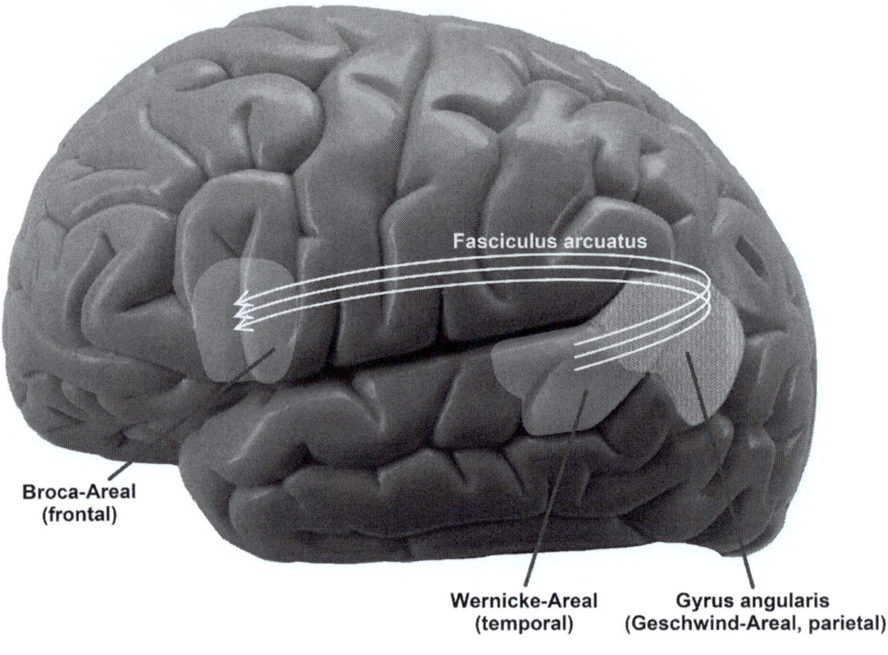

Abbildung 1: Die Zentren und Pfade der sprachsystematischen Verarbeitung in der linken Hemisphäre: Das Broca-Areal ist zuständig für syntaktische und phonologische Verarbeitung sowie Planungs- und Sequenzierungsprozesse, das Wernicke-Areal für auditive Verarbeitung und Sprachverständnis und das Geschwind-Areal für das Zusammenführen phonologischer, visueller, sensorisch-taktiler und anderer Informationen. Läsionen in diesen temporo-parieto-frontalen Arealen führen zu Aphasien im Sinne von Sprachsystemstörungen.

1.2 Was sind Kognitive Dysphasien?

Allgemein wird angenommen, dass die kommunikativen Fähigkeiten von Aphasiepatienten nicht vorrangig beeinträchtigt sind, d. h. *dass sie besser kommunizieren als sprechen* (Kessler, Kalbe & Heiss, 2003).

Für Patienten mit Kognitiver Dysphasie (KD) könnte man nun annehmen, dass sie *besser sprechen als kommunizieren* und oft stimmt das (bspw. bei konfabulierenden Patienten), aber ganz so einfach ist es nicht.

Während Aphasien nach der aktuellen Theorie „reine" Sprachsystemstörungen sind, werden Kognitive Dysphasien durch verschiedenste kognitive Beeinträchtigungen verursacht, die sich auch auf andere Verhaltensebenen auswirken (nicht nur auf die sprachlich-kommunikative Ebene). Mit „Kognition" ist dabei nicht unbedingt ein *bewusstes* Manipulieren von Informationen gemeint, sondern das Basisvermögen des Gehirns, Informationen aus der Umwelt zu selektieren, zu manipulieren, zu speichern und zu nutzen, so dass ein bestimmtes Verhalten zustande kommt. Solche Basisprozesse sind Aufmerksamkeits-, Gedächtnis-, Exekutiv- und Wahrnehmungsfunktionen.

Theoretischer Ausgangspunkt ist der sogenannte *Konnektionismus*, der seit den 80er Jahren mit der Auffassung eines hierarchisch geordneten und sequenziell arbeitenden Nervensystems gebrochen hat und die Parallellität von Verarbeitungsprozessen betont (Mulder, 2007). Auch Sprachverarbeitung wird hierbei als komplexe kognitive Funktion aufgefasst, die auf Interaktionen in weitverzweigten und parallel arbeitenden neuronalen Netzwerken beruht (Engel & König, 1998; Stockert & Saur, 2017). Fallen Teilsysteme dieser Netzwerke aus, zeigen sich systembedingte Störungen in eng gekoppelten Funktionssystemen. Da nun eine effektive Sprachverarbeitung untrennbar an Aufmerksamkeits-, Gedächtnis-, Wahrnehmungs- und Exekutivfunktionen gebunden ist (vgl. Kap. 2, Allg. Teil), führen deren Störungen netzwerkbedingt zu zahlreichen Beeinträchtigungen von Sprachverarbeitung und Kommunikation (Heidler, 2006a).

Ziel des Konzepts der Kognitiven Dysphasien ist es, eine Beschreibungsebene dafür zur Verfügung zu stellen, wie kognitive Beeinträchtigungen sich auf die Effizienz der Sprachverarbeitung auswirken und welche Kommunikationsstörungen daraus resultieren können. Eine strikte Trennung zwischen gestörter Sprachverarbeitung (als Prozess) und gestörter Kommunikation (als Ergebnis) ist dabei weder möglich noch intendiert (auch bei aphasischen Patienten ist es ja häufig schwierig, die Ebene der Fähigkeitsstörung von der Ebene der Beeinträchtigung klar zu trennen).

Letztlich ist also jede Klassifikation (auch die hier vorgeschlagene) als Versuch und kleinster gemeinsamer Nenner zu verstehen – sie ist kein Selbstzweck und kein Dogma, sondern eine vorläufige Gesprächsgrundlage (Mayer, 2011). Zudem soll sie vor allem Praxisbezug und therapeutischen Nutzen haben.

Die starke Akzeptanz des Konzepts der Kognitiven Dysphasien durch Sprachtherapeuten in den letzten Jahren spricht dafür, dass es sich um ein durchaus praxisnahes Einteilungssystem mit guten Therapieimplikationen handelt – perfekt ist es natürlich nicht. Es ist als ein offenes und dynamisches System zu verstehen und soll sich weiterentwickeln. Immerhin hat der 2006 neu eingeführte Begriff den Vorteil, dass er vielen Patienten den Zugang zu ambulanter Sprachtherapie ermöglicht: „Dysphasien" finden sich im Heilmittelkatalog für die Logopädie unter *„Störungen der Sprache nach Abschluss der Sprachentwicklung"*,

1.3 Zusammenfassung

Alles ist vergänglich, auch Auffassungen und Theorien. Viele Neurowissenschaftler, die sich mit Sprache und Sprachverarbeitungsstörungen befassen, nahmen in den vergangenen Jahrzehnten als Ausgangspunkt verschiedene psycholinguistische Modelle wie das von Levelt (1991). Sprache ist aber mehr als eine Ansammlung linguistischer Funktionen – sie ist vor allen Dingen ein kulturelles *Werkzeug*! Natürlich ist eine Beschreibung von Repräsentationen dieses Werkzeugs (Phoneme, Silben, syntaktische Regeln etc.) wichtig, vor allem aber ist von Bedeutung, wie und warum damit Äußerungen produziert werden – bspw. im Hinblick auf kontextuelle Aspekte, individuelle Motive oder die flexible Anpassung an den Gesprächspartner in verschiedenen Situationen.

Während unter *Aphasien* linguistische Störungen verstanden werden, sind *Kognitive Dysphasien* sämtliche Sprachverarbeitungsstörungen, die nicht unmittelbar das Sprachsystem selbst betreffen (müssen), sondern bei denen aufgrund kognitiver oder psychischer Beeinträchtigungen das Werkzeug Sprache nicht mehr effektiv eingesetzt werden kann.

Grob definiert, handelt es sich bei **Kognitiven Dyphasien** um **hirnorganisch bedingte, meist nicht multimodale und oft fluktuierende Sprachverarbeitungs- und Sprachhandlungsstörungen infolge attentionaler, dysexekutiver, mnestischer und/oder perzeptueller Beeinträchtigungen, die zu Veränderungen im kommunikativen Verhalten führen.** Jedoch wirken sich kognitive Probleme wie Aufmerksamkeitsdefizite oder beeinträchtigte Exekutivfunktionen auf mehrere Verhaltensebenen und Lebensbereiche aus (Nahrungsaufnahme, Körperpflege etc.), so dass die Kommunikationsstörung immer nur *eine* gestörte Komponente unter vielen ist.

2 Einteilung Kognitiver Dysphasien hinsichtlich kognitiver Funktionsstörungen

2.1 Kognitive Dysphasien attentionaler Genese

Kaum eine kognitive Leistung kann ohne Aufmerksamkeit realisiert werden, weshalb sie auch als *kognitionsstützende Funktion* bezeichnet wird (Mayer, 2011). Auch Kommunikation kann nur stattfinden, wenn die Gesprächspartner über eine ausreichende attentionale Kapazität verfügen, um eigene und fremde Intentionen kontinuierlich zu repräsentieren.

Gestörte Aufmerksamkeitsleistungen haben daher viele negative Auswirkungen: Sie erschweren das Sprachverständnis und den Wortabruf, beeinträchtigen die syntaktische Planung und führen zu einer mangelhaften Enkodierung neuer Lexeme oder Informationen – Auswirkungen, die jeder von uns abends an sich selbst beobachten kann, wenn die Müdigkeit zunimmt und die Konzentrationsfähigkeit nachlässt.

2.1.1 Was ist Aufmerksamkeit?

Ganz allgemein ist Aufmerksamkeit die Fähigkeit, eine kohärente Kette von Gedanken oder Handlungen aufrechtzuerhalten und damit eine Basisfunktion und ein energetischer Beschleuniger (Filley, 2002). Sie ist vor allem dann erforderlich, wenn wir außerhalb überlernter Routinen handeln (Sturm, 2005), z. B. wenn wir zum ersten Mal fliegen und uns an einem Flughafen zurechtfinden müssen oder die aus dem Chinesischen übersetzte Bedingungsanleitung unserer neuen Waschmaschine verstehen wollen.

Aufmerksamkeit resultiert aus einer Reihe sehr unterschiedlicher miteinander interagierender neuronaler Prozesse und ist somit kein ausschließlich psychologischer Begriff, da ihre Auswirkungen auch auf neuronaler Ebene sichtbar sind – bspw. kann Aufmerksamkeit bewirken, dass Neuronen, die auf einen bestimmten Reiz reagieren, stärker feuern, wenn selektive Aufmerksamkeit auf diesen gerichtet wird (Crick, 1997). Auch ist bewusste (selektive) Aufmerksamkeit kapazitär begrenzt und wird durch das *limitierte Kapazitäts-Kontroll-System* verwaltet: Ein neuronaler Prozess hat erst dann eine hohe Priorität, wenn die Erregung länger als 100 ms im neuronalen System kreist.

Aufmerksamkeit bereitet uns auf bestimmte Arten von Informationen vor und ist in die Aufgabenausführung integriert: Wenn wir keine Aufmerksamkeit für unsere Umwelt hätten (z. B. für einen Flughafen), könnten wir keine für das aktuelle Ziel (z. B. Lanzarote) relevanten Informationen entdecken (z. B. das Abfluggate), so dass wir Handlungen nicht ausführen und ein Ziel nicht erreichen könnten (z. B. einen Strandurlaub). Ohne Aufmerksamkeit gäbe es nicht einmal Ziele, ebenso wie bei einer Überdosis an Aufmerksamkeit: Würde unsere Aufmerksamkeit keine Selektion kennen, hätte unser Verhalten keine Richtung (Mulder, 2007). Untersuchungen zur Aufmerksamkeit beschäftigen sich daher vor allem mit der selektiven Verarbeitung eintreffender sensorischer Informationen (Driver, 2001).

2.1.1.1 Komponenten der Aufmerksamkeit

Generell wird Aufmerksamkeit unterteilt in Intensitäts- und Selektivitätsprozesse.

Zu den **Intensitätsprozessen** gehören

- *Alertness* oder *Arousal* (im Sinne von Wachheit) mit tonischer Aktiviertheit (allgemeines Aktivierungsniveau) und phasischer Aktiviertheit (Zunahme der Aufmerksamkeit bei spezifischen Reizen[1], messbar als Informationsverarbeitungsgeschwindigkeit) sowie
- *Daueraufmerksamkeit* (bei niedriger Ereignisrate) und *Vigilanz* als Fähigkeit zur Aufrechterhaltung von selektiver Aufmerksamkeit unter Einsatz mentaler Anstrengung.

Zu den **Selektivitätsprozessen** gehören

- *selektive (fokussierte) Aufmerksamkeit* (auch: Konzentration) als Fähigkeit, die Aufmerksamkeit aktiv auf eine Reizquelle hinzuwenden bei gleichzeitiger Erfassung relevanter und Hemmung irrelevanter Aspekte und

[1] *Arousal*, *Alertness* und *Aktiviertheit* sind sowohl begrifflich als auch physiologisch stark überlappende Konstrukte. Häufig werden *Aktivierung* und *Arousal* synonym verwendet, aber auch *Alertness* und *Vigilanz* (Lindsley, 1988).

- geteilte Aufmerksamkeit (Prosiegel, 1998), wie sie bspw. beim Autofahren erforderlich ist, wenn gleichzeitig visuelle und akustische Reize beachtet werden müssen.

Während Daueraufmerksamkeit, Aktivierungsniveau und Vigilanz *energetische* Aspekte der Aufmerksamkeit sind (im Sinne basaler Funktionen wie Wachheit), gehören selektive und geteilte Aufmerksamkeitsleistungen zu den *strukturellen* Aufmerksamkeitsaspekten.

Eine Steigerung der energetischen Aufmerksamkeit führt zu einer schnelleren Reaktionszeit, während strukturelle Aspekte der Aufmerksamkeit auch die Reaktions*genauigkeit* beeinflussen (Hildebrandt & Schwendemann, 2001). Dies ist z. B. bei Gesprächen bedeutsam, um auf Themenwechsel oder Fragen des Kommunikationspartners („Wo bitte kommst du jetzt her mitten in der Nacht?!“) rasch und effizient reagieren zu können.

Intensitätsprozesse sind die Basis der Selektivität (eine letztlich banale Erkenntnis: Ohne ausreichende Wach- bzw. Aktiviertheit ist keine Selektivität möglich). *Selektion* ist jedoch nicht immer ein aktives und bewusstes Suchen, Unterdrücken und Auswählen – das Reagieren auf Lärm erfordert z. B. keine bewusste Entscheidung, sondern ist das Resultat des Stimulus selbst. Ein wichtiger Aspekt der Selektion hat daher nichts mit „Auswählen“ zu tun, sondern eher mit der Tatsache, dass wir für bestimmte Reize grundsätzlich empfänglich sind und für andere eben nicht (Mulder, 2007).

2.1.1.2 Neuroanatomie der Aufmerksamkeit

Aufmerksamkeit basiert auf Verrechnungen in einem großen Netzwerk kortikaler und subkortikaler Areale, die für unterschiedliche Aufmerksamkeitsleistungen parallel oder selektiv aktiviert werden müssen (vgl. Tab. 1).

Formatio reticularis

Das aufsteigende retikuläre Aktivierungssystem (ARAS) ist zuständig für die Aufrechterhaltung von Daueraufmerksamkeit (tonische Aktiviertheit).

Thalamus

Der Thalamus (vgl. Kap. 1.5, Spez. Teil) kontrolliert den „Scheinwerfer“ der Aufmerksamkeit bei der Selektion von Reizen. Thalamische Kerne enthalten Detektoren für Neuartiges, d. h. Neuronen, die auf Unerwartetes reagieren und sich schnell adaptieren (Posner & Petersen, 1990). Die phasische Aktivierung bei selektiven Aufmerksamkeitsprozessen ist eine

Funktion des Nucleus reticularis thalami in Verbindung mit den mesenzephalen retikulären Aktivierungssystemen, dem Frontalkortex und anderen Arealen des Neokortex. Gemeinsam mit dem posterioren Parietallappen und dem superioren Colliculus bildet der laterale Nucleus pulvinaris des posterolateralen Thalamus das *hintere (posteriore) Aufmerksamkeitssystem.* Dieses ist bedeutsam für die räumliche Orientierung und für Erwartungshaltungen (Roth, 1997; Robertson, 2003). Andere Anteile des Thalamus (vor allem das Pulvinar) steuern das Fokussieren eines Zielreizes (Niemann & Gauggel, 2010).

Kortikale Aktivierungssysteme

Der Neokortex hat verschiedene Aufgaben bei Aufmerksamkeitsprozessen: Einerseits dient er als Signaleingangsquelle für die Formatio reticularis und als Aktivierungsgenerator. Außerdem liefert er Repräsentationen der Außenwelt, um neue Stimuli (z. B. Schokolade) überhaupt lokalisieren zu können. Dabei ist ein weitverzweigtes großes Netzwerk, welches frontale, parietale und zinguläre Areale umfasst, für Funktionen der *visuell-räumlichen Aufmerksamkeit* zuständig, die bspw. für eine Zuwendung hin zu einem Gesprächspartner erforderlich ist.

Frontale Regionen

Nach dem Modell der multiplen Ressourcen nimmt man an, dass es nicht eine zentrale Aufmerksamkeitsressource gibt, sondern zahlreiche Kontrollsysteme.

Frontale Areale fungieren hierbei als überwachendes *vorderes (anteriores) Aufmerksamkeitssystem* (Synonyme sind „Supervisory Attentional System", „Zentrale Verarbeitungskapazität" oder „Zentrale Exekutive") und sind assoziiert mit der Kontrolle von Entscheidungen und Handlungen, während das hintere (posteriore) System für die Kontrolle der Wahrnehmung zuständig ist (Pugh et al., 1996). Vor allem für das *limitierte Kapazitäts-Kontroll-System* sind frontale Areale bedeutsam: Orbitofrontalkortex und Gyrus cinguli erhalten Informationen aus allen neokortikalen Arealen sowie aus dem limbischen System bezüglich der motivationalen Bedeutung von Informationen und fungieren als Entscheidungsinstanz darüber, welchen Reizen Aufmerksamkeit geschenkt wird („Oh – da sind Gummibärchen!"). Über funktionale Schleifen kann der Präfrontalkortex über die Basalganglien selektiv die Durchlässigkeit thalamischer Kerne steuern und damit den

Erregungsfluss dorthin lenken, wo er für die weitere Reizanalyse (z. B. rote Gummibärchen) und die Handlungsvorbereitung (zugreifen) gebraucht wird (Birbaumer & Schmidt, 2006).

Aufmerksamkeitsprozess	Lokalisation
Intensität Alertness (Aufmerksamkeitsaktivierung: intrinsisch, tonisch und phasisch) Daueraufmerksamkeit Vigilanz	Hirnstammanteil der Formatio reticularis dorsolateraler Präfrontalkortex inferiorer Parietalkortex rechts Thalamus (intralaminäre und retikuläre Kerne) zingulärer Gyrus (vordere Anteile)
Selektivität Selektive/fokussierte Aufmerksamkeit	dorsolateraler und inferiorer Frontalkortex links fronto-thalamische Verbindungen zum Thalamus (retikuläre Kerne) zingulärer Gyrus (vordere Anteile)
Wichtig bei visuell-räumlicher selektiver Aufmerksamkeit:	
1. Loslösen vom aktuellen Reiz (*disengage*)	inferiorer Parietallappen (*disengage*)
2. Verschieben des Aufmerksamkeits-fokusses (*shift*)	Colliculus superior (*shift*)
3. Fixierung eines neuen Reizes (*engage*)	Thalamus, posterior-lateraler Teil, vor allem Pulvinar (*engange*)
Geteilte Aufmerksamkeit	Präfrontalkortex (bilateral) zingulärer Gyrus (vordere Anteile)

Tabelle 1: Komponenten der Aufmerksamkeit (nach Posner, Nissen & Ogden, 1978; Sturm, 2005; Niemann & Gauggel, 2010).

2.1.2 Aufmerksamkeit und Sprachverarbeitung

Sämtliche Aufmerksamkeitsfunktionen sind während normaler Sprachverarbeitung erforderlich, da diese ja nicht in Isolation erfolgt, sondern typischerweise in andere Aktivitäten eingebettet ist (Heidler, 2008a): Gesprächspartner planen ihre Äußerungen, während sie einander zuhören (oder während sie gehen oder Auto fahren) und kontrollieren ihre innere und äußere Sprache im Hinblick auf Fehler und Angemessenheit (Roelofs & Hagoort, 2002). Sprache ist zudem selbst ein *aufmerksamkeitslenkendes System*, das den Gesprächspartner auf bestimmte mentale Repräsentationen lenkt, die in der Äußerung enthalten sind (Segalowitz & Frenkiel-Fishman, 2005).

Bereits in den 70er Jahren formulierten Shiffrin & Schneider (1977) ihre Zwei-Prozess-Theorie, nach der Informationsverarbeitung auf zwei fundamentalen Prozessen basiert: auf *kontrollierter* und *automatischer* Verarbeitung. Während kontrollierte Prozesse ein hohes Maß an Aufmerksamkeitskapazität verlangen, sind automatische Prozesse zwar wenig aufmerksamkeitsfordernd, dafür jedoch auch schwer zu unterdrücken (z. B. das Erkennen bekannter Wörter bei geübten Lesern). Aufgaben, die eine kontrollierte Verarbeitung erfordern, können daher oft nur seriell (nacheinander) und nicht parallel ausgeführt werden; ein gutes Beispiel ist hier der (meist misslingende) Versuch, gleichzeitig ein Telefongespräch zu führen und eine Email beantworten zu wollen: Da unsere Verarbeitungskapazität limitiert ist und beide Anforderungen dieselbe (verbale) Ressource beanspruchen, interferieren sie stark miteinander (sprich: eine davon geht garantiert schief, wenn man versucht, sie gleichzeitig auszuführen).

Sprachverarbeitung umfasst verschiedene automatisierte und kontrollierte kognitive Prozesse, wobei nach wie vor ungeklärt ist, wie hoch ihr jeweiliger Anteil bei der normalen Sprachverarbeitung eigentlich ist. Vermutlich existiert ein Kontinuum an bewusster Kontrolle von einerseits hochautomatisierter syntaktischer sowie andererseits stark kontrollierter semantischer Verarbeitung. Doch auch wenn viele Prozesse automatisiert sind (bspw. Wortauswahl und Orthographie beim Spontanschreiben), können sie nicht völlig frei von Aufmerksamkeit durchgeführt werden (man versuche einen Brief neben dem Geräusch eines Presslufthammers zu schreiben).

Zahlreiche Hirnschädigungen führen zu einer Verschiebung hin zu mehr bewusster Kontrolle, so dass zuvor automatisierte Prozesse plötzlich Aufmerksamkeitskapazität verlangen. Patienten müssen dann zusätzliche Kontrollprozesse aktivieren, die normalerweise für andere kognitive Prozesse zur Verfügung stünden. Dadurch wird ihr Aufmerksamkeitssystem insgesamt mehr belastet (Klimesch, 1989). Beispielsweise kann dann bei

Patienten mit Aphasie oder Morbus Parkinson Sprachverarbeitung nicht mehr mühelos und effizient ausgeführt werden, ist gegenüber Veränderungen störanfällig und kann durch andere kognitive Tätigkeiten beeinträchtigt werden (so ist z. B. gleichzeitiges Gehen und Sprechen häufig nicht oder nur eingeschränkt möglich, wobei gleichzeitig die Sturzgefahr erhöht ist).

2.1.2.1 Aufmerksamkeitsprozesse beim Sprachverstehen

Aufmerksamkeit ist erforderlich, um anderen und sich selbst wirklich zuhören zu können (Metzinger, 2006).

Bereits in den 70er Jahren nahm man an, dass Sprachrezeption ein hohes Maß an selektiver Aufmerksamkeit erfordert, da ein Hörer (geleitet von den sich wiederholenden Mustern im fortlaufenden Klangstrom) in Abhängigkeit von der Struktur dieser Muster mehr oder weniger fokussierte Aufmerksamkeit in einzelne zeitliche Positionen investieren muss (Martin, 1972). Hierbei ist vor allem das *Fehlen* einer regulären Rhythmik in der Spontansprache bedeutsam, denn wenn es nicht ständig rhythmische Veränderungen beim Sprechen gäbe, wäre es für einen Hörer sehr schwierig, seine Aufmerksamkeit aufrechtzuhalten – ein Phänomen, das jeder kennt, der schon einmal gezwungen war, einer äußerst monotonen Rede zuzuhören. Anstatt die Aufmerksamkeit auf die Bedeutung des Gesagten zu richten, wird man durch einen gleich bleibenden Rhythmus eher abgelenkt (Cauldwell, 2002).

Vor allem beim *Satzverstehen* und bei der Integration von Relationen zwischen Sätzen in ein Textschema muss der Hörer die Aufmerksamkeit selektiv auf spezifische und einzigartige Bedeutungen richten können. fMRI-Studien zeigen bei Gesunden Aktivierungen in einem großen, interaktiven Netzwerk, welches den inferioren Frontalkortex und den postero-lateralen Temporalkortex der linken Hemisphäre umfasst (Cooke et al., 2003). Vor allem für die Neukombination von Wortbedeutungen ist eine aufmerksamkeitsgesteuerte Selektion der einzelnen Referenten erforderlich. Zwar können Einzelwörter ohne Zuwendung von selektiver Aufmerksamkeit lexikalisch verarbeitet werden, Wortfolgen gelangen ohne Aufmerksamkeitsaktivierung jedoch nicht bis zur Stufe der Integration.

Patienten mit Störungen der selektiven Aufmerksamkeit können daher meist einzelne lexikalische Bedeutungen erfassen, nicht jedoch die Tiefenstruktur eines Satzes, bei der für jedes Wort neben der rein lexikalischen

Bedeutung ein adäquater Bezug ausgewählt und die Beziehung *zwischen* den Wörtern erfasst werden muss (Underwood & Everatt, 1996).

2.1.2.2 Aufmerksamkeitsprozesse bei der Sprachproduktion

Sprachproduktion umfasst die Umwandlung einer Mitteilungsidee von einer präverbalen Form in eine linguistisch strukturierte Äußerung (Friederici, 1984). Dieser Prozess umfasst eine lexikalische (Wortwahl), syntaktische (Satzbau) sowie eine prosodische Enkodierung (Herrmann, 1988).

Obwohl Sprachproduktionsprozesse hochkomplex sind, erfolgen sie auf allen Ebenen schnell und (meist) fehlerlos, woraus zu schließen ist, dass sie wahrscheinlich zu großen Teilen *automatisiert* sind. Allerdings laufen vor allem späte Prozesse der Sprachproduktion (wie syntaktische und phonologische Enkodierung) bei Muttersprachlern weitgehend automatisch ab, während lexikalische Enkodier- und Kontrollprozesse („Wie hieß gleich dieser Schauspieler?") mehr Aufmerksamkeit beanspruchen, da sie bewusst initiiert werden müssen (Leuninger, 1996).

2.1.3 Kognitive Dysphasien attentionaler Genese

Aufmerksamkeitsstörungen gehören neben Beeinträchtigungen des Gedächtnisses zu den häufigsten und persistierendsten Defiziten nach Hirnläsionen. Studien zeigen, dass bei etwa 80% aller hirngeschädigten Patienten mehr oder weniger ausgeprägte attentionale Defizite bestehen (Prosiegel, 1998). Dies ist nicht verwunderlich, da an Aufmerksamkeitsleistungen wie bereits erwähnt zahlreiche Hirnregionen beteiligt sind.

2.1.3.1 Kognitive Dysphasien bei Störungen der Intensität

Kognitive Dysphasien durch Aufmerksamkeitsintensitätsstörungen resultieren hauptsächlich nach rechtshemisphärischen Läsionen im Bereich von Thalamus, präfrontalem Kortex, hinterer Parietalregion und pontomesenzephaler Übergangsregion.

Störungen der Daueraufmerksamkeit (einschließlich Vigilanz) und der tonischen Aktiviertheit führen vor allem zu einer **Verlangsamung** von Sprachverarbeitungsprozessen, die differenzialdiagnostisch von Redeflussverzögerungen im Rahmen schwerer Dysarthrien oder Wortfindungsschwierigkeiten mit starkem Suchverhalten abgegrenzt werden muss.

Als Folge aufmerksamkeitsbedingter Verlangsamung zeigen sich im expressiven Bereich häufig Nullreaktionen, verzögerte Antworten sowie Viskosität (Zähigkeit) oder Torpidität (Erstarrung) des Sprechens (Säring, 1988). Oft können sensorische und verbale Reize nur noch oberflächlich verarbeitet werden, so dass dem Patienten Zusammenhänge verloren gehen. Da die Reaktionsbereitschaft über einen längeren Zeitraum nicht mehr aufrechterhalten werden kann, nehmen die Patienten meist auch Veränderungen in ihrer Umgebung nicht mehr zeitgerecht wahr, was sich in diffusen und inkohärenten verbalen Reaktionen widerspiegeln kann.

Aus Störungen der Aufmerksamkeitsintensität resultieren immer Beeinträchtigungen der Aufmerksamkeitsselektivität.

2.1.3.2 Kognitive Dysphasien bei Störungen der Selektivität

Selektive Aufmerksamkeit umfasst Operationen wie das Sichlösen von einem aktuellen Fokus (Parietallappen), die Einstellung auf einen neuen Reiz (superiorer Colliculus im Mittelhirn), das Ausfiltern irrelevanter Informationen aus konkurrierenden Stimuli (Pulvinar), die Kontrolle der Wahrnehmung (Parietallappen) und die Aufrechterhaltung der fokalen Aufmerksamkeit über die Zeit (Posner & Peterson, 1990; Pugh et al, 1996). Folglich führen Läsionen im Parietallappen, Colliculus oder Thalamus zu Problemen beim Sichlösen von einem Gesprächspartner/einem Thema, beim Hinwenden zu einem neuen Gesprächspartner/einem neuen Thema, beim Fokussieren derselben sowie beim Unterscheiden zwischen relevanten und irrelevanten Informationen.

Ein häufiges Symptom selektiver Aufmerksamkeitsdefizite sind **Wortabrufstörungen.** So zeigen sowohl Patienten mit rechtshemisphärischen Hirnschädigungen als auch Patienten mit Aphasie Schwierigkeiten bei Satzvervollständigungsaufgaben unter Bedingungen der fokussierten und geteilten Aufmerksamkeit im Vergleich zu gesunden Probanden (Murray, 2000).

Aufmerksamkeitsdefizite wirken sich dabei sowohl auf semantische als auch phonologische Aspekte des Wortabrufs aus – ein Phänomen, welches jeder an sich selbst beobachten kann, der Paraphasien produziert, wenn seine Aufmerksamkeit stark nachlässt oder er von anderen Reizen abgelenkt wird.

2.1.3.3 Aufmerksamkeit und Exekutivfunktionen - Schnittstellen

Da frontale Regionen zuständig sind für die Steuerung (Kontrolle) und die Hemmung der selektiven Aufmerksamkeit, besteht eine enge Wechselbeziehung zwischen Exekutivfunktionen und selektiver Aufmerksamkeit. Sobald Routinehandlungen nicht mehr situationsangemessen sind, ist selektive Aufmerksamkeit erforderlich (Suchan & Daum, 2004).

Ein Terminus, der von Shallice (1982) für die Regulierung, Kontrolle und flexible Anpassung komplexer und neuartiger Handlungen vorgeschlagen wurde, ist **Supervisory Attentional System (SAS).** Patienten mit gestörtem SAS haben keine Strategien zur Lösung von Problemsituationen, wenn ihnen hierfür kein routinemäßiges Verhalten zur Verfügung steht. Da jegliche Art von offenen Kommunikationssituationen letztlich eine nicht-routinemäßige Situation ist (da man in einem Gespräch ja normalerweise nicht weiß, was das Gegenüber als nächstes sagen oder tun wird, es sei denn, man ist seit 50 Jahren verheiratet), scheitern Patienten hier, da sie nicht auf Schemata zurückgreifen können. Während in Routinesituationen oft noch eine adäquate Sprachproduktion gelingt (z. B. der Abruf von Floskeln beim Begrüßen), versagen frontalhirngeschädigte Patienten häufig in offenen Kommunikationssituationen ohne vorgegebene Struktur – ihre Äußerungen sind dann tangential, inhaltlich vage, inkohärent und beinhalten unklare Referenzen, vermehrte metakommunikative Kommentare, thematische Exkurse und Konkretismen. Auch thematische Progressionen können meist nicht dauerhaft aufrechterhalten werden, so dass die Texte Frontalhirngeschädigter nicht informationsarm, sondern im Gegenteil redundant und reich an überflüssigen Details sind als Folge einer aufmerksamkeitsbedingt gestörten Inhibition von Assoziationen (*„Was ich gestern gemacht habe? Ja, also meine Enkelin war hier und hat mir von ihren Erfolgen beim Volleyball erzählt. Sie ist ja nun schon seit Jahren in diesem Verein mit diesem Trainer, der einiges auf dem Kerbholz hat. Da hat der doch neulich erst wieder ...“*)

2.1.4 Zusammenfassung

Aufmerksamkeit ist ein Fundament der Informationsverarbeitung. Sie dient der Auswahl handlungsrelevanter Informationen, der Orientierung zu sensorischen Ereignissen, dem Orten von Signalen für die fokale (bewusste) Verarbeitung und der Aufrechterhaltung tonischer und phasischer Aktiviertheit (Posner & Petersen, 1990; Zimmermann & Leclercq, 2002).

Während Gedächtnis- und Wahrnehmungsfunktionen eher Werkzeuge der Kognition sind, ist Aufmerksamkeit der Modus des Einsatzes dieser Werkzeuge im Sinne einer *Verlaufsqualität* kognitiver Prozesse (Guthke, Böttcher & Sprung, 1991).

Aufmerksamkeitsfunktionen werden durch weitverzweigte kortikale und subkortikale Netzwerke ausgeführt, die parallel oder selektiv aktiviert werden. Dieses System ermöglicht es uns, kontinuierlich äußere und innere sensorische Informationen zu aktualisieren (Filley, 2002). Während das retikuläre System im Hirnstamm intrinsische (von innen heraus kommende) und tonische Aufmerksamkeitsaktivierung bereitstellt, spielt das fronto-thalamische Gating-System eine wichtige Rolle bei der selektiven und gerichteten Zuordnung der Aktivierung (Sturm, 2005). Limbische und frontale Regionen greifen hierbei modulierend auf der Basis von Emotionen, Motivation, Intentionen und früheren Erfahrungen ein.

Aufmerksamkeit ist unabdingbar bei der Ausführung sämtlicher mentaler Aktivitäten und spielt bspw. eine Schlüsselrolle bei der Gedächtnisspeicherung, beim Abruf von Informationen und bei der Sprachverarbeitung. So müssen während eines alltäglichen Gesprächs ständig zwei globale Ziele gleichzeitig verfolgt werden: zum einen das Verstehen der eintreffenden Informationen *(„Lüg mich nicht an! Wo warst du?“)*, zum anderen das Planen der eigenen verbalen Reaktionen *(„Ich .... äh...“)*. Die vorhandenen Aufmerksamkeitsressourcen müssen dabei adäquat verteilt werden (McNeil, Odell & Tseng, 1991).

Obwohl Sprachverarbeitung bei gesunden Muttersprachlern zu großen Teilen hochautomatisiert abläuft, erfordern Subprozesse von Sprachrezeption und Sprachproduktion ein hohes Maß an tonischer Aktiviertheit und selektiver Aufmerksamkeit. Nach zerebralen Läsionen kann es zur Störung verschiedener attentionaler Prozesse kommen, welche die Sprachverarbeitung beeinträchtigen, so dass zuvor automatisiert ablaufende Prozesse plötzlich vermehrt Aufmerksamkeitsressourcen beanspruchen.

Am gravierendsten wirken sich natürlich Störungen der Intensität aus (wer nicht wach ist, kann nicht kommunizieren), aber auch Störungen der Selektivität können Sprachverstehen und Sprachproduktion nachhaltig beeinträchtigen. So gelingt zwar meist ein einfaches lexikalisches Worterkennen, eine Integration von Wortbedeutungen in Satz- und Diskurszusammenhänge ist jedoch oft erschwert. Und auch Wortabrufprozesse können an Automatisiertheit und Treffsicherheit verlieren, so dass sich Paraphasien und Versprecher häufen *(„Räum′ mal die Spülmaschine aus, ach nee, Quatsch, die Waschmaschine!“)*.

2.2 Kognitive Dysphasien dysexekutiver Genese

Damit wir uns zielorientiert und situationsangemessen verhalten können, bedarf es zahlreicher Regulations- und Kontrollprozesse (sogenannter *Exekutivfunktionen*). Diese werden insbesondere durch den Präfrontalkortex (PFK) realisiert (Drechsler, 2007; Miller & Cohen, 2001).

Vor allem *Top-down-Modulation* und *exekutive Kontrolle* von motorischem Output (z. B. von Augen- und Sprechbewegungen), inneren Zuständen (Emotionen und Kognition), sensorischem Input, Aufmerksamkeit und anderen mentalen Aktivitäten werden als übergeordnete Funktion des Frontalhirns angesehen.

Läsionen führen folglich zu Defiziten bei der Kontrolle und dynamischen Integration innerer und äußerer Zustände (Gazzaley & D'Esposito, 2007).

2.2.1 Was sind Exekutivfunktionen?

Der Begriff *Exekutivfunktionen* wird uneinheitlich verwendet: als „Regenschirmbegriff“ für sämtliche Frontalhirnleistungen, als Oberbegriff für voneinander abgrenzbare, aber eng interagierende Leistungen des PFK, oder ausschließlich für höher geordnete kognitive Funktionen wie Kontroll- und Steuerungsprozesse (Müller, 2017).

Miyake et al. (2000) unterscheiden **drei** separierbare, aber voneinander abhängige **kognitive Basis-Exekutivprozesse,** welche die Sprachverarbeitung beeinflussen, ihrerseits aber von der Intaktheit instrumenteller Funktionen (wie Sprache und Gedächtnis) abhängig sind:

- **Shifting** (auch: *Aufmerksamkeitswechsel*) bezeichnet die Fähigkeit, kognitive Kontrolle zwischen verschiedenen Aufgaben oder Routinen zu verlagern.
- **Updating** ist die Fähigkeit, Repräsentationen im Arbeitsgedächtnis zu aktualisieren, zu kontrollieren und dynamisch zu manipulieren (vgl. Kapitel 2.4.4, Allg. Teil).
- **Inhibition** ist die Fähigkeit, irrelevante Informationen, vorherrschende Antwortreaktionen und überlernte Verhaltensreaktionen zu hemmen.

Eine andere Einteilung exekutiver Funktionen bezieht sich auf die Ebenen der **Regulation** und unterteilt in **kognitive Regulation**, **Aktivitätsregulation**, **emotionale** und **soziale Regulation** (Drechsler, 2007).

Zwischen Sprache und Verhaltensregulation besteht ein enger funktionaler Zusammenhang. So verfügen bspw. antisoziale Persönlichkeiten überdurchschnittlich oft über geringe sprachintellektuelle Fähigkeiten. Dies wird vor allem mit einer mangelnden Selbstkontrolle des Verhaltens in Verbindung gebracht (Kunert, Herpertz & Saß, 2005), die für das Erreichen von Zielen und für das Befolgen moralischer, gesetzlicher, sozialer und kommunikativer Normen erforderlich ist (Knoch, 2007).

Auch zwischen emotionaler Regulation und Sprache bestehen konstitutive Wechselwirkungen: Sprache ist Grundlage für die Entwicklung eines adäquaten inneren Repräsentationssystems im Kindesalter, indem es hilft, Emotionen zu „verwörtern". Durch eine sprachliche Symbolisierung emotionaler Zustände werden diese mentalisiert, was zugleich die Grundlage dafür ist, eigene Emotionen besser wahrnehmen zu können (Gündel, 2005).

Eine Einteilung hinsichtlich der **Folgen** präfrontaler Hirnläsionen auf exekutive Funktionen erfolgt nach neuroanatomischen Aspekten (vgl. Kap. 2.2.3.1, Allg. Teil):

- **Dorsolaterale** Regionen des PFK sind zuständig für zahlreiche kognitive Exekutivfunktionen (Planen, Sequenzieren, Kontrollfunktionen etc.). Läsionen führen zum *desorganisierten* dysexekutiven Syndrom.

- **Orbitale** Regionen des PFK sind zuständig für soziale Exekutivfunktionen, Impulskontrolle und Affektregulation. Läsionen (vor allem rechtsfrontal) führen zum *enthemmten* dysexekutiven Syndrom mit behavioral-emotional-selbstregulatorischen Störungen.
- **Mediale** Regionen des PFK sind zuständig für Antriebsfunktionen. Läsionen führen zum *apathischen* dysexekutiven Syndrom mit Störungen der Antriebsregulation, z. B. zu affektiver Indifferenz, Antriebsminderung oder Apathie (Rommel et al., 1999; Heidler, 2012a).

Letztlich ist eine strikte Trennung frontaler Funktionen schwierig, da sie stark überlappen und voneinander abhängig sind. Der Begriff „Exekutivfunktionen“ wird daher im Folgenden als Oberbegriff verwendet. Die Darstellung folgt der neuroanatomischen Einteilung des Frontalhirns.

2.2.1.1 Neuroanatomie des Frontalhirns

Der Frontallappen wird hinsichtlich seiner **Funktionen** in vier Regionen unterteilt (Passingham, 1995) (vgl. Abb. 2):

- den **präfrontalen Kortex (PFK)**,
- den **zingulären Kortex,**
- den **prämotorischen Kortex** und den
- **primären motorischen Kortex**.

Der **Präfrontalkortex** wird in eine **ventrale** (vordere) und eine **dorsale** (hintere) Region unterteilt. Während der ventrale Bereich seinen primären Input aus den Temporallappen erhält, der ihn mit Informationen über die Außenwelt versorgt, empfängt der dorsale Bereich seinen Input aus dem parietalen Assoziationskortex, welcher Informationen über das Selbst und den aktuellen Raum verarbeitet (Passingham, 1995).

Zahlreiche weitere neokortikale Regionen haben direkte oder indirekte (über die Basalganglien laufende) Verbindungen zum PFK. Mit Ausnahme der Verbindung zu den Basalganglien sind diese reziprok und auch innerhalb des PFK besteht eine starke Konnektivität (Gruber, Arendt & von Cramon, 2005).

Diese strukturelle Organisation ist die Basis einer übergeordneten Informationsverarbeitung: Präfrontale Neurone reagieren auf sensorische Reize sämtlicher Modalitäten und integrieren diese, was die Voraussetzung für eine Anpassung zielgerichteten Verhaltens an wechselnde Umweltbedingungen ist.

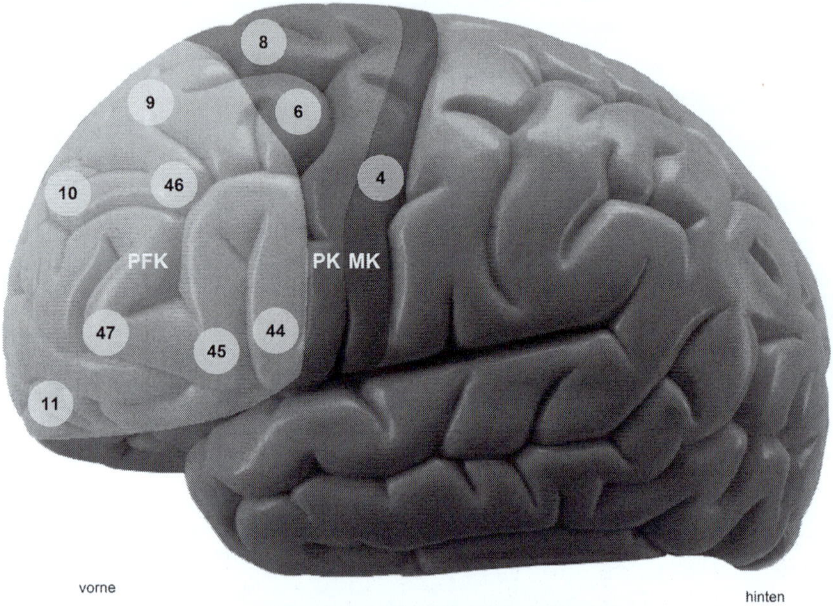

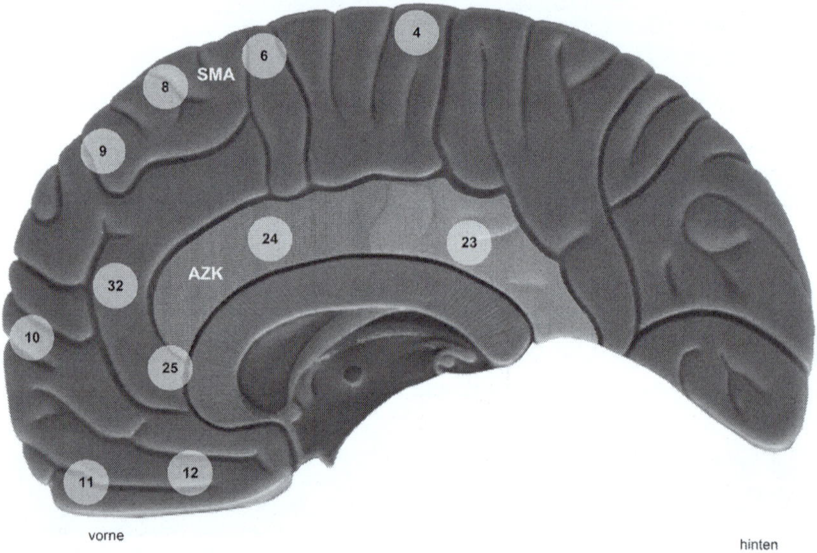

Abb. 2: Neuroanatomie des Frontalhirns, grob gegliedert nach den Brodmann Arealen, Erklärung der Beschriftung gegenüberliegende Seite (Heidler, 2012a)

Abbildung 2 zeigt im oberen Teil die linke Großhirnhemisphäre von außen nach Entfernung von Hirnstamm und Kleinhirn, im unteren Teil die rechte Großhirnhälfte von innen nach Entfernung von Hirnstamm und Kleinhirn.

Die Zahlenangaben beziehen sich auf die Hirnarealeinteilung von Korbinian Brodmann, einem Berliner Neurologen (1868 - 1918), der anhand der unterschiedlichen Zytoarchitektur verschiedene Gehirnrindengebiete gleichen Aufbaus mit Zahlen kennzeichnete. Diese Areale bezeichnet man als **Brodmann-Areale (BA).**

Folgende Frontalhirnbereiche werden unterschieden:

- **Präfrontaler Kortex PFK:** BA 9, 10,11, 44, 45, 46, 47
  Ventrolateraler Präfrontalkortex ***VLPFK:*** BA 45, 47
  Orbitofrontaler Kortex ***OFK:*** BA 10, 11, 47, 12, 13, 14 (nicht zu sehen, da innen in einem Gyrus liegend), vordere Anteile des BA 45
  Dorsolateraler Präfrontalkortex ***DLPFK:*** BA 9, 46
  Anteriorer Präfrontalkortex ***APFK:*** BA 8, 9, 10 (frontopolares Areal)
  Broca-Areal: BA 44, 45
- **Zingulärer Kortex ZK:** BA 23, 24, 25, 32 (nicht sichtbar, da innen liegend)
  Anteriorer Zingulärer Kortex ***AZK:*** BA 24
- **Prämotorischer Kortex PK**: BA 8, 6
  Medialer prämotorischer Kortex, supplementär-motorisches Areal ***SMA:*** BA 6 medial
- **Primär motorischer Kortex MK:** BA 4

2.2.2 Exekutivfunktionen und Sprachverarbeitung

In den letzten Jahren wurden funktionelle Asymmetrien des Frontalkortex in Bezug auf Sprachverarbeitungsprozesse vielfach untersucht.

Der linke Frontalkortex ist für diverse *linguistische Leistungen* zuständig. Zu diesen gehören phonologische Diskrimination, die Verarbeitung morphosyntaktischer Strukturen, verbale Arbeitsgedächtnisfunktionen und die motorische Programmierung der Artikulation (Hillis, 2007). Das klingt nicht nur nach Aphasie, das ist es auch, da einige der für Sprachsystemleistungen zuständigen Areale im Frontalkortex liegen (z. B. das Broca-Areal). Umgekehrt leiden daher viele Aphasiepatienten auch unter gestörten Exekutivfunktionen.

Der rechte Frontallappen ist für die Organisation und das Verstehen narrativer Strukturen erforderlich, da er kognitive Operationen zur Verfügung stellt, mit deren Hilfe abstrakte und metaphorische Bedeutungen interpretiert werden können (z. B. die Bedeutung der Redewendung „mir ist etwas durch die Lappen gegangen") sowie pragmatische Implikationen gezogen werden können (z. B. Inferenzen im Sinne von Schlussfolgerungen, die in einem Text nicht direkt enthalten, für das Verständnis aber erforderlich sind, z. B. „Der Kater zerdepperte die Vase und verletzte sich die Pfote.", Interferenz: Vasen sind aus Glas und Glasscherben schneiden in Pfoten). Zudem ist er bedeutsam für die Expression von Emotionen, Stimmungen und emotionaler Färbung durch *Intonation und Prosodie,* die Auswahl angemessener emotionaler Reaktionen und das Verstehen derselben bei anderen Personen (vgl. Kap. 1.8, Spez. Teil).

2.2.3 Kognitive Dysphasien dysexekutiver Genese

2.2.3.1 Kognitive Dysphasien nach Läsionen des PFK

Dorsolaterale Läsionen führen zum *desorganisierten dysexekutiven Syndrom.* Hier dominieren **gestörte kognitive Exekutivfunktionen** wie Planungsdefizite, beeinträchtigte divergente Denkleistungen (im Sinne eines mangelnden Ideenreichtums, z. B. bei Wortflüssigkeitsaufgaben vgl. Abb. 3), Unfähigkeit zum Beenden einer Handlung oder Störungen in der Modula-

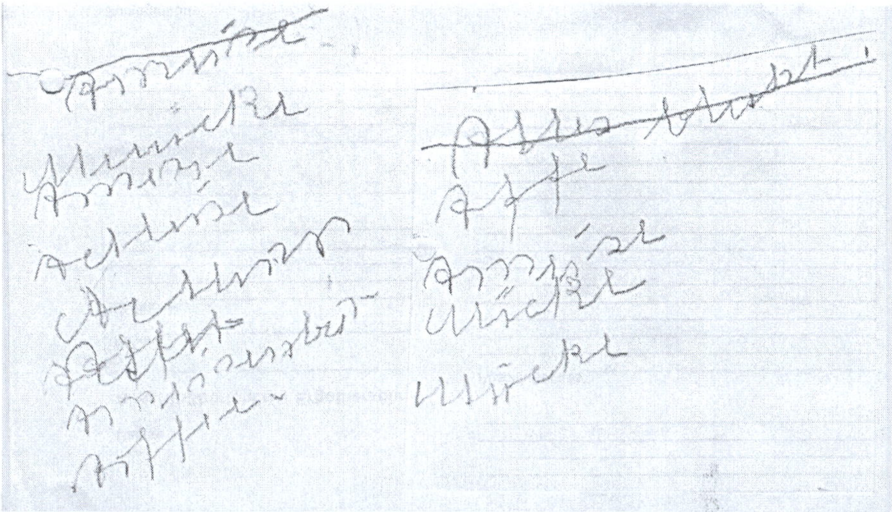

Abb. 3: Patientin nach linkshemisphärischer Läsion des DLPFK mit Broca-Aphasie, Störungen im divergenten Denken (es können nur wenige Items aus der Kategorie „Tiere" abgerufen werden) sowie Perseverationsneigung.

tion und Kontrolle von Motorik, z. B. Perseverationen (Haftenbleiben an motorischen Programmen), Dyskoordination, Motor Impersistence, d. h. wenn eine motorische Aktion nicht über einen längeren Zeitraum aufrechterhalten werden kann, oder Hypokinese (Mangel an Spontanmotorik). Nach Läsionen der linken Hemisphäre ist vor allem die motorische Kontrolle und Modulation von Sprache und Sprechbewegungen beeinträchtigt, nach rechtshemisphärischen Läsionen Handlungen, die in einem räumlichen Kontext ausgeführt werden.

Letztlich spiegelt der Name des Syndroms recht gut das Verhalten dieser Patienten wider: Sie sind wenig strukturiert, ideen- und planlos, verzetteln sich in Details und haben ein schlechtes Zeitmanagement. Vor allem Planungs- und divergente Denkprozesse hängen eng zusammen, da beide eine Reihe von ähnlichen Teilprozessen voraussetzen, u. a. die Fähigkeit, zukünftige Situationen vorwegzunehmen, die aktuelle Situation zu objektivieren und zu abstrahieren, flexible alternative Lösungsstrategien zu entwerfen, diese gegeneinander abzuwägen, Handlungspläne hierarchisch und sequenziell zu organisieren, Aufmerksamkeit auf das Problem richten zu können und abweichende Impulse zu hemmen und zu kontrollieren (Beblo & Lautenbacher, 2006). Im Alltag ist dies bspw. erforderlich, wenn ein Fahrkartenschalter in einer fremden Stadt bedient werden muss oder ein Patient mit einer Hemiparese Alternativen finden muss, um eine Flasche zu öffnen. (Flüssigkeitsaufgaben testen ebendiese Fähigkeit zur flexiblen Generierung von Lösungsideen.)

Typische Auffälligkeiten desorganisierter Patienten hinsichtlich Planung und Kontrolle sind bspw. „Durchwursteln“ (wenn nur die aktuellen Aspekte eines Problems beachtet werden), unangemessener Planungsoptimismus („Wird schon!“), Planung „mit Scheuklappen“ ohne Berücksichtigung von Neben- und Fernwirkungen, rigides Festhalten an einmal gefassten Plänen, auch wenn die Umweltbedingungen sich verändern (z. B. die Stadt, in welcher der Fahrkartenautomat steht), Ausweichverhalten, Flucht in phantasierte Erfolge, mangelnde Selbstreflexion, Fehlattribuierungen (Erfolge werden sich selbst, Misserfolge anderen Personen zugeschrieben) sowie vorzeitiger Abbruch der Ursachenanalyse, nachdem eine halbwegs plausible Erklärung für das Scheitern gefunden wurde (Beyer & Gerlach, 2011).

Orbitofrontale Läsionen (vor allem rechtshemisphärische) führen zum *enthemmten dysexekutiven Syndrom* mit behavioral-emotional-selbstregulatorischen Störungen. Enthemmungsphänomene zeigen sich hierbei auf allen Ebenen des Verhaltens, z. B. als motorische Unruhe, Nesteln, Utilisationsverhalten (im Sinne eines automatischen, enthemmten Gebrauchs aller erreichbaren Gegenstände), Ideenflucht, Echolalie, Hyperphagie (übermäßig gesteigerte Nahrungsaufnahme) sowie Rededrang und Weitschweifigkeit bis hin zur Logorrhoe.

Im Hinblick auf Kommunikation stehen Beeinträchtigungen des Sozialverhaltens im Vordergrund (**gestörte soziale Exekutivfunktionen**) durch Verlust von Impulskontrolle, Störungen des Belohnungssystems und eine beeinträchtigte Affektregulation.

Neuroanatomische Grundlage sind die zahlreichen Verbindungen des Orbitofrontalkortex (OFK) zum limbischen System (Amygdala und Hypothalamus). Der OFK spielt auf vielen Ebenen eine wichtige Rolle im Hinblick auf sozial angemessenes Verhalten, z. B. für die Organisation von Gesprächen, diskurspragmatische Fähigkeiten, das Erkennen von Emotionen im Gesichtsausdruck und in der Stimme von Gesprächspartnern sowie bei der *Theory of Mind* (ToM).

Unter ToM werden zahlreiche Fähigkeiten subsummiert, mit Hilfe derer wir uns in andere hineinversetzen und ihre Gefühle, Absichten und Handlungsweisen verstehen können. Erforderlich ist hierfür zum einen eine kognitive ToM (im Sinne einer geistigen Perspektivübernahme, auch: *Mentalisieren*) und eine emotionale ToM (auch: *empathisches Mitfühlen*) zur affektiven Perspektivübernahme (Exner & Lincoln, 2012).

Frontomediale Läsionen (SMA und AZK) führen zum *apathischen dysexekutiven Syndrom* mit **Störungen der Antriebsregulation**. Die Patienten zeigen affektive Indifferenz sowie Antriebsminderung und Apathie, die eine flexible Anpassung an eine sich rasch verändernde Umgebung beeinträchtigen.

Apathie wird definiert als quantitative Reduktion des willentlichen zielgerichteten selbstinitiierten Verhaltens bei erhaltenem Bewusstsein (d. h. es ist keine Frage des Willens, sondern ein Patient kann gar nicht wollen). Unterschieden werden motorische, kognitive, affektive, emotionale und motivationale Apathie (Cummings & Miller, 2007). Die Diagnose erfordert das Vorhandensein von Symptomen aus drei Domänen: 1) reduziertes zielgerichtetes Verhalten, 2) reduzierte zielgerichtete Kognition und 3) reduzierte emotionale Reaktivität (Dujardin et al., 2007).

Levy & Dubois (2006) unterscheiden drei Unterformen im Hinblick auf verschiedene unterbrochene Prozesse, die aber nicht ausschließlich durch frontomediale Läsionen verursacht werden:

- *Apathie durch Unterbrechung emotional-affektiver Verarbeitung* führt dazu, dass der Patient keine Verbindung mehr zwischen emotional-affektiven Signalen und seinem aktuellem Verhalten herstellen kann. Verursachend sind Läsionen des orbito-medialen PFK und von Basalganglienregionen, die mit limbischen Strukturen verbunden sind. Die Spontansprache dieser Patienten ist meist wenig affektiv gefärbt und monoton.
- *Apathie durch Unterbrechung kognitiver Verarbeitung* resultiert aus einer Beeinträchtigung derjenigen Exekutivfunktionen, die erforderlich sind, um zielgerichtete selbstgenerierte Handlungen zu planen, zu initiieren und zu realisieren. Hauptsymptom ist kognitive Trägheit, die sich z. B. durch einen Mangel an Spontansprache und Logopenie (Sprachverar-

mung) äußert. Relevante Läsionsorte sind der DLPFK und in Beziehung stehende Basalganglienregionen.

- *Apathie durch Unterbrechung von Autoaktivierungsprozessen* resultiert aus einer Störung bei der Selbstaktivierung von Gedanken bzw. bei der Selbstinitiierung von Verhalten. Ursache dieser schwersten Form der Apathie sind bilaterale Läsionen der Basalganglien (vor allem des Globus pallidus, der sowohl mit assoziativen als auch limbischen Strukturen des PFK verbunden ist), so dass verhaltensrelevante Signale nicht mehr verstärkt werden können und den PFK nicht erreichen. Außerdem entstehen Autoaktivierungsdefizite nach Läsionen des dorsomedialen PFK (BA 9 und 10), des prämotorischen medialen Frontalkortex, des SMA und des dorsalen Teils des AZK (BA 24 und 32). Auffällig ist ein starker Kontrast zwischen einer drastischen quantitativen Verminderung *selbstgenerierter* emotionaler und kognitiver Aktionen im Gegensatz zu einer nahezu normalen Produktion von Verhalten und Sprache *als Reaktion auf externe Reize* (bspw. nach Läsion des SMA – vgl. Kap. 2.2.3.2, Allg. Teil).

Gestörte Gedächtniskontrollfunktionen nach Läsion des PFK

Patienten mit Läsionen des PFK haben keine Gedächtnisstörungen im Sinne eines amnestischen Syndroms (vgl. Kap. 2.4.3, Allg. Teil), sondern Defizite bei der *Kontrolle* von Gedächtnisprozessen sowohl bei der Enkodierung als auch beim Abruf.

Gestörte Enkodierung (Einspeicherung): Eine erfolgreiche Enkodierung von verbalem Material hängt nicht nur von der semantischen Verarbeitung, sondern auch vom Aufmerksamkeitsniveau, den visuellen Vorstellungen und der Organisation des Materials ab. Vor allem letztere ist bedeutsam, denn wenn keine effektiven Enkodierungsstrategien spontan eingesetzt werden können (z. B. die Verknüpfung neuer Inhalte mit semantischen Eigenschaften, wie: *ist ein Tier, fängt mit E an, lebt in Afrika* usw.), wird zum einen der Lernprozess unsystematisch und ineffektiv, zum anderen wird der Abruf aus dem Langzeitgedächtnis (LZG) erschwert (Drechsler, 2007). Vor allem der linke DLPFK ist zuständig für solche strategischen Organisationsprozesse während des Einspeicherns (Fletcher, Shallice & Dolan, 1998; Blumenfeld & Ranganath, 2006).

Gestörte Ekphorierung (Abruf): Der Abruf **episodischer** Erinnerungen stellt hohe Anforderungen an organisierende Abrufstrategien, da die Informationen aus spezifischen räumlich-zeitlichen Kontexten abgerufen und hinsichtlich Adäquatheit und Plausibilität überprüft werden müssen (Mangels et al., 1996). Gelingt die Plausibilitätskontrolle nicht, können Konfabulationen resultieren (vgl. Kap. 2.3.3.1, Spez. Teil). Diese können einerseits eine Folge gestörter Gedächtnisprozesse sein (z. B. wenn „falsche" Erinnerungen abgerufen werden), andererseits aber auch durch beeinträchtigte exekutive Kontrollprozesse verursacht werden, bspw. wenn der Patient zwischen realen und nur vorgestellten Ereignissen nicht mehr sicher unterscheiden kann (Johnson & Raye, 1998; Heidler, 2010).

Beim Abruf aus dem **semantischen** Gedächtnis ist hauptsächlich der anteriore Teil des linken VLPFK aktiv. Ein häufiges Symptom auf sprachlicher Ebene sind semantische Paraphasien, die hier gestörte strategische Abrufprozesse und Beeinträchtigungen bei der Selektion angemessener Suchhinweise widerspiegeln. Semantische und phonologische Hinweisreize können den Abruf daher meist verbessern, wobei vor allem phonologische Hinweisreize hilfreich sind, da sie spezifischer als semantische sind. Beispielsweise sind die Initialen einer gesuchten Person spezifischer als ihre semantische Beschreibung *männlich, Mitte 40, blond* usw. (Mangels et al., 1996).

2.2.3.2 Kognitive Dysphasien nach Läsionen des PK

Schädigungen des prämotorischen Kortex (PK) können zur **Transkortikal-motorischen Aphasie (TMA)** führen.
Aktuelle diagnostische Kriterien der TMA sind

- eine limitierte Spontansprache,
- eine intakte Nachsprechfähigkeit,
- normale Artikulationsleistungen sowie
- ein gutes auditives Sprachverständnis.

Fakultative Symptome sind Paraphasien, Perseverationen, Probleme beim Initiieren des Sprechens, bei der Wortgenerierung, bei der Aufrechterhaltung eines flüssigen Sprechablaufs und bei der Produktion flüssiger Spontansprache unabhängig vom Komplexitätsgrad (Freedman, Alexander & Naeser, 1984).

Nun wird die TMA zwar zu den Sonderformen der Aphasie gezählt, sämtliche Symptome sind jedoch bei näherer Betrachtung dysexekutiver Natur, weshalb von einigen Autoren auch der Terminus „dysexekutive

Aphasie“ vorgeschlagen wurde (Ardila, 2010). Zu den Symptomen gehören nämlich auch Antriebsminderung, Enthemmungsphänomene, Desintegration und pathologische Trägheit motorischer Programme sowie eine gestörte Planung und Sequenzierung von Handlungen. Die Symptome manifestieren sich also auch auf anderen Verhaltensebenen, weshalb die Bezeichnung „Aphasie“ nicht ganz passend ist.

Eine TMA resultiert hauptsächlich nach Schädigung des linken medialen Frontallappens inklusive des supplementär-motorischen Areals (SMA) z. B. nach Infarkten der Arteria cerebri anterior links (Gyrus frontalis superior). Daneben sind manchmal Regionen anterior oder superior zum dominanten frontalen Operkulum sowie subkortikale Strukturen im Bereich von Caudatum und Putamen betroffen (Gold et al., 1997). Eine weitere Ursache ist die Diskonnektion des Broca-Areals vom SMA (Goodglass, 1993).

Das **SMA** ist anatomische Schnittstelle zwischen Neokortex und limbischem Kortex und besitzt afferente und efferente Verbindungen zum zingulären, motorischen und prämotorischen Kortex. Gemeinsam mit dem primären motorischen Kortex, den Basalganglien, dem Kleinhirn und anderen Strukturen (Thalamus, AZK) ist es für die Steuerung von Bewegungsentwurf, Bewegungsprogrammierung und Bewegungsinitiierung, speziell für exekutive Funktionen der Selektion, Planung, Sequenzierung, Aktivierung und Initiierung zuständig (Kertesz, 1999; Hommel & Nattkemper, 2011). Zudem ist das SMA bedeutsam für die bewusste Wahrnehmung von Intentionalität einer Handlung, für die Hemmung automatisierter Handlungen und für die *Selektion und Freigabe selbstinitiierter Bewegungen*, d. h. wenn kein externer Abrufreiz da ist, der vorgibt, wann und wie etwas getan werden soll (Sumner et al., 2007; Passingham, 1995). Nach Läsion des SMA können daher Bewegungen durch externale Stimuli (Befehle, Instruktionen, Nachsprechen, konfrontatives Benennen) initiiert werden, nicht aber selbstgenerierte Bewegungen, zu denen auch Spontansprache gehört. Dieser deutliche Unterschied zwischen reduziertem selbstgeneriertem Verhalten und nahezu normalen Leistungen bei external getriggertem Verhalten (Nachsprechen!) zeigt sich dabei nicht nur auf sprachlicher Ebene, sondern betrifft das gesamte Verhalten. Eine Klassifikation als „Aphasie“ aufgrund des gut erhaltenen Nachsprechens trifft demnach in keiner Weise den Kern des Problems dieser Patienten.

Frontale Dysgraphie nach Läsion des Exnerschen Areals

Das Exnersche Areal ist eine kleine umschriebene Region oberhalb des Broca-Areals und anterior des primären motorischen Kortex (BA 4), wo die Bewegungen von Hand und Fingern kontrolliert werden.

Während das Broca-Areal die Impulse aus den posterioren Spracharealen organisiert und diese (wenn eine schriftliche Ausführung erforderlich ist) an das Exnersche Areal weiterleitet, enthält dieses die motorischen Programme (Longcamp et al., 2003). Bereits 1881 beschrieb Exner dieses *graphic motor image center* im Gyrus frontalis medius (BA 6), das speziell für die Überbrückung zwischen orthographischen und motorischen Programmen beim Schreiben mit der Hand zuständig ist (Roux et al., 2009). Nach Läsion dieses Areals ist daher das Schreiben mit der Hand gestört, nicht jedoch andere Handbewegungen oder linguistische Fähigkeiten.

Die resultierende *frontale Dysgraphie* ist dadurch gekennzeichnet, dass die Buchstabenreihen schwerfällig, nachlässig und unkoordiniert wirken. Teilweise werden falsche Grapheme selektiert und es hat den Anschein, als ob der Patient „vergessen" hat, wie man einen bestimmten Buchstaben schreibt.

Prosodische Störungen

Eine bedeutende Komponente der menschlichen Kommunikation ist die Interpretation und Produktion von Prosodie. Letztere erfolgt durch den prämotorischen Kortex – vor allem den *inferioren frontalen Gyrus*, wobei emotionale Prosodie mehr die rechte und linguistische Prosodie mehr die linke Hemisphäre aktiviert (vgl. Kap. 1.8, Spez. Teil). Studien zeigen einen deutlichen Zusammenhang zwischen Empathiefähigkeit, ToM und anderen Aspekten sozialer Kommunikation und prosodischen Fähigkeiten: So haben Probanden mit geringer Empathiefähigkeit (z. B. psychopathische Persönlichkeiten oder Autisten) auch unterdurchschnittliche prosodieverarbeitende Areale im prämotorischen Kortex (Aziz-Zadeh, Sheng & Gheytanchi, 2010).

2.2.3.3 Kognitive Dysphasien nach Läsionen des MK

Der primäre motorische Kortex (MK) ist zuständig für die Bewegungskontrolle der Gliedmaßen, des Gesichts und des Larynx und verfügt über Mechanismen zur Steuerung feiner Verhaltensvarianten, die bei Willkürbewegungen ausgewählt werden können. So verlangt bspw. die sprachbegleitende Mimik und Gestik ein hohes Maß an Koordination. Jedes motorische Areal ist gepaart mit einem prämotorischen Areal (Passingham, 1995).

Ein Phänomen nach Läsion anterior des Mundareals ist die sogenannte *frontale Dysarthrie* mit Antriebsminderung, Hypoprosodie und Mikrophonie, bei der eine Kombination aus Antriebsstörung und eingeschränkter Fähigkeit zur Ansteuerung von Glottis und Sprechmuskulatur besteht (Hojer & Bewermeyer, 2011). Die frontale Dysarthrie ist eine Sonderform der kortikalen Dysarthrie (auch: *Hemisphärendysarthrie*).

2.2.3.4 Kognitive Dysphasien nach Läsionen des ZK

Die genaue Rolle des zingulären Kortex (ZK) bei exekutiven Funktionen ist umstritten. Seine funktionelle Organisation spricht für ein Integrationszentrum kognitiver, emotionaler und motorischer Netzwerke (Bush, Luu & Posner, 2000). Vermutet wird, dass der AZK (BA 24) als Teil des limbischen Systems als *exekutive Kontrollinstanz* bei der Zuteilung „motivierter Aufmerksamkeit" fungiert (Carter, Botvinick & Cohen, 1999).

Studien zeigen, dass der AZK erst dann aktiviert wird, wenn die Anforderungen an das exekutive System sehr hoch sind, z. B. beim Konflikt- und Fehlermonitoring, bei Aufgabenwechseln oder bei kognitiven Kontrollprozessen (Cazalis et al., 2011). Solche Prozesse sind in der Alltagskommunikation erforderlich, um sich flexibel an Gesprächspartner und Situationen anpassen zu können und um das eigene Verhalten mit sozialen Normen in Übereinstimmung zu bringen (Roelofs & Hagoort, 2002).

Nach Läsion des AZK resultieren häufig *Konfabulationen* (vgl. Kap. 2.3.3.1, Spez. Teil) im Sinne verbal geäußerter unwahrer Inhalte, deren Inkorrektheiten dem Patienten aber nicht bewusst sind (Heidler, 2010, Heidler & Eling, 2015).

2.2.4 Zusammenfassung

Die Komplexität unseres sprachlich-kommunikativen Verhaltens basiert zu großen Teilen auf der Fähigkeit, neue Ziele und Verhaltensweisen erwerben und generalisieren zu können, wofür hauptsächlich der PFK zuständig ist. Dadurch, dass er mit sämtlichen sensomotorischen Systemen und limbischen Strukturen verbunden ist, die in Langzeitgedächtnis- und emotionale Verarbeitungsprozesse involviert sind, kann er verhaltensrelevante Assoziationen (z. B. *Stopp!* bei roter Ampel) herstellen, zusammenführen und generalisieren. Damit ermöglicht er uns, in einer komplexen Welt mit minimalem Speicheraufwand sowohl bekannte als auch neue Situationen zu bewältigen (Miller, 1999). Viele Symptome Kognitiver Dysphasien dysexekutiver Genese resultieren aus dem Verlust dieser Funktion: Die Patienten haben Schwierigkeiten im Erkennen eines übergeordneten Konzepts, im Erfassen von Zusammenhängen, im Bilden einfacher Kategorien und bei der Steuerung von Handlungen im Hinblick auf unsichtbare Ziele (Miller, Freedman & Wallis, 2002).

Vor allem exekutive Kontrolle und Inhibition (gesteuert durch den DLPFK und den AZK) sind für zielgerichtetes verbales Verhalten sehr bedeutsam, denn in normalen Kommunikationssituationen muss ein Gesprächsteilnehmer den zeitlich-räumlich-situativ-thematischen Kontext erfassen und repräsentieren, kognitive Kontrolle aufwenden, um Interferenzen mit irrelevanten Objekten in der Umgebung zu vermeiden (sich nicht von Gummibärchen ablenken lassen), dem Gesprächspartner zuhören, während er simultan die eigenen Äußerungen plant, Interferenzen zwischen Sprachen inhibieren, wenn er in einer Fremdsprache spricht und Versprecher bemerken und korrigieren (Roelofs & Hagoort, 2002).

Außerdem sind Exekutivprozesse kognitives Vermittlungssystem beim Enkodieren und Abrufen von Gedächtnisinhalten, unterstützen das kognitive Beurteilen und sind beteiligt beim semantischen Abruf von Wörtern und bei der Unterdrückung irrelevanter Assoziationen.

Obwohl aufgrund zahlreicher Verbindungen frontaler Areale mit temporalen, parietalen und limbischen Strukturen eine eindeutige Zuordnung von Läsionsort und spezifischen Beeinträchtigungen schwierig ist, erfolgte in den letzten Jahren eine grobe Klassifizierung präfrontaler Störungen.

Aktuell wird unterteilt in desorganisierte, enthemmte und apathische dysexekutive Syndrome (Rommel et al., 1999). *Desorganisierte* Formen resultieren aus fronto-dorsolateralen Läsionen und führen zu Defiziten in der Planung, Sequenzierung, Initiierung und Kontrolle verbaler und anderer Handlungen. *Enthemmte* Formen sind auf fronto-orbitale Läsionen zurückführbar und äußern sich als Störungen im Sozialverhalten unter anderem durch den Verlust von Impulskontrolle und eine beeinträchtigte emotionale Bewertung von Handlungen. *Apathische* Formen resultieren nach fronto-medialen Läsionen und sind gekennzeichnet durch eine Verminderung des Antriebs, die auch den Sprachantrieb betrifft - im Extremfall besteht ein Mutismus mit verbalen Nullreaktionen.

2.3 Kognitive Dysphasien perzeptueller Genese

Wahrnehmungsprozesse sind essenzielle Voraussetzung für situationsadäquates Verhalten. Wahrnehmung dient der Überwachung von Umwelt und Körper, der räumlichen Orientierung und eigenen Fortbewegung, dem Erkennen von Ereignissen und Objekten in Bezug auf das eigene Handeln und der Steuerung sozialer Interaktionen durch Erkennen zwischenmenschlicher Signale (Hagendorf et al., 2011). Voraussetzung hierfür sind neben funktionierenden Sinnesorganen intakte zentrale Informationsverarbeitungsprozesse (Neumann, Grünes & Seidel, 1986).

Während im Bereich der *kognitiven Psychologie* mit Wahrnehmungsstörungen vor allem zentrale Verarbeitungsdefizite nach Läsionen des Zentralnervensystems bezeichnet werden (Agnosien, visuell-räumliche Störungen etc.), versteht man darunter unter *psychiatrischem* Blickwinkel andere Phänomene, z. B. quantitative Wahrnehmungsstörungen (wie intensitätsgesteigerte oder reduzierte Wahrnehmung von Farben oder Geräuschen), qualitative Wahrnehmungsstörungen (wie eine verzerrte Wahrnehmung von Formen oder Farben) sowie Sinnestäuschungen, zu denen Illusionen (Umdeutungen von vorhandenen Sinneseindrücken) und Halluzinationen gehören (Trugwahrnehmungen ohne tatsächlich vorhandene Sinneseindrücke, die als wahr empfunden werden). Solche Art von Wahrnehmungsstörungen können auch bei vielen neurologischen Erkrankungen vorkommen (Delir, Morbus Parkinson, Lewy-Body-Demenz, Alzheimer-Demenz usw.), werden aber in diesem Kapitel nicht gesondert behandelt (vgl. aber bspw. Kap. 2.2, Spez. Teil, Psychosen).

Im Fokus stehen hier zentrale auditive und visuelle Wahrnehmungsstörungen.

2.3.1 Was sind Wahrnehmungsfunktionen?

Die Dinge, die wir wahrnehmen, sind nicht die Realität an sich, sondern eine Hypothese unseres Gehirns von ihr. Um dieses Konstrukt zu erschaffen, nutzt das Gehirn nicht nur die aktuellen sensorischen Informationen aus den Sinnesorganen, sondern auch gespeichertes Langzeitwissen (Frings & Müller, 2014). Wahrnehmungsprozesse extrahieren so aus dem kontinuierlichen chaotischen Input Bedeutungen und strukturieren sie zu stabilen Perzepten (Zimbardo & Gerrig, 1999). Gelänge diese Integrationsleistung der Sinnessysteme nicht, wären wir verloren in einer Flut von auf uns einströmenden Reizen.

Wahrnehmung ist zudem ein *aktiver Vorgang*, der eng an unser Handeln gekoppelt ist und mit dem wir Veränderungen registrieren (Hagendorf et al., 2011).

Neben der Aufnahme und Verarbeitung von Reizen müssen Wahrnehmungsprozesse vor allem *relevante* Informationen extrahieren und durch Abgleich mit bereits vorhandenem Wissen im LZG interpretieren. **Perzeption** ist daher hochgradig **abhängig von Aufmerksamkeits- und Gedächtnisfunktionen** (Kennedy & Deruyter, 1991): Wenn man beispielsweise eine komplexe Szene betrachtet, erstellt das Gehirn durch die Sinnesorgane (z. B. durch Augenbewegungen) zahlreiche „Schnappschüsse" von Details, die es im Arbeitsgedächtnis zwischenspeichern muss, um sie danach zu einem Ganzen zusammenfügen zu können. Wahrnehmung ist daher stets auch ein *Erinnerungsprozess*, der Zeit spart bei der Verarbeitung sensorischer Informationen. So müssen wir bspw. nicht jeden Morgen alle Details unseres Büros analysieren, sondern ergänzen den Großteil aus unserem LZG (Frings & Müller, 2014). Oder wir erkennen Buchstaben rasch und in vielen Facetten, wenn wir sie gelernt und im LZG gespeichert haben (vgl. Abb. 4). Der Preis hierfür ist allerdings, dass unsere Perzepte oft lückenhaft und voller Fehler sind, da evolutionär Geschwindigkeit wichtiger war als Genauigkeit.

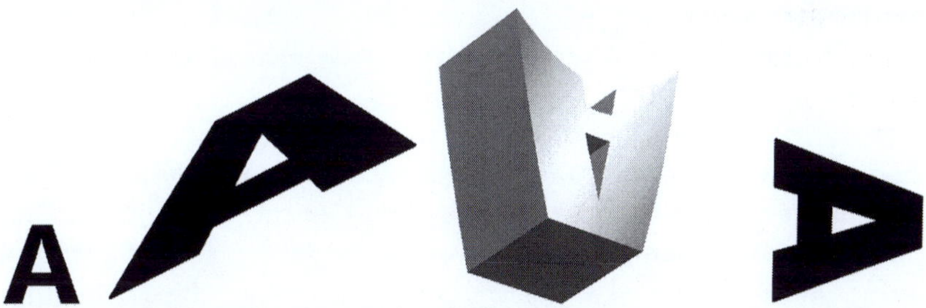

Abb. 4: Rasche Wahrnehmung der kognitiven Kategorie "Buchstabe" samt ihrer Bedeutung und Funktion durch Abgleich mit Mustern aus dem semantischen Langzeitgedächtnis (Müsseler, 2017).

Wahrnehmung ist aber auch ein *Aufmerksamkeitsprozess:* Die Ausrichtung erfolgt zum einen automatisch (z. B. die Reaktion auf einen lauten Knall) oder bewusst (wir fokussieren einen bestimmten Gesprächspartner oder ein spezifisches Objekt). Vor allem in komplexen Situationen wird deutlich, wie *individuell* fokussierte Aufmerksamkeit hierbei ist, da jeder sie nur bestimmten Aspekten schenkt und andere Reize ausblendet – weshalb zwei Menschen dasselbe Ereignis meist völlig unterschiedlich wahrnehmen und erinnern.

Aufmerksamkeit ist einer der wichtigsten Mechanismen, mit dem sich unser perzeptives System auf ein extrem umfangreiches und sich ständig veränderndes Informationsangebot einstellen kann (Hagendorf et al., 2011). Alltägliche Gesprächssituationen zeigen, dass wir unsere auditive und visuelle selektive Aufmerksamkeit parallel auf mehrere Objekte richten können (Gesprächspartner, Kaffeetasse, hübscher Kellner), dafür jedoch zahlreiche „Nebenreize" nicht aufnehmen können (Gesprächsinhalte am Nachbartisch, am Fenster vorbeifahrende Autos, das Muster der Tapete usw.).

2.3.1.1 Neuroanatomie der visuellen Objektwahrnehmung

Nicht alle visuellen Wahrnehmungsstörungen führen zur Kognitiven Dysphasie. So werden beispielsweise Beeinträchtigungen der Sehschärfe, zerebrales Verschwommensehen, Hemianopsien oder Störungen der Hell-Dunkel-Adaptation zwar sicherlich zu gestörten Leseprozessen führen, aber weniger zu einer Kognitiven Dysphasie, so dass sie hier nicht weiter berücksichtigt werden.

Für die visuelle Objektanalyse sind zwei anatomisch und funktional distinkte Systeme zuständig:

- Der **ventrale Pfad** (auch: **Was-**System) erstreckt sich von der Sehrinde in den basalen Temporallappen. Hier werden die visuellen Eigenschaften (Form, Farbe) von Objekten und Gesichtern analysiert. Diese Informationen haben eine starke Anbindung an Gedächtniszentren im Temporallappen, so dass rasch ein semantischer Bezug zwischen visuellem Reiz und assoziierter Information (z. B. zu dem entsprechenden Wort oder semantisch relationierten Objekten) hergestellt werden kann. Läsionen des ventralen Pfads führen zu „Was-Störungen", d. h. zu verschiedenen visuellen Agnosien.

- Der **dorsale Pfad** (auch: **Wo**-System bzw. **Wo-Wie-Wohin**-System) erstreckt sich von der Sehrinde in den lateralen Parietallappen und dient der visuell-räumlichen Analyse und der Bewegungswahrnehmung von Objekten als Basis für die motorische Handlungssteuerung (Niedeggen & Jörgens, 2005; Wentura & Frings, 2013). Hierfür wird zunächst das Objekt im Raum inklusive seiner Bewegung lokalisiert, danach die Körperbewegung, mit der man das Objekt verfolgen oder ergreifen kann (Frings & Müller, 2014). Läsionen des dorsalen Pfads führen zu „Wo-Störungen", d. h. zu visuell-räumlichen Störungen inklusive Beeinträchtigungen in der Bewegungswahrnehmung (vgl. Kap. 2.3.3.2, Allg. Teil).

2.3.1.2 Neuroanatomie der auditiven Wahrnehmung

Die Hörbahn beginnt in der Cochlea und erreicht über zahlreiche Verschaltungen die primären Hörregionen im Temporallappen (Heschl-Querwindung im Gyrus temporalis transversus). Von hier aus findet im Temporallappen die hierarchische und parallele Weiterverarbeitung akustischer Reize statt (Pandya, 1995).

Zwischen unimodalen (nur für die akustische Verarbeitung zuständigen) Kortexarealen, multimodalen Assoziationskortizes sowie parietalen und frontalen Arealen bestehen zahlreiche direkte kortiko-kortikale Verbindungen, so dass das akustische Signal sowohl hinsichtlich einfacher als auch komplexer physikalischer Parameter analysiert werden kann (Intensität, räumliche Lokalisation, zeitlicher Verlauf etc.).

Zudem sind Schallreize sehr flüchtig; für eine effektive Echtzeitanalyse bedarf es daher einer optimalen Ausrichtung *zeitlicher Aufmerksamkeit* (ein Hinhören im richtigen Moment) und einer Schärfung rezeptiver Felder zugunsten der akustischen Eigenschaften der aktuell relevanten Schallquelle (z. B. eines bestimmten Gesprächspartnerns an einem vollen Bartresen). Hierbei wird ebenfalls Wissen aus dem LZG genutzt, bspw. Tonlage und Klangfarbe der Stimme des Gesprächspartners (Bendixen & Schröger, 2017). Erst eine Verknüpfung von prototypischen Merkmalen des aktuellen Schallreizes mit (re-)aktivierten Wissensinhalten aus dem semantischen LZG ermöglicht ein „Erkennen" von Geräuschen und Wörtern (Engelien, 2012).

Die Fähigkeit, unter erschwerten Bedingungen (z. B. unter ablenkenden Geräuschen oder Stimmen) jemandem fokussiert zuhören zu können, ist individuell sehr verschieden und scheint u. a. von einer flexiblen Anpassung in der Kommunikation zwischen räumlich voneinander getrennten Hirnarealen abzuhängen: So müssen für ein effektives Sprachverständnis nicht nur Hörregionen im Temporallappen, sondern auch Areale im Frontallappen rekrutiert werden, die für die Ausrichtung von selektiver Aufmerksamkeit zuständig sind (Alavash, Tune & Obleser, 2019).

Es kann anstrengend sein, selektive Aufmerksamkeit auf eine bestimmte Schallquelle zu richten, obwohl viele auditiv-sensorische Gedächtnisfunktionen weitgehend automatisiert sind und kaum Aufmerksamkeitsressourcen verlangen (Bedixen & Schröger, 2017). Bedingt durch die evolutionäre Warnfunktion des Hörsinns ist es jedoch meist viel schwieriger, Aufmerksamkeit *nicht* auf bestimmte Stimuli (Autohupe, nervige Berieselungsmusik im Supermarkt) zu richten. Aufmerksamkeit muss daher aufgebracht werden, wenn man akustische Reize bewusst ausblenden will oder auch, wenn erst die sequenzielle Anordnung von Schallereignissen relevante Informationen liefert. So ist bspw. ein einzelnes Klopfzeichen noch wenig aussagekräftig, erst die charakteristische Aneinanderreihung mehrerer macht daraus einen Morsekode, einen aggressiven unerwarteten Besucher oder einen fleißigen Handwerker, der einen Nagel in die Wand haut.

2.3.2 Wahrnehmung und Sprachverarbeitung

Der Zusammenhang zwischen Sprache und Wahrnehmung mündet letztlich in eine philosophische Frage: Wie beeinflusst Sprache unsere Wahrnehmung und andersherum?

Zum einen ist Wahrnehmung die Voraussetzung dafür, dass Menschen überhaupt eine Sprache entwickeln: Der Wortschatz eines Kindes resultiert aus einer Fülle von sinnlichen Erfahrungen, die miteinander verknüpft und im LZG gespeichert werden; durch den Blickkontakt mit Bezugspersonen kann das Mundbild wahrgenommen und nachgeahmt werden; durch den akustischen Sinn können Geräusche von Sprachlauten unterschieden werden; Bewegung, Motorik und Gleichgewichtssinn ermöglichen den Erwerb von Verben und das „Begreifen" der Umwelt etc. Andersherum bestimmt eine erworbene Sprache auch darüber, auf welche Art und Weise die Umwelt wahrgenommen wird und Objekte klassifiziert werden.

Unabhängig von der jeweiligen Sprache erfolgt die Perzeption von Objekten, Gesichtern oder Wörtern allerdings bei allen Menschen gleich: In der **perzeptiven** Phase werden die relevanten Merkmale eines Objektes/Gesichtes/Wortes extrahiert. In der **semantischen** Phase werden passende Einträge im semantischen Gedächtnis aktiviert und in der **lexikalischen** Phase wird die entsprechende sprachliche Bezeichnung abgerufen (Goldenberg, 2012).

2.3.3 Kognitive Dysphasien visuell-perzeptueller Genese

Visuo-perzeptive Störungen können primär oder sekundär sein: *Primäre* Defizite umfassen spezifische Ausfälle nach fokalen Läsionen wie Agnosien, visuell-räumliche Störungen oder Neglektphänomene. *Sekundäre* Defizite sind die Folge diffuser Diskonnektionen (z. B. nach Schädel-Hirn-Trauma) und führen zu einer ineffizienten Wahrnehmung aufgrund von gestörten Organisationsprozessen, reduzierter Wissensbasis oder beeinträchtigter exekutiver Kontrolle. Im Fokus stehen im Folgenden die primären Defizite.

2.3.3.1 Kognitive Dysphasien bei visuellen Agnosien

Unter einer **visuellen Objektagnosie** versteht man Beeinträchtigungen im Identifizieren und Erkennen von Gegenständen, die dem Patienten eigentlich bekannt sein müssten (z. B. eine Tasse, ein Schlafanzug oder sein Handy). Hierzu gehört auch das Erkennen und Identifizieren von Gesichtern, dessen Störung man als **Prosopagnosie** bezeichnet.

Objektagnosie und Prosopagnosie betreffen verschiedene Verarbeitungsebenen des ventralen Pfads (*Was*-System), können isoliert gestört sein und sind apperzeptiv oder assoziativ (Niedeggen & Jörgens, 2005).

Apperzeptive Objekt- und Prosopagnosie

Bei dieser Agnosieform sind bereits frühe Analyseprozesse beeinträchtigt, vor allem *die visuelle Intergration lokaler Merkmale*. Der Patient kann das Gesamtmuster/Gesicht nicht unmittelbar erfassen, sondern muss es mühsam zusammensetzen.

Defizite in der *Ausgangsrepräsentation,* also bei der ersten Abbildung des visuellen Reizes auf der Basis von Helligkeitsunterschieden, führen zur schwersten Ausprägung der apperzeptiven Agnosie: zur **Formagnosie**, bei der Krümmungen und Flächenausdehnungen falsch erkannt werden, so dass keine zusammenhängende strukturelle Repräsentation eines Objektes erstellt werden kann (Goldenberg, 2012)

Defizite bei der *betrachter-zentrierten Repräsentation,* bei der Kontur-Informationen in einen ersten globalen Gesamteindruck gebracht werden, (Karnath, 2012), führen zur **Simultanagnosie**, bei der räumlich getrennte Informationen nicht zu einem Gesamtbild zusammengefügt werden können (z. B. Augen, Nase und Mund zu einem Gesicht).

Objekt-/Gesichter-zentrierte Repräsentation: Auf dieser Verarbeitungsebene ist der eigentliche perzeptuelle Prozess abgeschlossen und ermöglicht bspw. eine mentale Rotation. Bei Defiziten werden zwei Objekte/Gesichter nicht als identisch erkannt, wenn sich die Perspektive verändert (gestörte Objektkonstanz).

Apperzeptive Objektagnosien resultieren nach ausgedehnten Läsionen im extrastriären Kortex, z. B. nach bilateralen Posteriorinfarkten, mit Ausdehnung in den okzipito-temporalen oder okzipito-parietalen Kortex (Niedereggen & Jörgens, 2005) oder im Rahmen einer Alzheimer-Demenz. Apperzeptive Prosopagnosien manifestieren sich nach (meist bilateralen) Läsionen der medialen okzipito-temporalen Region, aber auch nach unilateralen rechtshemisphärischen Schädigungen. Vor allem der Gyrus fusiformis reagiert selektiv auf Gesichter aller Art (auch auf Avatare).

Assoziative Objekt- und Prosopagnosie

Auf diesen späteren Verarbeitungsebenen ist das Objekt/Gesicht von seiner Semantik entkoppelt.

Objekt-/Gesichter-Erkennungseinheit: Hier erfolgt die Einordnung eines Objekts/Gesichts als bekannt/unbekannt oder vertraut/unvertraut. Bei Defiziten kann der Patient zwar die visuellen Eigenschaften eines Objektes erkennen, sie jedoch bspw. nicht von sinnlosen „Kunstobjekten" unterscheiden. Zudem kann er Gesichter nicht voneinander unterscheiden, bekannte nicht von unbekannten Gesichtern differenzieren und auch nicht entscheiden, ob zwei Gesichter zu ein und derselben Person gehören (vgl. Abb. 5).

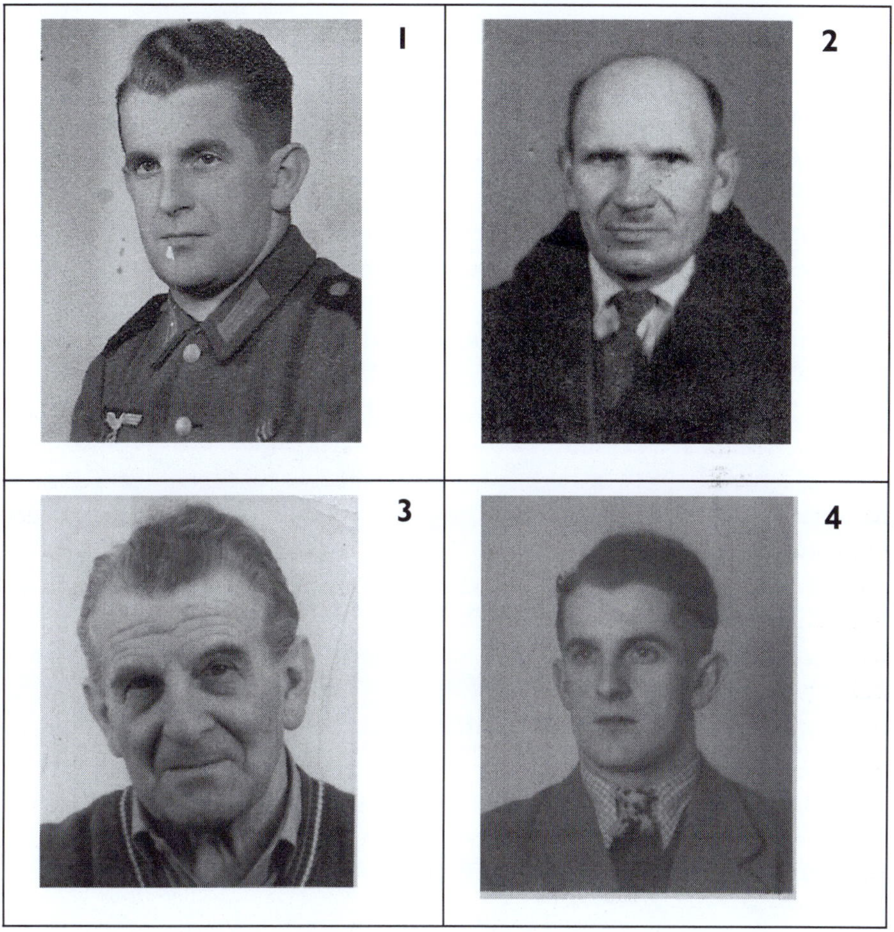

Abb. 5: Bei apperzeptiver Prosopagnosie kann der Patient nicht erkennen, dass es sich bei 1, 3 und 4 um das gleiche Gesicht handelt (aus einer anderen Perspektive und in einem anderen Alter); bei assoziativer Prosopagnosie kann er nicht angeben, ob er die Personen kennt oder nicht. Parallel dazu kann das Erkennen von emotionalem Ausdruck, Alter und Geschlecht beeinträchtigt sein.

Semantisches System: Bei einer Diskonnektion der Objekt/Gesichter-Erkennungseinheiten vom semantischen System kann der Patient vertraute Objekte und Gesichter zwar erkennen, ihnen aber keine Funktion bzw. keinen Beziehungsstatus zuordnen (z. B. ob eine bekannte Person zur Familie gehört oder ein Arbeitskollege ist).

Eine neuroanatomische Zuordnung assoziativer Agnosieformen ist schwierig, häufig bestehen sie nach Läsion des linken posterioren oder okzipito-temporalen Kortex (Niedegger & Jörgens, 2005).
Die beiden letzten Verarbeitungsstufen der visuellen Objekt- und Gesichtswahrnehmung führen nicht mehr zur Agnosie, sollen aber der Vollständigkeit halber kurz dargestellt werden.

Namensgenerierung: Hier wird einem als bekannt identifizierten Objekt/ Gesicht ein lexikalischer Eintrag zugeordnet. Bei der sogenannten **optischen Aphasie** (auch: *visuelle Anomie*) können ausschließlich visuell präsentierte Objekte nicht benannt werden, obwohl der Patient ihre Funktion beschreiben kann und ein intaktes semantisches Wissen hat (Niedeggen & Jörgens, 2005). Als Ursache wird eine Unterbrechung zwischen visueller Objekterkennung und dem verbalen semantischen System angenommen (Ellis & Young, 1991), also z. B. nach linkshemisphärischen posterioren Läsionen im Okzipitallappen. Ein Benennen ist möglich, wenn der Patient die Objekte berührt (Beauvois, 1982).

Gesprochener Name: Hier kann es zu verschiedenen (vor allem aphasischen) Benennstörungen kommen.

2.3.3.2 Kognitive Dysphasien bei visuell-räumlichen Wahrnehmungsstörungen

Zur Steuerung des Verhaltens ist sowohl die Wahrnehmung räumlicher Beziehungen von Objekten/Personen untereinander als auch der eigenen Position relativ zu diesen Objekten erforderlich (z. B. wenn wir ein Gummibärchen greifen oder ein Regal zusammenbauen wollen). Dafür sind vier Teilleistungen notwendig:

- **Räumlich-perzeptive Leistungen** beinhalten die Fähigkeit, visuell-räumliche Aspekte eines Objektes (z. B. seine Entfernung, Größe, Position etc.) zu anderen Objekten und relativ zum Betrachter einzuschätzen, was bspw. beim Anziehen, Aufschneiden eines Brötchens oder zum unfallfreien Überqueren einer Straße erforderlich ist.
- **Räumlich-kognitive Leistungen** umfassen alle visuell-räumlichen Fähigkeiten, die neben einem perzeptiven Eindruck zudem noch einen kognitiven Verarbeitungsprozess erfordern (Vergleichen, mentales Rotieren etc.).

- **Visuo-konstruktive Leistungen** sind erforderlich, um lokale Elemente zu einem Objekt zusammenzufügen, z. B. beim Bau eines Tisches oder beim Schreiben. Voraussetzung für visuo-konstruktive Leistungen sind räumlich-perzeptive und räumlich-kognitive Basisfähigkeiten.
- **Visuell-räumliche Orientierungsleistungen** führen bei Beeinträchtigungen zu Problemen bei der Orientierung im Raum, im Erfassen geographischer Relationen (Niedeggen & Jörgens, 2005) und beim Verstehen räumlicher Beziehungen wie *dahinter, daneben, kürzer, länger* etc.

Eine besonders schwere visuell-räumliche Wahrnehmungsstörung ist das **Balint-Syndrom** nach bilateraler parieto-okzipitaler Läsion. Typischerweise ist hierbei der dorsorostrale Okzipitallappen und selektiv der Gyrus angularis betroffen (z. B. bei Patienten mit Alzheimer-Demenz, nach Schädel-Hirn-Trauma, Hypoxie oder nach bilateralen Infarkten). Beim Balint-Syndrom bestehen gleichzeitig *Simultanagnosie* (Unfähigkeit, mehr als ein Objekt gleichzeitig wahrzunehmen, so dass räumlich getrennte Informationen nicht zu einem Gesamtbild zusammengefügt werden können), *optische Ataxie* (Unfähigkeit, nach einem Objekt zu greifen oder darauf zu zeigen), bilaterale Störungen der *räumlichen Aufmerksamkeit* sowie Beeinträchtigungen der intentionalen Raumexploration durch *Blickbewegungs- und Fixationsstörungen:* Entweder haften die Patienten stark an Reizen (*spasmodische Fixation*) oder können ein Objekt nicht bewusst fixieren (*wandernder Blick*). Hinzu kommen *räumliche Wahrnehmungs- und Repräsentationsstörungen* (Kerkhoff & Heldmann, 1999). Die Folge ist eine Art „funktionelle Blindheit", da die Patienten mit Objekten nicht mehr interagieren, ihre räumliche Relation nicht einschätzen und sich kein Umgebungsbild mehr machen können. Im Alltag können sie z. B. in Gesprächen nicht mehr verfolgen, welche Person gerade spricht, weil sie nie mehr als einen Gesprächspartner wahrnehmen können. Auch das Verfolgen eines kontinuierlichen Handlungsablaufs ist beeinträchtigt, da für den Patienten immer wieder neue Objekte und Personen auftauchen. Seine Welt wird „schnappschussartig", so dass er auch Filme und komplexe Szenen nicht verstehen kann, da er immer nur einen kleinen Ausschnitt des Bildes zu einem bestimmten Zeitpunkt wahrnimmt.

Auch visuell-räumliche Störungen wie die **Akinetopsie** (Bewegungsblindheit) können Auswirkungen auf Kommunikationsprozesse haben. Bei Akinetopsie besteht nach okzipito-temporo-parietalen Läsionen eine Störung in der *Bewegungswahrnehmung* (z. B. für Geschwindigkeiten und Richtungen). Dies beeinträchtigt zum einen die Schriftsprache, da für den Patienten Buchstaben und Wörter ständig ihre Position zu verändern scheinen, erschwert aber auch das Führen von Gesprächen, da ständig wechselnde Mimik und Mundbewegungen nicht erkannt werden (Niedeggen & Jörgens, 2005).

2.3.3.3 Kognitive Dysphasien bei visuellem Neglekt

Ein Neglekt bezeichnet die Nichtbeachtung von (visuellen, akustischen, somato-sensiblen und anderen) Stimuli in der einer geschädigten Hemisphäre gegenüberliegenden Raum- und/oder Körperhälfte sowie den verminderten Einsatz der Extremitäten dieser Körperhälfte. Er wird als Störung der Raumrepräsentation und der gerichteten Aufmerksamkeit aufgefasst und geht meist einher mit einem verminderten Störungsbewusstsein (Kerkhoff, 2004). Nach rechtshemisphärischen Läsionen haben rund 80% der Patienten einen Neglekt, nach linkshemisphärischen Läsionen bis zu 65% (Palmerini & Bogousslavsky, 2012). Allerdings ist er nach Läsionen der rechten Hemisphäre meist schwerer ausgeprägt (Spagna et al., 2016).

Aktuelle bildgebende Studien zeigen, dass neben subkortikalen Läsionen (Putamen, Nucleus caudatus) insbesondere Schädigungen des rechten superioren Temporalkortex einen Neglekt bedingen, da dieser als multimodale sensorische Konvergenzzone Informationen über Formen und Bewegungen von Objekten integriert (Karnath, Ferber & Himmelbach, 2001; Karnath et al., 2004; Mort et al., 2003). Aber auch thalamische und dorsolaterale präfrontale Läsionen können einen Neglekt hervorrufen (Kerkhoff, 2004).

Neglektdyslexien

Neglektdyslexien beruhen auf Störungen früher visueller Analyseprozesse, durch die Grapheme und ihre Stellungen im Wort identifiziert werden. Hinzu kommen Aufmerksamkeitsstörungen, die dazu führen, dass Blicksakkaden zu groß, Fixationen von Buchstaben zu kurz und zu ungenau sowie Simultanerkennungsprozesse beeinträchtigt sind (Heidler, 2009a). Einen Überblick über typische Fehler bei einem Neglekt nach links gibt Tab. 2.

Symptome einer Neglektdyslexie
Literale Fehler (Buchstabenebene): Auslassungen, Ersetzungen und Additionen von Buchstaben Gruppierung von Buchstaben, die zu verschiedenen Wörtern gehören
Verbale Fehler (Wortebene): Wortlängeneffekt: Fehlerzunahme mit steigender Wortlänge Falsches Lesen von Zahlen (z. B. *36* statt *63*) Teilung, Gruppierung und Fragmentation von Wörtern, da der Abstand zwischen Buchstaben nicht korrekt interpretiert werden kann
Räumlich bedingte Lesefehler (Wort-, Satz- und Textebene): Lesebeginn in der Zeilenmitte oder nahe dem rechten Seitenrand Falsches Benutzen von Interpunktionsmarkierungen Fehler beim Verfolgen einer Linie Schwierigkeiten beim Erinnern und Wiedererkennen der räumlichen Lage von Buchstaben
Konfabulationsfehler: Ersetzung von Wörtern durch Silben und Pseudowörter Tendenz, den Sinn von Wörtern oder Sätzen zu ergänzen

Tabelle 2: Typische Fehler bei Dyslexie nach unilateralem Neglekt nach links (Ardila & Rosselli, 1994; Merten, 2001; Heidler, 2009a).

Neglektdysgraphien

Im Rahmen eines Neglekts kann auch das Schreiben betroffen sein. Hierbei zeigen sich ähnliche Fehler wie bei der Neglektdyslexie, z. B. Auslassungen, Ersetzungen und vor allem Additionen und Perseverationen von Buchstaben und Zahlen, da die Patienten nicht mehr wissen, welche sie bereits geschrieben haben und diese im Neglektfeld quasi „verschwinden" (vgl. Abb. 6). Bei einem linksseitigen Neglekt wird mit dem Schreiben meist rechts versetzt begonnen, zudem werden häufig Wort- und Satzanfänge usgelassen (De Bleser, 2005).

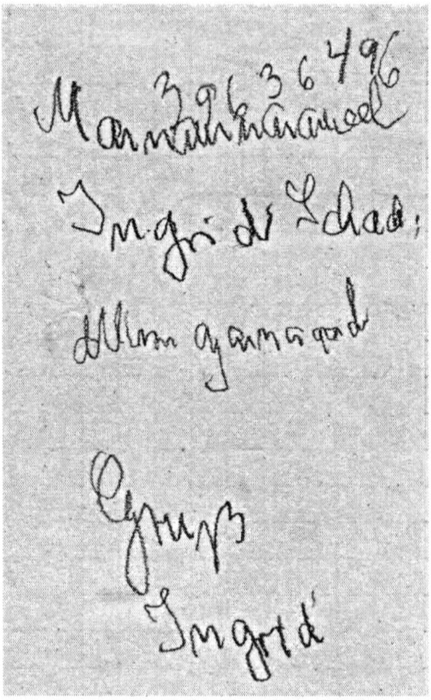

Abb. 6: Freies Schreiben einer Postkarte einer Patientin mit ausgeprägter Neglektdysgraphie bei unilateralem Neglekt nach links; symptomatisch dominieren Buchstabenadditionen und Neographien, zudem bedingen selektive Aufmerksamkeitsdefizite, dass die Patienten das „Thema" zwischendurch vergisst.

2.3.4 Kognitive Dysphasien auditiv-perzeptueller Genese

2.3.4.1 Kognitive Dysphasien bei auditiven Agnosien

Patienten mit auditiver Agnosie können Laute zwar hören, aber nicht erkennen oder ihren Sinn verstehen. Die Agnosie kann hierbei materialspezifisch oder generalisiert und ebenso wie die visuellen Agnosien apperzeptiv oder assoziativ sein (Engelien, 2012).

Apperzeptive versus assoziative auditive Agnosien

Patienten mit apperzeptiven auditiven Agnosien können komplexe akustische Reize weder voneinander unterscheiden, noch semantisch identifizieren.

Patienten mit assoziativer auditiver Agnosie können Reize ebenfalls nicht mehr semantisch identifizieren, jedoch zumindest besser voneinander unterscheiden (Vignolo, 1982). Ein wichtiges differenzialdiagnostisches Kriterium ist daher die Leistung in Diskriminationsaufgaben (z. B. von Geräuschpaaren).

Materialspezifische versus generalisierte auditive Agnosien

Die meisten auditiven Agnosien sind *generalisiert* und betreffen sowohl verbales als auch nonverbales Material. Die Patienten können weder sinntragende Umweltgeräusche noch gesprochene Sprache in ihrer Bedeutung verstehen (durchaus aber sprechen und schreiben mit mehr oder weniger aphasischen Anteilen).

Materialspezifische Agnosien können entweder nur gesprochene Wörter betreffen (reine Worttaubheit) oder nur nonverbale Geräusche (reine Geräuschagnosie).

Bei der **reinen Worttaubheit** ist das auditive Sprachverständnis aufgehoben, Nachsprechen und Schreiben nach Diktat sind nicht möglich. Im Gegensatz zur Wernicke-Aphasie sind innere Sprache, Spontansprache, Lesen und Spontanschreiben gut erhalten (Wirth, 1990). Letzteres allerdings nur, wenn der Zugriff auf die korrekten phonologischen Repräsentationen unbeeinträchtigt ist (Kohn & Friedman, 1986). Da der reinen Worttaubheit eine Unterbrechung der akustischen Afferenzen aus den Hörregionen beider Hemisphären zum Wernicke-Areal zugrunde liegt, ist die Kombination mit einer Wernicke-Aphasie zwar häufig, die reine Worttaubheit wird jedoch durch eine eher sprachunspezifische Störung im primären auditorischen Kortex verursacht (Phillips, 1990).

Bei der **reinen Geräuschagnosie** wird dahingehend unterschieden, ob die Agnosie Geräusche betrifft, die man Objekten und Handlungen zuordnen kann (z. B. Hundegebell, Motorengeräusche oder Geschirrklappern) oder ob paralinguistische Qualitäten der gesprochenen Sprache betroffen sind (z. B. die Unterscheidung von Stimmen, Emotionen oder Musik).

Zu den im Hinblick auf Kognitive Dysphasien bedeutsamen **paralinguistischen auditiven Agnosien** gehören

- *Phonagnosie*: selektive auditive Agnosie für das Erkennen von Stimmen (Van Lancker & Canter, 1982) und

- *Affektive auditive Agnosie:* selektive auditive Agnosie für den emotionalen Gehalt von gesprochener Sprache (Heilman, Scholes & Wason, 1975).

Generalisierte auditive Agnosien treten in der Regel nur nach bilateralen Läsionen in den Temporallappen und/oder im hinteren Thalamus auf, die zu beidseitigen Schädigungen der Hörkortizes oder der subkortikalen Anteile der Hörbahn führen.

Materialspezifische (selektive) Agnosien können sowohl nach bilateralen als auch nach unilateralen Hirnschädigungen auftreten, wobei reine Worttaubheit mit linkshemisphärischen und reine Geräuschagnosie (Umweltgeräusche, Musik etc.) eher mit rechtshemisphärischen Läsionen assoziiert sind. Rechtshemisphärische Läsionen führen eher zu apperzeptiven, linkshemisphärische zu assoziativen auditiven Agnosien. Verursachend können Schlaganfälle, Schädel-Hirn-Traumata, Enzephalitiden oder degenerative kortikale Demenzen sein (Engelien, 2012).

2.3.5 Zusammenfassung

Das Wahrnehmen und Erkennen von Objekten, Menschen oder Wörtern erfolgt schrittweise in mehreren Phasen:

- In der **perzeptiven Phase** des Erkennens werden die relevanten Merkmale eines Objektes/Gesichtes/Wortes extrahiert.
- In der **semantischen Phase** wird ihre Bedeutung aus dem semantischen LZG abgerufen und mit dem entsprechenden Objekt/Gesicht/Wort verknüpft.
- In der **lexikalischen Phase** wird die entsprechende sprachliche Bezeichnung abgerufen.

Kognitive Dysphasien perzeptueller Genese resultieren aufgrund materialspezifischer oder generalisierter apperzeptiver und/oder assoziativer Agnosien: Während bei den apperzeptiven Agnosien die perzeptive Phase des Erkennens beeinträchtigt ist, misslingt bei den assoziativen Agnosien die Anknüpfung an die Semantik. Agnosien können kombiniert in verschiedenen Sinnesmodalitäten auftreten, sind jedoch meistens auf eine Modalität beschränkt, so dass eine Kompensation durch eine andere Modalität möglich ist.

2.4 Kognitive Dysphasien mnestischer Genese

Zwischen Gedächtnis (Mnestik) und Sprachverarbeitungsprozessen besteht eine konstitutive Wechselwirkung, da ohne funktionierende Gedächtnissysteme weder eine sprachliche Strukturerzeugung noch eine Repräsentation unserer Umwelt möglich wäre.

Wichtig für Sprachverarbeitungsprozesse sind das LZG (semantisches und episodisches Wissen), prozedurale Gedächtnissysteme (syntaktische Verarbeitung) sowie verbale Arbeits- und Kurzzeitgedächtnisprozesse.

Sprachverarbeitung ist ihrerseits für viele Gedächtnisfunktionen (z. B. Enkodierprozesse) Voraussetzung, so dass durch Sprachsystemstörungen auch mnestische Prozesse beeinträchtigt werden können.

2.4.1 Was sind Gedächtnisfunktionen?

Das „Gedächtnis" ist im weitesten Sinne die Fähigkeit, Informationen zu bewahren. Allerdings ist es nicht dazu bestimmt, photographisch genau und zuverlässig alles aufzuzeichnen. Vielmehr ordnet es die Welt um uns herum als Basis für sinnvolles Verhalten an (Fehler sind sozusagen vorprogrammiert). Das Gedächtnis ist also kein reiner Datensammler, sondern eine Überlebenstechnik. Gespeicherte Informationen sind nicht wie in einem Buch ordentlich der Reihe nach abgelegt, sondern in Form von *dynamischen Informationszuständen*, die in Abhängigkeit vom Kontext und vom aktuellen motivationalen und emotionalen Zustand bestimmte Kopplungen zwischen Informationen und Verhalten zulassen und andere unterdrücken. Letztlich sind Erinnerungen, Motive und Gefühle Konstruktionen, die uns befähigen, die Welt um uns herum möglichst gut zu verstehen (Mulder, 2007).

Ebenso wie „Aufmerksamkeit" ist auch „Gedächtnis" eine Abstraktion. Es gibt keine definierbare Stelle im Gehirn, an der Gedächtnisleistungen an sich lokalisiert wären. Letztlich ist die Aktivität im Netzwerk selbst das Gedächtnis und damit untrennbar an Wahrnehmungen gekoppelt (z. B. aktiviert die Wahrnehmung einer Tasse Kaffee das Netzwerk und ohne diesen Kaffee-Input gäbe es nichts, was aufgebaut, verstärkt oder aktiviert werden könnte). Allerdings gibt es neuroanatomisch spezifizierbare Areale für bestimmte mnestische Prozesse.

2.4.1.1 Neuroanatomie des Gedächtnisses

Gedächtnisfunktionen werden von komplex interagierenden, weitläufigen Neuronensystemen erzeugt (Nyberg et al., 2002).

So sind beispielsweise das Enkodieren (Einspeichern) und der Abruf von Informationen an bestimmte Flaschenhalsstrukturen gebunden, zu denen der mediale Temporallappen, das basale Vorderhirn und das Dienzephalon gehören. Sind diese Fasersysteme z. B. im Rahmen eines Korsakow-Syndroms geschädigt, resultieren ausgeprägte und persistierende Gedächtnisstörungen (vgl. Kap. 2.3.3, Spez. Teil).

Durch den komplexen netzwerkartigen Aufbau geht das Gedächtnis selten im Ganzen verloren – meistens fallen nur Teilsysteme aus.

In den letzten hundert Jahren gab es zahlreiche Vorschläge zur Unterscheidung verschiedener Gedächtnisformen, allerdings haben solche Unterteilungen auf hirnphysiologischer Ebene meist keine direkte Entsprechung.

Die klassische Dreiteilung des Gedächtnisses erfolgt in **Kurzzeitgedächtnis (KZG), Langzeitgedächtnis (LZG)** und **sensorisches Gedächtnis** (vgl. Abb. 7).

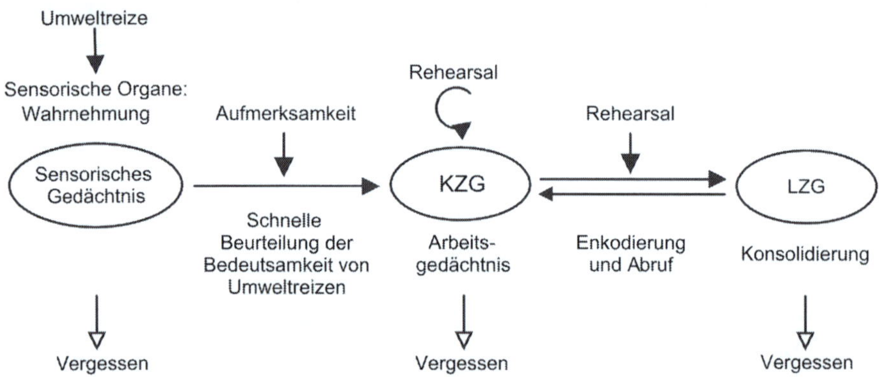

Abb. 7: Klassische Dreiteilung von Gedächtnisprozessen. *Rehearsal* meint das aktive Wiederholen von Informationen (Heidler, 2013a).

Außerdem wird das Gedächtnis hinsichtlich der Dimensionen **Zeit, Inhalt, Informationsverarbeitung und Materialspezifik** unterteilt:

Im Hinblick auf **zeitliche Aspekte** und die Behaltensdauer von Informationen wird unterschieden zwischen *Ultrakurzzeitgedächtnis* (UKZG, Millisekundenbereich), *KZG* (maximal 20 Sekunden Speicherung von 4-7 Informationseinheiten) und *LZG* (Alt- und Neugedächtnis) sowie *Arbeitsgedächtnisprozessen* (im Sinne einer aktiven Aufrechterhaltung und Manipulation von sowohl eingehenden Informationen als auch bereits gespeicherten Inhalten, die aus dem LZG abgerufen werden (vgl. Kap. 2.4.4, Allg. Teil).

Nach den **Gedächtnisinhalten** wird unterschieden zwischen *episodischem Gedächtnis* (autobiographisches Wissen), *semantischem Gedächtnis* (allgemeines Weltwissen wie Wörter, Symbole, Regeln und Bedeutungen), *explizitem Gedächtnis* (deklaratives Wissen, welches das episodische und semantische Gedächtnis umfasst) sowie *implizitem Gedächtnis* (z. B. prozedurales Wissen).

Hinsichtlich der **Modalitäts- und Materialspezifik** wird unterteilt in verbale, akustische, visuelle und visuell-räumliche Gedächtnisformen.

Auf der Ebene der **Informationsverarbeitungsprozesse** wird unterschieden in *Informationsaufnahme, Enkodierung* (Einspeicherung), *Konsolidierung* (Festigung) und *Ekphorierung* (Abruf) von Informationen (Markowitsch, 1999).

Neuroanatomisch entscheidend für die **Enkodierung** episodischer und semantischer Informationen ist die *Hippokampusformation* im medialen Temporallappen (Ammonshorn, Subikulum, Gyrus dentatus und entorhinale Rinde), außerdem die mit ihr verbundenen kortikalen Assoziationszentren sowie dienzephale Strukturen (vgl. Abb. 8). Der Hippokampus fungiert dabei als eine Art Neuigkeitsdetektor, der bedeutsame neue Informationen (Orte, Wörter, episodische Ereignisse) zwischenspeichert, um sie in nachfolgenden Prozessen (u. a. während der Tiefschlafphasen) an den Kortex weiterzuleiten, wo sie langfristig gespeichert werden (Spitzer, 2002; Spitzer, 2004). Dabei bestimmt die Hippokampusformation, *wo* im Kortex *was* an Information und in welchem *Lernkontext* abgespeichert wird. Jedes Ereignis erhält hierbei eine Art „neuronalen Fingerabdruck" im Sinne eines spezifischen Aktivierungsmusters, welches beim Erinnern an das Ereignis reaktiviert wird (Staresina & Köhler, 2017).

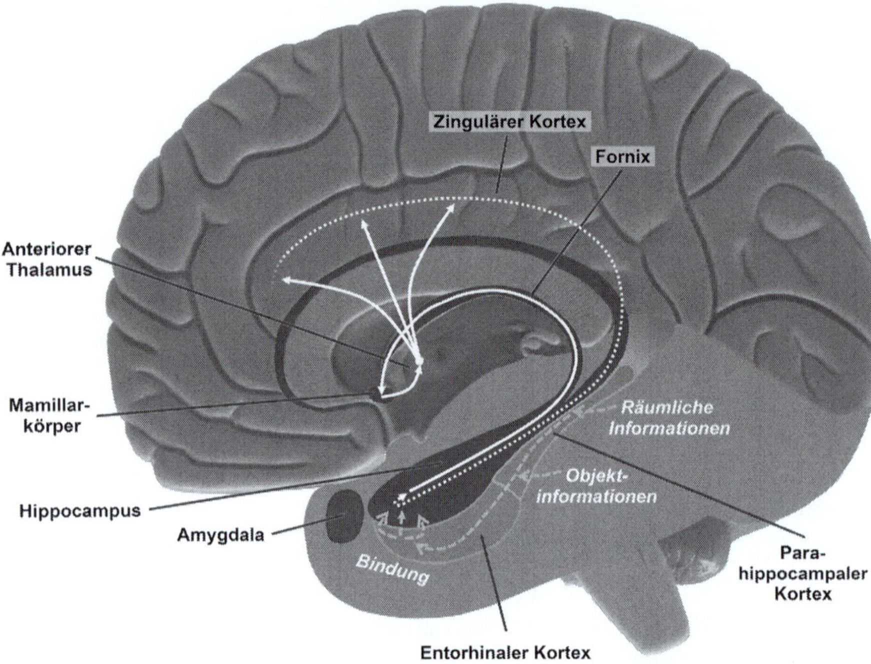

Abb. 8: Areale des erweiterten hippokampal-dienzephalen Gedächtnissystems: Der Input aus den Assoziationsarealen (z. B. räumliche, zeitliche und objektbezogene Informationen) wird im parahippokampalen und perirhinalen Kortex verarbeitet und dann als einheitliche „Episode" im entorhinalen Kortex integriert. Die Konsolidierung erfolgt im Hippokampus, der via Fornix mit den Mamillarkörpern verbunden ist. Anschließend projiziert der anteriore Thalamus zum Neokortex, wo die episodische Information permanent im LZG repräsentiert wird (Kessels & Kopelman, 2002).

Auch die Großhirnrinde (vor allem der posteriore Parietalkortex) zeigt bereits früh nach dem Lernprozess strukturelle Veränderungen (Brodt et al., 2018).

Nach der **Konsolidierung** im Kortex ist der **Abruf** relativ unabhängig vom medialen Temporallappen und von dienzephalen Strukturen (Squire & Zola, 1997), während der PFK eine wichtige organisierende Rolle beim strategischen Abruf spielt (vgl. Kap. 2.2.3.1, Allg. Teil).

Neben diesen neuroanatomischen Strukturen ist ein weiterer Faktor unabdingbar für die Enkodierung neuer Informationen: *Aufmerksamkeit.*

Außer beim simplen Assoziationslernen, welches weitgehend automatisch ablaufen kann, ist der Erwerb von LZG-Inhalten stark aufmerksamkeitsabhängig (Cowan, 1997). Viele „Gedächtnisprobleme", die von Patienten geschildert werden, sind eigentlich Aufmerksamkeitsprobleme – ein Klassiker ist die „verlegte Brille", an deren Ablageort man sich meist deshalb nicht erinnern kann, weil man während des Ablegens die Aufmerksamkeit auf etwas anderes gerichtet hat (Sturm, 2005).

2.4.2 Gedächtnis und Sprachverarbeitung

Sprachliche Symbole sind ein Teilsystem des Gedächtnisses und können strukturell (als Kenntnissystem) sowie prozedural (als Verarbeitungsprozess) betrachtet werden. Sprachverarbeitung stützt sich dabei auf Hirnstrukturen, die auch andere Funktionen unterstützen: So ist das **mentale Lexikon** ein Teil des im Temporallappen gespeicherten *deklarativen Gedächtnisses* und die **mentale Grammatik** eine Form des *impliziten Wissens*, welches von frontalen, subkortikalen, parietalen und zerebellären Strukturen abhängt, die ebenso für den Erwerb und die Ausführung anderer motorischer und kognitiver Prozeduren und Sequenzen zuständig sind (z. B. Schwimmen, Fahrad fahren oder Tanzen). Diese Unterscheidung wird auch als **deklarativ/prozedurales Modell der Sprachverarbeitung** bezeichnet (Ullman, 2004). Sprachkompetenz umfasst dabei aus gedächtnistheoretischer Perspektive:

- **deklaratives semantisches Wissen** (Weltwissen und mentales Lexikon), das im LZG gespeichert ist und bei der aktuellen Sprachverarbeitung selektiv im KZG repräsentiert wird,
- **deklaratives episodisch-autobiographisches Wissen**, ohne das wir weder Vergangenheit, Zukunft noch Wissen über uns selbst hätten, welches ein Erfassen und Integrieren des situativen Kontextes ermöglicht und letztlich den „Stoff" bereitstellt, über den wir kommunizieren (wann habe ich wen getroffen, was haben wir gemacht, was hat wer wem gesagt … usw.) sowie
- **prozedurales (implizites) Wissen,** welches die grammatikalische Regelanwendung (realisiert durch fronto-striatale Schaltkreise) und artikulatorische Subroutinen umfasst (Murdock, 1970).

Um eine Sprache überhaupt zu erwerben, bedarf es der Enkodierung, Konsolidierung und Integration neuer Wörter und Konzepte, wozu sowohl das episodische als auch das semantische Gedächtnis erforderlich sind (Takashima et al., 2017). Diese Prozesse sind ein Leben lang aktiv, so dass neue Wörter wie „googeln“, „postfaktisch“ oder „Gutmenschentum“ in das mentale Lexikon und in das Weltwissen eingespeist werden können. Und auch um eine gelernte Sprache verstehen und produzieren zu können, bedarf es einer Vielzahl simultan agierender Verarbeitungsprozesse.

Für ein effizientes **Sprachverstehen** sind u. a. folgende Gedächtnisprozesse erforderlich:

- ein **Lautfolgegedächtnis** (UKZG und KZG) zur Erfassung der Phoneme,
- **lexikalisch-semantisches Wissen**, damit Wörter mit allen aktuell wichtigen Bedeutungsfacetten durch einen Vergleich mit den im LZG gespeicherten Einheiten korrekt identifiziert werden können (Arbinger, 1984),
- **Weltwissen,** da ansonsten keine Beziehungen zwischen den im Text genannten Einheiten und Ereignissen abgeleitet werden könnten (Schwarz, 1996) sowie
- ein intaktes **verbales KZG und Arbeitsgedächtnis**, so dass beim Lesen oder Hören eines Satzendes dessen Anfang noch präsent ist und Kohäsion (syntaktische Zusammenhänge) und Kohärenz (inhaltliche Zusammenhänge) hergestellt werden können.

Für eine effiziente **Sprachproduktion** sind u. a. notwendig:

- **prozedurales motorisches Wissen** für die Koordination der Bewegungen von Phonations-, Respirations- und Artikulationsmuskulatur (Pascher et al., 1984),
- **lexikalisch-semantisches Wissen** zur Umsetzung der eigenen Mitteilungsabsicht,
- ein intaktes **Arbeitsgedächtnis**, damit sowohl die ursprüngliche Mitteilungsabsicht, als auch das schon Gesagte aktiviert bleiben,
- **episodisches Wissen,** aus dem Gesprächsthemen abgeleitet werden sowie
- **Weltwissen** über Partner-Beziehungen, Sprechakte und Kommunikationssituationen (Klingenberg, 1997).

2.4.3 Kognitive Dysphasien mnestischer Genese

Kognitive Dysphasien können nach Störung verschiedenster Gedächtnisprozesse entstehen, z. B. hinsichtlich der Zeitdauer (UKZG, KZG, LZG), der verschiedenen Informationsverarbeitungsprozesse (Enkodierung, Konsolidierung, Abruf), den Gedächtnisinhalten (semantisches, episodisches Gedächtnis) oder auch hinsichtlich der Materialspezifik (verbales, akustisches, visuelles, visuell-räumliches Gedächtnis). Isolierte Störungen einzelner Funktionen sind jedoch selten – der Begriff „Gedächtnisstörung" ist daher zunächst ein unspezifischer Obergriff für sämtliche Beeinträchtigungen des Lernens, Speicherns und Abrufens von Informationen. Ausnahme bildet die *Amnesie*, mit der traditionellerweise eine isolierte und schwere Störung des Enkodierens und Konsolidierens bezeichnet wird, während andere kognitive Funktionen (Aufmerksamkeit, Sprachsystemleistungen etc.) weitgehend intakt sind (Thöne-Otto & Markowitsch, 2004). Meistens bestehen aber gleichzeitig weitere kognitive Defizite und es sind mehrere Gedächtnisprozesse betroffen. Zwei Beispiele sollen dies verdeutlichen.

Beispiel 1:
Gestörte Gedächtnisprozesse hinsichtlich der Zeitdauer: Alt- und Neugedächtnisdefizite

Klinisch relevant ist eine Einteilung der LZG-Störungen in *anterograde und retrograde Amnesien.* Diese sind meist bezogen auf den Erwerb oder den Verlust von episodischen Gedächtnisinhalten. Dabei können entweder Ereignisse *vor* dem Akutereignis (retrograde Amnesie) oder *nach* dem Akutereignis (anterograde Amnesie) nicht mehr abgerufen bzw. bei anterograder Amnesie auch nicht mehr aufgenommen werden (vgl. Abb. 9).

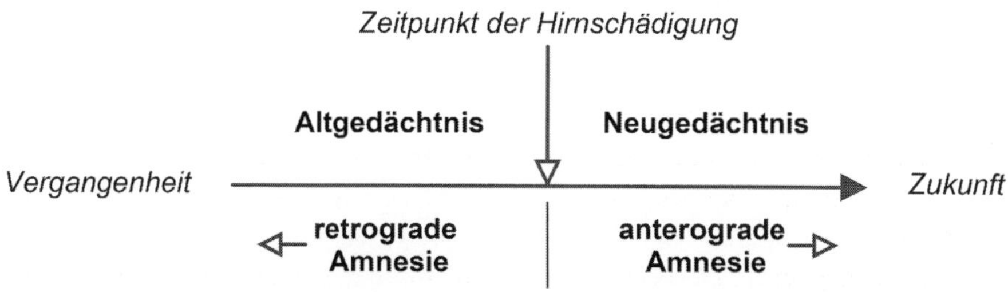

Abb. 9: Retrograde und anterograde Amnesie bezogen auf den Zeitpunkt der Hirnschädigung (Brand & Markowitsch, 2003).

Anterograde Störungen des expliziten Gedächtnisses sind ein Leitsymptom des **amnestischen Syndroms** und eine Folge von Läsionen der hippokampalen Region, der Mamillarkörper und des anterioren und medialen Thalamus (z. B. beim Korsakow-Syndrom, vgl. Kap. 2.3.3, Spez. Teil). Auf sprachlicher Ebene zeigen sich häufig Konfabulationen über die Zeit nach dem Akutereignis, Unsicherheiten beim Verfolgen von Gesprächen und ein Vergessen intendierter Inhalte, bevor diese geäußert werden konnten.

Bei retrograder Amnesie gehen (meist vorübergehend) Informationen vor dem Akutereignis verloren. Für den Abruf bewusster Erinnerungen sind Regionen des lateralen Temporallappens (mittlerer temporaler Gyrus) und des Frontalhirns zuständig, die durch den Fasciculus uncinatus verbunden sind. Linkshemisphärische temporo-frontale Läsionen führen zu Defiziten des semantischen, rechtshemisphärische Läsionen zu Defiziten des episodischen Altgedächtnisses (Calabrese & Markowitsch, 2003). Sprachlich zeigen sich Konfabulationen für die Zeit vor dem Akutereignis sowie Sprachverarmung mit Verwendung von Sprachschablonen.

Beispiel 2:
Gestörte Gedächtnisprozesse hinsichtlich der Gedächtnisinhalte: Defizite im semantischen Gedächtnis

Störungen des semantischen Gedächtnisses (z. B. bei Alzheimer-Demenz, Semantischer Demenz oder Aphasie) haben zur Folge, dass das Wissen über Gegenstände und Ereignisse unpräzise wird. In schweren Fällen können Objekte nicht mehr von Exemplaren derselben Kategorie unterschieden werden. Auch wenn das mentale Lexikon an sich intakt sein kann, resultieren Benennstörungen und die Spontansprache wird floskelhaft und leer. Es fehlen den Patienten aber nicht die Wörter, um Begriffe und Ideen auszudrücken, sondern häufig die Begriffe und Ideen selbst (Goldenberg, 1998). Wenn Bedeutungswissen komplett ausfällt (z. B. bei Semantischer Demenz, vgl. Kap. 2.4.2.1, Spez. Teil), werden Wörter nur noch als inhaltsleere Klanghülle verwendet.

Bereits leichte Störungen des semantischen Gedächtnisses haben weitreichende Konsequenzen für Sprachverarbeitungsprozesse, da wir nur mit einem stabilen und gut organisierten Begriffssystem kognitive Operationen wie Gedächtnisabruf, Schlussfolgern, Problemlösen, Urteilen oder Sprachverständnis effektiv ausführen können (Mangold-Allwinn, 1993).

2.4.4 Das Arbeitsgedächtnis als Schnittstelle zwischen Aufmerksamkeits-, Exekutiv-, Wahrnehmungs-, Gedächtnis- und Sprachfunktionen

Der Terminus „Arbeitsgedächtnis" (AG) bezeichnet allgemein die Fähigkeit zur Online-Aufrechterhaltung von Informationen. Der Begriff ist jedoch etwas irreführend, da es sich nicht um einen „Gedächtnisprozess" im engeren Sinne handelt, sondern um eine komplexe Funktion, die verschiedenste Prozesse vereint und erfordert: Alternativ wird daher der Begriff *mentaler Arbeitsraum* verwendet, welcher der Komplexität dieser Funktion besser gerecht wird.

2.4.4.1 Was ist das Arbeitsgedächtnis?

Das AG dient der temporären Speicherung und Manipulation von Informationen und wird als aufmerksamkeitsbasierte und kapazitätslimitierte Schnittstelle zwischen KZG und LZG aufgefasst (d. h. als deren aktiver Teil), darüber hinaus aber auch als Aufmerksamkeitsfokus oder sogar als Bewusstsein (Baddeley, 1992; Kintsch, 1998).

In den letzten 40 Jahren wurden zahlreiche Theorien und Modellvorstellungen zum AG entwickelt. Das bekannteste Modell ist das **Mehrkomponentenmodell** von Baddeley & Hitch (1974). Hier besteht das AG aus einer Zentralen Exekutive (ZE), die abhängig von der aktuell anstehenden Aufgabe für die Verteilung von Verarbeitungskapazität zuständig ist. Dieser ZE unterstehen zwei Sklavensysteme (auch: *Subsysteme* oder *Speichermodule*). Dies sind die phonologische Schleife für die Verarbeitung verbaler Informationen und der visuell-räumliche Notizblock für die Verarbeitung visueller, räumlicher und objektbezogener Informationen. Jedes Sklavensystem umfasst eine Speicherkomponente (KZG) und einen aktiven Kontrollprozess zur Aufrechterhaltung der Informationen (vgl. Abb. 10).

Im alternativen **Embedded-Processes-Model** (Cowen, 1997; Cowan, 1999) umfasst das Arbeitsgedächtnis den Aufmerksamkeitsfokus sowie die aktuell aktivierten LZG-Inhalte (Chein, Ravizza & Fiez, 2003). Der Fokus der Aufmerksamkeit wird oft mit „Bewusstsein" gleichgesetzt, weil die darin enthaltenen Informationen uns bewusst sind.

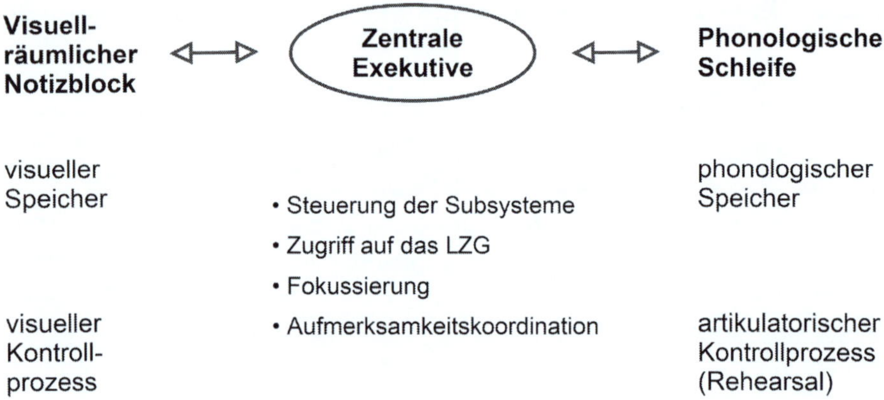

Abb. 10: Das klassische Dreikomponentenmodell des Arbeitsgedächtnisses nach Baddeley & Hitch (1974) mit einer Zentralen Exekutive und zwei Subsystemen.

2.4.4.2 Neuroanatomie des Arbeitsgedächtnisses

Die funktional verschiedenen Speicher-, Rehearsal- und Exekutivprozesse des Mehrkomponentenmodells von Baddeley & Hitch (1974) sind auch auf neuronaler Ebene voneinander abgrenzbar: So werden z. B. verbale Informationen vor allem linkshemisphärisch verarbeitet, wobei die *passive Speicherung* im Parietalkortex (BA 40) erfolgt, das aktive *Rehearsal* im Broca-Areal (BA 44), im prämotorischen Kortex sowie im SMA und die *Zentrale Exekutive* (Inhibition, Aufmerksamkeitswechsel, kontextuelle Kontrolle etc.) im dorsolateralen PFK (Smith & Jonides, 1998; Smith et al., 1998). Für *Aufmerksamkeitsfunktionen* wird der anteriore zinguläre Kortex (BA 32) sowie der für Awareness zuständige posterior-superiore Parietalkortex (BA 7) aktiviert.

2.4.4.3 Arbeitsgedächtnis und Sprachverarbeitung

Das verbale AG ist möglicherweise die Schlüsselkomponente des menschlichen funktionalen Sprachsystems (Lieberman, 2001). Ein intaktes AG ist die Basis für zielgerichtetes sprachliches Handeln und für Kontrollprozesse, die für eine adäquate Handlungssteuerung erforderlich sind. Denn hierzu müssen zahlreiche Informationen (z. B. Intentionen, situativer und thematischer Kontext eines Gesprächs oder frühere Gesprächsinhalte) temporär zur Verfügung stehen (*Warum sagt er mir das hier und jetzt denn schon wie-*

der? Ignoriere ich das einfach oder antworte ich? etc.). Ohne eine Aufrechterhaltung und Auffrischung von Informationen könnten die während der Planung erstellten Handlungsschritte und Teilziele nicht mit dem aktuellen Stand der Handlung abgeglichen werden, so dass Verhalten unorganisiert werden würde (Matthes-von Cramon, 2006).

Arbeitsgedächtnis und Sprachverständnis

Es gibt zwei Modelle über die Beteiligung des AG beim Sprachverstehen.

Clark & Clark (1977) skizzierten in ihrem **4-Schritt-Modell des auditiven Sprachverständnisses** eine wichtige Rolle des AG: Der erste Schritt beinhaltet die Konstruktion einer phonologischen Repräsentation der Nachricht im AG. Diese Gedächtnisrepräsentation wird als Grundlage für die Identifikation des Inhaltes genutzt und danach wird eine hierarchische Struktur des Satzes erstellt. Zuletzt wird die Arbeitsgedächtnisrepräsentation „gereinigt“, so dass der Hörer die Bedeutung der Nachricht bewahrt und weniger den exakten Wortlaut. Grundlage ist die phonologische Schleife des AG.

Kintsch & Van Dijk (1978) stellten in ihrem **Textverständnismodell** eine kontrastierende Rolle des AG dar. Hier wird die linguistische Nachricht in Kreisen verarbeitet, wobei jeder Kreis einen Block repräsentiert, der verschiedene Propositionen (Aussageninhalte) enthält. Ein KZG-Speicher wird dazu verwendet, so viele Propositionen aufzunehmen, wie die limitierte Kapazität es erlaubt. Die gespeicherten Propositionen sind die Grundlage für Kohärenzprozesse. Wenn zwischen den Argumenten der Propositionen in einem Block und den Propositionen aus einem früherem Block eine Überlappung gefunden wird, die im Speicher enthalten sind, wird der Text als kohärent akzeptiert. Fehlt diese Überlappung, erfordern Inferenzprozesse die Suche im LZG, was hohe Verarbeitungsressourcen beansprucht.

In beiden Modellen unterscheiden sich die Funktionen des AG deutlich voneinander. Die Speicherfunktion bei Kintsch & Van Dijk (1978) scheint eher eine Funktion der zentralen Exekutive (ZE) zu sein, wohingegen im Modell von Clark & Clark (1977) die Bedeutung der Repräsentationen in der phonologischen Schleife betont wird.

Arbeitsgedächtnis und Wortschatzerwerb
Eine erfolgreicher Wortschatzerwerb beinhaltet sowohl den Erwerb der phonologischen als auch der semantischen Struktur.

Das AG ist dabei unabdingbar, weil es ein On-Line-Halten der Konzepte ermöglicht, so dass multimodale Assoziationen (bellt, hat Fell und Pfoten, frisst rohes Fleisch, beißt mich in die Wade etc.) hergestellt werden können (Aboitiz & Garcia, 1997). Vermutlich ist während der Bedeutungserschließung einer neuen Wortform in einem Kontext eine starke Beteiligung der Verarbeitungs- und Speicherressourcen der ZE erforderlich (Daneman & Green, 1986). Und natürlich ist auch das phonologische Sklavensystem beim Erwerb der phonologischen Form neuer Wörter beteiligt.

2.4.4.4 Kognitive Dysphasien bei gestörtem Arbeitsgedächtnis

Sprachverarbeitung verläuft nicht nur datengeleitet, sondern vor allem wissensgeleitet, da sowohl bei der Produktion als auch bei Rezeptionsprozessen neben der Aktivierung phonologischer, semantischer und syntaktischer Wissenssysteme auch eine mentale Repräsentation des situativen Kontextes erstellt werden muss. Für Patienten mit Kognitiver Dysphasie infolge von Störungen des AG (vor allem nach frontalen und rechtshemisphärischen Läsionen) ist diese Kontextintegration oft nicht mehr möglich, da durch eine reduzierte AG-Kapazität nicht mehr ausreichend viele Elemente des Weltwissens aktiviert werden können. Letztlich ist das AG als mentaler Arbeitsraum die Grundlage einer effektiven Sprachverarbeitung und Kommunikation, da es u. a. spezifische Informationen über die aktuelle Kommunikationssituation, das Partnermodell und das Selbst enthält, die als Basis für die Ausführung des Sprachproduktionsprozesses fungieren (Herrmann, 1988). Ist dieses Wissen lückenhaft, kann bspw. keine adäquate Mitteilungsintention erstellt werden, da eine kohärente Produktion sprachlicher Äußerungen bestimmt wird durch spezifische Partnererwartungen (*Was will der von mir?*) und Situationsfaktoren (*Das kann ich ihm jetzt unmöglich im Beisein seiner Mutter sagen.*). Zudem fällt es den Patienten schwer, komplexe syntaktische Strukturen zu erfassen, da *Beziehungen* zwischen einzelnen Konzepten oft nicht mehr verstanden werden (Kessler & Kalbe, 2000). Dies führt dann dazu, dass keine korrekte Repräsentation des Diskursganzen mehr hergestellt werden kann (*Worum geht es hier eigentlich?*) mit Diskursinkohärenz sowohl bei Produktion als auch beim Verstehen (Zelinski, 1988).

2.4.5 Zusammenfassung

Zwischen Gedächtnis- und Sprachprozessen besteht eine konstitutive Wechselwirkung: Ohne Gedächtnis (vor allem semantisches und episodisches) sind sprachliche Strukturerzeugungen und -repräsentationen nicht möglich. Andererseits sind sprachliche Strukturen für viele Arten von Gedächtnisfunktionen die Voraussetzung (z. B. für viele Enkodierprozesse).

Kognitive Dysphasien mnestischer Genese können durch zahlreiche Gedächtnisstörungen hervorgerufen werden, z. B. Beeinträchtigungen hinsichtlich der Zeitdauer (UKZG, KZG, LZG), der Informationsverarbeitungsprozesse (Einkodierung, Konsolidierung, Abruf) oder der Gedächtnisinhalte (semantisches, episodisches Gedächtnis).

Eine Abgrenzung von beeinträchtigten attentionalen oder exekutiven Funktionen ist oft schwierig, da die Leistungsfähigkeit von Gedächtnisprozessen von diesen abhängt; so sind bspw. weder Enkodierung noch Abruf deklarativer Gedächtnisinhalte ohne Aufmerksamkeit oder kognitive Exekutivfunktionen wie Planen und Organisieren möglich.

Eine weitere Schnittstelle zwischen Gedächtnis, Wahrnehmung, Sprache, Aufmerksamkeit und Exekutivfunktionen sind Arbeitsgedächtnisleistungen, die auf Interaktionen in weitverzweigten neuronalen Netzwerken basieren (Baddeley, 2000; Gruber, Arendt & von Cramon, 2005).

Definitionen des AG variieren. Theorieunabhängig kann es beschrieben werden als eine Ansammlung mentaler Prozesse, die ein temporäres Bewahren von Informationen in einem abrufbaren Zustand erlauben. Erforderlich ist dies bspw. beim visuellen oder auditiven Verstehen komplexer syntaktischer Strukturen, wenn die Bedeutungen einzelner Wörter sich erst durch den Gesamtzusammenhang ergeben und Einzelwörter solange aktiviert bleiben müssen, bis ihre Semantik adäquat interpretiert werden konnte (Cowan, 1998).

Physiologisch motivierte Theorien gehen davon aus, dass es sich bei Arbeitsgedächtnisprozessen um wechselnde kurzlebige neuronale Netzwerke mehrerer interagierender, jedoch relativ unabhängiger Subsysteme handelt, die sich je nach Aufgabenart unterscheiden. Das AG definiert sich so über diejenigen neuronalen Strukturen, die gerade an der Bewältigung einer Aufgabe beteiligt sind.

3 Kognitive Dysphasien bei Patienten mit Aphasie und Dysarthrie

Zerebrale Läsionen halten sich selten an neuroanatomisch umgrenzte Gebiete und sind oft großflächig (vgl. Abb. 11), daher haben viele Patienten mit Aphasie und Dysarthrie gleichzeitig eine Kognitive Dysphasie.

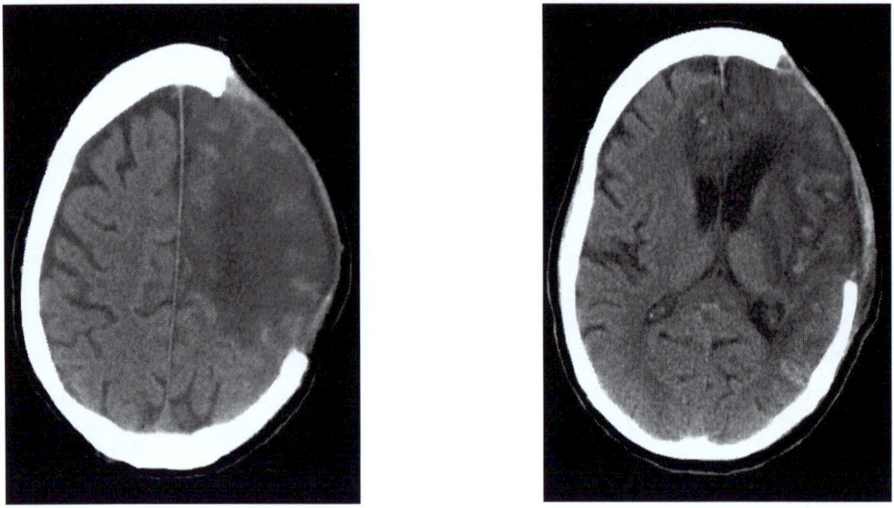

Abb. 11: 53jähriger Patient; Z. n. raumforderndem Mediainfarkt links und Kraniektomie; globale Aphasie, apathisches dysexekutives Syndrom, Aufmerksamkeitsintensitätsstörung, Neglekt nach rechts, Dysarthrie.

3.1 Kognitive Dysphasien bei Patienten mit Aphasie

Sprachliche Kompetenz ist in zahlreiche übergeordnete kognitive Kompetenzschichten eingebettet (vgl. Abb. 12).

Kognitionskompetenz

(Aufmerksamkeit, Exekutivfunktionen, Gedächtnis, Wahrnehmung)

⇩

Kommunikationskompetenz

(Fähigkeit, sich situations- und partnergerecht mitzuteilen, Wissen über verbales und nonverbales kommunikatives Handeln)

⇩

Symbolkompetenz

(Fähigkeit, sprachliche und nichtsprachliche Symbole zu erwerben und mit ihnen umzugehen)

⇩

Sprachkompetenz

(linguistisches Wissen, Regelsystem)

Abb. 12: Schichten der Kompetenz (Peuser, 2000).

Das Sprachsystem kann in einigen Fällen isoliert beeinträchtigt sein. Wenn die Kognitionskompetenz hierbei intakt ist, muss die Kommunikationsfähigkeit nicht zwangsläufig schwer eingeschränkt sein (so können wir ja bspw. in einem fremden Land durchaus „mit Händen und Füßen" kommunizieren, auch wenn wir das Sprachsystem nicht beherrschen). Meist führt eine Hirnschädigung jedoch zu einer mehr oder weniger umfangreichen Beeinträchtigung der Kognitionskompetenz mit Auswirkungen auf Kommunikations-, Symbol- und Sprachkompetenz.

Zudem gibt es zwischen den Ebenen zahlreiche „Rückkopplungen": Einerseits sind effektive sprachliche Leistungen nur auf der Basis einer ausreichenden Kognitionskompetenz möglich, andererseits ist Sprache ihrerseits das *Werkzeug* für viele kognitive Prozesse (Problemlösen, abstraktes und schlussfolgerndes Denken, verbale Regulierung von zielgerichtetem Verhalten usw. – weit kommen wir nur „mit Händen und Füßen" dann eben letztlich nicht). Und auch die Sprachzentren selbst sind nicht nur für linguistische Prozesse zuständig: So ist bspw. das Broca-Areal neben der *sprachlichen* Sequenzierung auch an sämtlichen Planungsprozessen beteiligt, bei denen neuartige und dynamische Aufgaben zu lösen sind (Bartl-Storck & Müller, 1999).

Eine modulare Sichtweise ist somit nicht mehr haltbar, da Sprache und Kognition keine voneinander unabhängigen Funktionseinheiten sind oder einzelnen Hirnregionen spezifische Funktionen zugeordnet werden könnten.

Ungeachtet dessen werden **Aphasien** trotzdem immer noch als **erworbene Sprachstörungen** definiert, bei denen **vorrangig linguistische Prozesse betroffen** sind, während **andere kognitive Prozesse weitgehend intakt** sein sollen (Schade, 1999). Nun ist „weitgehend“ sehr relativ und natürlich wurde auf mögliche „Begleiterscheinungen“ wie z. B. Aufmerksamkeitsdefizite hingewiesen (Tesak, 2001). Damit wird man den kognitiven Einschränkungen dieser Patienten jedoch nicht gerecht – auch nicht in therapeutischer Hinsicht (Heidler, 2006b).

Eine neue integrative Sichtweise betrachtet **Aphasien** als **neuronale Netzwerkerkrankungen**. Hier wird berücksichtigt, dass Sprachfunktionen in einem großen linkshemisphärischen temporo-parieto-frontalen Netzwerk verarbeitet werden, in welchem lokale und entfernte Neuronengruppen koordiniert und flexibel miteinander interagieren. Darüber hinaus sind *domänenübergreifende Systeme* an der Sprachverarbeitung beteiligt, die präfrontale, präzentrale, insuläre, zinguläre, supplementär-motorische und parietale Regionen beider Hemisphären einbeziehen (im Kompetenzschichtmodell die „Kognitionskompetenz“ – vgl. Abb. 12). Von diesen domänenübergreifenden Systemen wird angenommen, dass sie unabhängig von der Wahrnehmungsmodalität und der kognitiven Domäne an aktuell erforderlichen Aufmerksamkeits-, Gedächtnis- und exekutiven Prozessen beteiligt sind (Stockert & Saur, 2017). Vor allem **Störungen in** solchen **domänenübergreifenden Systemen** führen zu **Kognitiven Dysphasien**.

3.1.1 Gestörte Aufmerksamkeitsfunktionen

Bei Aphasiepatienten ist oft bereits die **Aufmerksamkeitsintensität** betroffen (Arousal und Vigilanz). Weitaus häufiger sind jedoch Prozesse der **Aufmerksamkeitsselektivität** beeinträchtigt.

Reduzierte Aufmerksamkeitskapazität
Infolge einer insgesamt begrenzten Aufmerksamkeitskapazität sind Patienten mit Aphasie häufig interferenzanfällig, intern und extern vermehrt ablenkbar und haben Schwierigkeiten beim Fokuswechsel sowie bei der Inhibition einmal aktivierter Strukturen (Murray, Holland & Beeson, 1998). Sie können multiple Bedeutungen für lexikalische Mehrdeutigkeiten (z. B. Homonyme wie *Strauß* oder *Flügel*) zwar meist erfassen, sind jedoch nicht in der Lage, kontextuell unpassende Bedeutungen zu unterdrücken. Dieser *gestörte Bedeutungsunterdrückungsmechanismus* wird als spezifisches Problem der selektiven Aufmerksamkeit interpretiert.

Als Ursache wird vermutet, dass Aphasiepatienten ihre Aufmerksamkeit nicht mehr innerhalb des lexikalisch-semantischen Netzwerkes neu ausrichten und den Kontext nicht mehr für den Abruf und die Inhibition von Bedeutungen nutzen können (Copland, Chenery & Murdoch, 2002).

Gestörte geteilte Aufmerksamkeitsleistungen
Aphasiepatienten zeigen auf allen Ebenen der Kommunikation (morphosyntaktisch, lexikalisch, pragmatisch) einen Leistungsabfall, sobald sie von der isolierten auf die geteilte Aufmerksamkeitsbedingung umschalten müssen. Wenn ihre Aufmerksamkeit hierbei zu stark von anderen Reizen absorbiert wird, reicht die Kapazität für eine effektive Sprachverarbeitung nicht mehr aus. Beispielsweise produzieren sie weniger syntaktisch vollständige Sätze, weniger Wörter insgesamt und haben mehr Wortabrufschwierigkeiten (ebenso wie Gesunde häufig das Reden einstellen, wenn sie beim Autofahren in eine unübersichtliche Verkehrssituation geraten und die Aufmerksamkeitskapazität nicht mehr für beides ausreicht).

3.1.2 Gestörte Exekutivfunktionen

Dass bei aphasischen Patienten auch Exekutivfunktionen beeinträchtigt sind, ist eigentlich wenig überraschend: Zum einen unterstützen einige neuronale Schaltkreise, die für linguistische Funktionen zuständig sind, auch exekutive Funktionen (z. B. das Broca-Areal Sequenzierungsleistungen), zum anderen ist die Blutversorgung für frontale Sprachsystemleistungen (Insula, Broca-Areal) dieselbe wie für kognitive Exekutivfunktionen im DLPFK (Mayer, Mitchinson & Murray, 2017). Aphasie und Kognitive Dysphasie dysexekutiver Genese ist demnach eine häufige Kombination nach linkshemisphärischen anterioren Läsionen.

Für die Patienten ist dies ein Teufelskreis, da sie gerade, wenn linguistische Funktionen beeinträchtigt sind, besonders effektive Exekutivfunktionen benötigen - beispielsweise um zu kontrollieren, ob ihr Gesprächspartner sie verstanden hat, um flexibel alternative Kommunikationsmöglichkeiten oder -mittel zu nutzen und in der Therapie Geübtes flexibel in den Alltag zu transferieren (Purdy, 2002; Nicholas & Tabor Connor, 2017).

Mit beeinträchtigten Exekutivfunktionen nach Läsion des linken Frontallappens wird neben der TMA (vgl. Kap. 2.2.3.2, Allg. Teil) und der globalen Aphasie am häufigsten die **Broca-Aphasie** in Verbindung gebracht. Da das Broca-Areal im PFK liegt, sind neben sprachsystematischen Leistungen oft auch andere Frontalhirnfunktionen betroffen. Häufig sind die Patienten bspw. im *Antrieb gemindert* (bis hin zum akinetischen Mutismus) oder zeigen gestörte *kognitive Exekutivfunktionen*, z. B.

- eine reduzierte kognitive Flexibilität,
- eine eingeschränkte Umstellfähigkeit, z. B. auf ein neues Thema, beim Klären von Missverständnissen oder bei der Nutzung eines alternativen Kommunikationsweges (Spitzer et al., 2017),
- Störungen im divergenten Denken (mangelnder Ideenreichtum),
- perseveratives Verhalten,
- Störungen in der Planung, Sequenzierung und Kontrolle von Handlungen, Störungen in der Problemlösefähigkeit (Bartl-Stock & Müller, 1999; Purdy, 2002) oder
- eine reduzierte metakognitive Awareness (Anosognosie für die Aphasie) mit entsprechend fehlendem Selbstkorrekturverhalten (Dean et al., 2017).

3.1.3 Gestörte Gedächtnisfunktionen

Gedächtnisstörungen gehen bei Aphasiepatienten häufig über rein verbale Defizite hinaus und **betreffen verschiedene Gedächtnissysteme**: bezogen auf den *Inhalt* das deklarative (semantische und episodische) und das prozedurale Gedächtnis, bezogen auf *zeitliche Prozesse* das KZG (z. B.

bei Leitungsaphasie) und das LZG sowie darüber hinaus zahlreiche Arbeitsgedächtnisprozesse.

Nach anterioren Läsionen ist eher das LZG beeinträchtigt, nach posterioren Läsionen das KZG (Beeson et al., 1993).

Störungen des verbalen KZG

Dem verbalen KZG liegt ein ausgedehntes linkshemisphärisches frontoparietales Netzwerk zugrunde, welches bei Aphasiepatienten in unterschiedlichem Ausmaß beeinträchtigt sein kann.

Die resultierenden Einschränkungen im verbalen KZG sind unabhängig von der Art der Aphasie, von Störungen der Sprachproduktion und des Wortverständnisses, da solche Defizite auch dann auftreten, wenn keine lautsprachliche Reproduktion verlangt wird oder wenn das Material nur geringe Anforderungen an das Sprachverständnis stellt. Als Ursache werden vor allem gestörte *verbale Rehearsalmechanismen* angenommen (d. h. Störungen im phonologischen Sklavensystem des Arbeitsgedächtnisses), so dass phonologische Repräsentationen entweder zu rasch zerfallen oder pathologisch persistieren (Gutbrod, 1991). Zum einen können Defizite beim Merken auditiv präsentierter verbaler Informationen bestehen, zum anderen für die *Reihenfolge* dieser Informationen (Martin, 1972). Die Folge sind u. a. syndromunabhängige Beeinträchtigungen im Satzverständnis, da Aphasiepatienten entweder durch eine pathologisch erhöhte Aktivierung phonologischer Komponenten Irrelevantes nicht mehr inhibieren können oder aufgrund einer kapazitär beschränkten KZG-Spanne der Wortlaut eines Satzes bereits zerfallen ist, bevor sie den Satz vollständig analysieren konnten (Chein, Ravizza & Fiez 2003).

Auf Textebene wird die Sache noch dramatischer: Hier wirkt sich ein defizitäres verbales KZG auf die Herstellung einer adäquaten mentalen Textrepräsentation aus. Wenn der Patient nicht genügend Informationen aufnehmen und speichern kann, wird diese Repräsentation stark lückenhaft und muss durch Weltwissen, semantische Plausibilität und Kontextinterpretationen ergänzt werden. Je größer die inhaltlichen Lücken sind, desto wahrscheinlicher sind inadäquate Inferenzen (Klingenberg, 1997), das bedeutet, dass der Patient unter Umständen falsche Schlussfolgerungen zieht, vieles missversteht und den roten Faden verliert.

Störungen des Arbeitsgedächtnisses

Über KZG-Defizite hinaus können noch weitere Arbeitsgedächtnisdefizite aphasische Symptome hervorrufen oder verstärken.

Eine einflussreiche Theorie zur Erklärung vieler Probleme aphasischer Patienten ist die *Kapazitätsbegrenzungshypothese*, in der angenommen wird, dass sprachliche Leistungen durch eine pathologische Begrenzung der generellen AG-Kapazität beeinträchtigt werden (Just & Carpenter, 1992). Vor allem Sprach*verständnis*leistungen sind hiervon betroffen, da ein intaktes AG für die Integration von Informationen, die Bestimmung von Fürwörtern oder die Auflösung von Mehrdeutigkeiten erforderlich ist (Daneman & Carpenter, 1980).

Zudem kann eine begrenzte AG-Kapazität (ebenso wie eine reduzierte Aufmerksamkeitskapazität) dazu führen, dass Informationen nicht mehr ausreichend vorselektiert werden können, und die Patienten von sprachlichen Reizen quasi überflutet werden.

Störungen des semantischen und episodischen LZG

Probleme bestehen bei Aphasiepatienten vor allem im semantischen Gedächtnis, zu dem das mentale Lexikon (Wortschatz) gehört. Läsionen im Gedächtnisspeicher führen entsprechend zu einer Reduktion des Wortschatzes oder zu Abrufschwierigkeiten von Lexemen und semantischen Konzepten (also letztlich zu den typischsten Symptomen aphasischer Patienten). Allerdings hängt auch ein erfolgreiches sprachlich-semantisches *Neulernen* von der Integrität des linken Temporallappens ab (vgl. Kap. 2.4.1.1, Allg. Teil). Wenn der Hippokampus und die ihn umgebende weiße Substanz durch eine Läsion beeinträchtigt ist, können aphasische Patienten kein neues sprachliches Wissen mehr erwerben (Meinzer et al., 2010). Eine symptomorientierte Therapie ist dann nicht möglich (vgl. Kap. 5.1.2, Allg. Teil).

Defizite im semantischen LZG können auch die *episodische Enkodierung* (d. h. die Einspeicherung von Ereignissen) negativ beeinflussen, z. B. wenn sich der Patient verbales Material als episodisches Ereignis merken soll, dessen Sinnzusammenhang aber erst durch das semantische Gedächtnis konstituiert wird (Goldenberg, 1992).

Störungen des prozeduralen Gedächtnisses
Zu Störungen der *mentalen Grammatik* (d. h. der syntaktischen Verarbeitung als prozeduralem Gedächtnissystem) kommt es nach Läsionen des Frontalhirns, des Parietallappens, des Kleinhirns und der Basalganglien (Ullman, 2004, vgl. Kap. 2.4.2, Allg. Teil).

3.1.4 Gestörte Wahrnehmungsfunktionen

Perzeptuelle Störungen bei Aphasiepatienten sind meist schwer von anderen kognitiven Beeinträchtigungen zu trennen oder einer einzigen Grundstörung zuzuordnen, bspw. Probleme bei der **phonologischen Perzeption.**

Diese treten sowohl nach Läsion des Broca- als auch des Wernicke-Areals auf, was dafür spricht, dass weit verstreute anteriore und posteriore Regionen an Sprachperzeptionsprozessen beteiligt sind, denen die Spezialisierung der linken Hemisphäre für rasche akustische Wechsel zugrunde liegt: Sprachwahrnehmung basiert primär auf akustischen und weniger auf linguistisch-semantischen Strukturen. Da die sekundären auditorischen kortikalen Areale für die Diskrimination *aller* komplexen akustischen Stimuli zuständig sind, führen Läsionen der linken Hemisphäre zu *allgemeinen Störungen der zeitlich-auditiven Verarbeitung*, inklusive einer beeinträchtigten Sprachperzeption (Fitch, Miller & Tallal, 1997).

Auch **Konzeptualisierungsdefizite** haben neben einer dysexekutiven auch eine perzeptuelle Komponente. In Untersuchungen zu abstrakten Denkleistungen und analytischen Fähigkeiten zeigen Aphasiepatienten auch bei nichtsprachlichen Aufgaben deutliche Leistungsdefizite im Vergleich zu Patienten nach rechtshemisphärischen Läsionen und gesunden Kontrollprobanden.

Als Ursache wird ein generelles Konzeptualisierungsdefizit angenommen, welches nicht auf sprachliches Material beschränkt ist (Saygın et al., 2003). So haben Aphasiepatienten bspw. syndromunabhängig Schwierigkeiten mit sowohl verbalen als auch visuellen Aufgaben, in denen sie Wissen über visuelle Konzeptmerkmale abrufen müssen (Bilda, 2001). Solche Beeinträchtigungen im *visuellen Objektvorstellungsvermögen* bestehen nur nach Läsionen der LH und führen dazu, dass die Patienten nicht nur Bedeutungsdetails von *sprachlichen* Äußerungen, sondern auch von *visuellen* Stimuli schwer erfassen können.

Und last not least: Auch Patienten nach linkshemisphärischen Läsionen können unter einem **unilateralen Neglekt** nach rechts leiden (Benson & Ardila, 1996), der zu Neglektdyslexie und Neglektdysgraphie führen kann. Allerdings ist dieser meist weniger stark ausgeprägt als nach einer Läsion der rechten Hemisphäre (vgl. Kap. 2.3.3.3, Allg. Teil) und beim Lesen und Schreiben sind nicht die Anfänge von Wörtern und Sätzen, sondern deren Ende betroffen.

3.1.5 Affektive Störungen

Organisch bedingte affektive Störungen nach Läsionen der linken Hemisphäre umfassen neben enthemmten und aggressiven Verhaltensweisen vor allem Depression, affektive Instabilität und Angststörungen (Konrad & Gauggel, 2001; Døli, Helland & Andersen Helland, 2017).

Vor allem eine **Depression** ist nach anterioren Läsionen der LH infolge einer Unterbrechung aufsteigender noradrenerger Bahnen sehr häufig (Beblo & Herrmann, 2001). Je näher die Läsion am frontalen Pol liegt, desto schwerer ist die Depression (Starkstein, Robinson & Price, 1987).

Vor allem Patienten mit schwerer persistierender Aphasie sind nicht nur kognitiv stärker beeinträchtigt als Patienten mit leichter Aphasie, sondern auch häufiger depressiv als diese (El Hachioui et al., 2014). Dies ist insofern problematisch, als eine Depression zu Störungen in der kognitiven Flexibilität, in der psychomotorischen Geschwindigkeit und im Auffassungsvermögen führt, was aphasische Symptome verstärken und therapeutische Transfereffekte verringern kann (vgl. Kap. 2.2.9, Spez. Teil). Es gibt allerdings wenig Evidenz dafür, dass die Aphasie selbst reaktiv zu einer Depression führt; vielmehr sind beide Folge einer Hirnschädigung, die (abhängig vom Läsionsort) gemeinsam vorkommen können (Starkstein & Robinson, 1988). Auch geben ein Jahr nach Schlaganfall Patienten ohne Aphasie ebenso häufig Symptome von Angst und Depression an wie Patienten mit chronischer Aphasie. Wäre die Aphasie ein bedeutsamer auslösender Faktor, wäre zu erwarten, dass die hiervon betroffenen Patienten häufiger über depressive Symptome berichten als die nicht-aphasischen Patienten (Døle, Helland &

Andersen Helland, 2017). Nichtsdestotrotz beeinträchtigt eine Depression das therapeutische Outcome aphasischer Patienten z. B. den Transfer von Sprachtherapie ins praktische Leben durch sozialen Rückzug und fehlende Motivation zur Anwendung des in der Therapie Geübten.

3.1.6 Zusammenfassung

Aphasien sind selten isolierte Störungen, da der Verlust von Hirngewebe und von Verbindungen zwischen Arealen zahlreiche weitere kognitive Prozesse beeinträchtigt (Netzwerkerkrankung).

Viele Untersuchungen zeigten in den letzten Jahren diverse kognitive Beeinträchtigungen bei Aphasiepatienten (Bonini & Radanovic, 2015). Zu diesen gehören ein eingeschränktes verbales KZG, eine begrenzte Kapazität des verbalen Arbeitsgedächtnisses, gestörte kognitive Exekutivfunktionen, syndromunabhängige Konzeptualisierungsdefizite oder Probleme in der selektiven, vor allem aber geteilten Aufmerksamkeit.

Insbesondere Patienten mit anterioren Läsionen zeigen beeinträchtigte kognitive Exekutivfunktionen (gestörte exekutive Kontrolle, reduzierte Flexibilität etc.), so dass neben der Aphasie eine Kognitive Dysphasie dysexekutiver Genese besteht (Glosser & Goodglass, 1990). Andersherum hat bspw. das Ausmaß der Sprachverständnisstörung wiederum einen Einfluss auf einige Exekutivfunktionen, z. B. auf das schlussfolgernde Denken (Baldo et al., 2015).

3.2 Kognitive Dysphasien bei Patienten mit Dysarthrie

Dysarthrien sind Störungen in der Ausführung sprechmotorischer Bewegungen und werden üblicherweise nach der Lokalisation der sie verursachenden Läsion bzw. nach der damit einhergehenden motorischen Störung der Extremitäten eingeteilt (vgl. Tab. 3).

Dysarthrieform	Zugrundeliegende motorische Störung	Läsionsort
Zerebelläre Dysarthrie	**Ataxie** Ataktische Dysarthrie	Kleinhirn
Extrapyramidale Dysarthrie (Basalgangliendysarthrie)	**Dyskinesie** Dyskinetische Dysarthrie	Basalganglien
Bulbäre Dysarthrie	**Hypotonie** Schlaffe Dysarthrie	Hirnstamm
Suprabulbäre Dysarthrie Kortikale Dysarthrie (Hemisphärendysarthrie)	**Hypertonie** Spastische Dysarthrie	Prämotorischer/ motorischer Kortex und/oder absteigende motorische Bahnen

Tabelle 3: Klassische Dysarthrieklassifikation, die sich an den motorischen Störungen und Läsionsorten orientiert (Huber, 1992).

Diese Einteilung ist allerdings nicht unproblematisch: Zum einen ist eine Übertragung von Bewegungsstörungen der Extremitäten auf die Sprechmotorik nicht eins-zu-eins möglich, zum anderen sind die motorischen Areale, die Sprechmotorik kontrollieren, sehr komplex verschaltet, so dass isolierte motorische Störungsmuster eher selten sind.

Auch basiert die Klassifikation von Dysarthrien hauptsächlich auf dem Höreindruck, der aber nicht unbedingt eindeutige Rückschlüsse auf die Art der motorischen Störung zulässt (Huber, 1992).

Alternativ werden daher Dysarthrien auf der Basis der *neurologischen Grunderkrankung* eingeteilt, bspw. in Dysarthrien bei Morbus Parkinson, Morbus Huntington etc., allerdings sind auch hier die motorischen Beeinträchtigungen Ausgangspunkt (z. B. Rigor oder Hyperkinese).

Auch therapeutische Maßnahmen setzen am sprechmotorischen System an, wobei verhaltensmodifizierende Verfahren im Fokus stehen, die eine direkte oder indirekte Veränderung sprechmotorischer Funktionen anstreben (Vogel, 1998). Nun ist sprechmotorisches Wissen aber prozedurales Wissen, welches hauptsächlich als *unbewusste* Verarbeitungsroutinen abgerufen wird (wie automatisiertes Autofahren). Um solche habituellen Verhaltensweisen zu verändern, muss der Patient *zielgerichtet*, *selbstständig* und *regelmäßig* üben (und jeder, der schon einmal versucht hat, alte Gewohnheiten zu durchbrechen, weiß, wie mühselig das ist). Er muss das Bewegungsziel kennen, über eine ausreichende Sensorik verfügen, um Abweichungen von diesem Ziel feststellen zu können und er muss selbstständig in verschiedenen Alltagssituationen den Transfer üben. D. h. er muss sich stark auf einen Prozess konzentrieren, der normalerweise hochautomatisiert und ohne bewusste kognitive Kontrolle abläuft, was hohe Anforderungen an Aufmerksamkeit und Exekutivfunktionen stellt, die neben der Sprechstörung aber ebenfalls oft beeinträchtigt sind (Heidler, 2013c).

3.2.1 Gestörte Aufmerksamkeitsfunktionen

Hirnschädigungen, die zu Dysarthrien führen, umfassen oft auch aufmerksamkeitsrelevante Areale. Zu diesen gehören die Basalganglien, die zuständig sind für die selektive Hinwendung zur Quelle eines sensorischen Reizes und die motorische Orientierung hin zu Reizen, die außerhalb des Aufmerksamkeitsfokus liegen (Forster, 2004) oder der Hirnstamm (Formatio reticularis), der für Aufmerksamkeitsintensitätsprozesse zuständig ist. Die Patienten leiden demnach häufig unter einer Kognitiven Dysphasie attentionaler Genese entweder als Folge einer reduzierten Wachheit (Intensitätsstörung) oder als Folge einer gestörten Selektivität, was bspw. das Verstehen komplexer Strukturen wie z. B. verhaltensmodifizierende therapeutische Instruktionen beeinträchtigen kann (vgl. Kap. 2.1.3, Allg. Teil).

3.2.2 Gestörte Exekutivfunktionen

Degenerative und akute Läsionen der **Basalganglien** (vgl. Kap. 1.6 und 1.7, Spez. Teil) bedingen dyskinetische (hypo- oder hyperkinetische) Dysarthrien. Durch eine Beeinträchtigung fronto-subkortikaler Schaltkreise sind neben motorischen auch zahlreiche kognitive Funktionen betroffen, z. B. bei Patienten mit *Morbus Parkinson* oder *Morbus Huntington* (Taylor, Saint-Cyr & Lang, 1990). Sehr häufig sind kognitive Exekutivfunktionen beeinträchtigt (gestörte dorsolateral-präfrontale Schleife), was zu Defiziten im

Planen und Organisieren zielgerichteten Verhaltens, bei der Anpassung und Konsolidierung von aktuell angemessenen Verhaltensreaktionen und beim Hemmen habitueller Reaktionen führt (Dujardin et al., 1999). Es sind also genau jene Fähigkeiten betroffen, die für eine bewusste Veränderung der Sprechmotorik erforderlich sind.

Automatisierte Verhaltensmuster (z. B. habituelle Sprechweisen) können oft noch adäquat abgerufen werden, die Patienten können jedoch keine neuen Verhaltensmuster mehr generieren – z. B. kompensatorisches Verhalten zur Verbesserung der Verständlichkeit.

Auch nach Läsionen des **Kleinhirns** (vgl. Kap. 1.4, Spez. Teil) bestehen neben einer ataktischen Dysarthrie häufig gestörte Exekutivfunktionen, da das Zerebellum zahlreiche reziproke Verbindungen zum PFK hat (Marvel & Desmond, 2010). Auch bei diesen Patienten sind vor allem kognitive Exekutivfunktionen beeinträchtigt (Grafman et al., 1992; Fiez & Raichle, 1997). Diese führen zur Kognitiven Dysphasie dysexekutiver Genese (vgl. Kap. 2.2.3, Allg. Teil) und bedingen bspw. Störungen in der kognitiven Flexibilität, im Auffassungsvermögen, im divergenten Denken sowie im Planen, Sequenzieren und Kontrollieren von verbalen und motorischen Handlungen.

3.2.3 Gestörte Arbeitsgedächtnisfunktionen

Untersuchungen zu gestörten Arbeitsgedächtnisfunktionen standen in den letzten Jahren vermehrt im Fokus der Forschung. So zeigen bspw. Patienten mit *Morbus Parkinson* sowohl bei visuell-räumlichen als auch verbalen AG-Funktionen deutliche Defizite – primär dann, wenn neben der einfachen Informationsspeicherung zusätzlich eine Manipulation dieser Informationen erforderlich ist, die weitere exekutive Ressourcen beansprucht (Gilbert et al., 2005). Dies kann bspw. Auswirkungen auf das Verstehen komplexer Instruktionen haben, bei denen gleichzeitig syntaktische, semantische und kontextuelle Informationen im AG aufrechtgehalten werden müssen (also z. B. eine Dysarthrietherapie, in der ein Patient die Aufgaben verstehen, motorisch umsetzen und in andere Kontexte übertragen soll).

Auch Patienten nach *Kleinhirnläsionen* zeigen qualitative Veränderungen im verbalen AG (Justus et al., 2005). Als Ursache wird die Beteiligung des Zerebellums an artikulatorischen Rehearsalprozessen vermutet (Paulesu, Frith & Frackowiak, 1993), aber auch am Timing des inneren Sprechens (Ivry, 1996) und am phonologischen KZG (Ackermann et al., 1997). Neben einer gestörten zeitlichen Planung des Sprechens kann daher auch das Sprachverständnis für komplexe Strukturen beeinträchtigt sein, da dieses an ein intaktes phonologisches Sklavensystem des AG gebunden ist.

3.2.4 Affektive Störungen

Affektive Störungen sind bei Patienten mit Dysarthrie sehr häufig. Besonders gut untersucht wurden sie bei Patienten nach Kleinhirnschädigung und als *kognitv-affektives zerebelläres Syndrom* bezeichnet (Schmahmann & Sherman, 1998 – vgl. Kap. 1.4.2, Spez. Teil). Solche Patienten zeigen zudem oft ein pathologisches Lachen und Weinen, welches allerdings nicht nur mit ataktischen, sondern auch dyskinetischen und schlaffen Dysarthrien vergesellschaftet sein kann. Da Lachen und Weinen als Reaktionen auf unspezifische Reize automatisch ablaufen und nicht an entsprechende Emotionen gekoppelt sind, wirken diese Patienten häufig sozial sehr unangemessen (bspw. wenn sie laut loslachen beim Überbringen einer traurigen Nachricht). Zudem reduzieren diese Automatismen den Redefluss, da sie nicht willkürlich gestoppt werden können, und erschweren dadurch „normale" flüssige Gespräche.

3.2.5 Zusammenfassung

Dysarthrien sind (ebenso wie Aphasien) selten isolierte Störungen. Neben motorischen und affektiven bestehen bei vielen Patienten kognitive Beeinträchtigungen. Zu diesen gehören vor allem gestörte Exekutivfunktionen durch Unterbrechung fronto-subkortikaler Schaltkreise, die u. a. zu einer verminderten Selbstwahrnehmung, einer beeinträchtigten Fähigkeit in der Umsetzung kompensatorischer Strategien und zu einer reduzierten Verhaltensregulation führen – für eine auf motorisches Lernen ausgerichtete Dysarthrietherapie sehr ungünstige Voraussetzungen (vgl. Tab. 4).

Dysarthrie	Läsionsort	Assoziierte kognitive und affektive Störungen
Ataktische Dysarthrie	Kleinhirn	gestörte Exekutivfunktionen Arbeitsgedächtnisdefizite Affektverflachung pathologisches Lachen und Weinen
Dyskinetische Dysarthrie	Basalganglien	gestörte Exekutivfunktionen Arbeitsgedächtnisdefizite Abrufstörungen aus dem LZG pathologisches Lachen und Weinen Depression
Schlaffe Dysarthrie	Hirnstamm	Aufmerksamkeitsintensitätsstörung gestörte Exekutivfunktionen pathologisches Lachen und Weinen Depression
Spastische Dysarthrie	prämotorischer/ motorischer Kortex und/oder absteigende motorische Bahnen	Störungen der Aufmerksamkeitsintensität und -selektivität gestörte Exekutivfunktionen Depression

Tabelle 4: Häufige kognitive und affektive Störungen bei Patienten mit Dysarthrie (Heidler, 2013c).

4 Diagnostik Kognitiver Dysphasien

Für die Funktionsebene (z. B. von aphasischen Störungen oder Exekutivfunktionen) gibt es zahlreiche Screenings und Testverfahren, für die Aktivitätsebene ist eine Diagnostik deutlich schwieriger, denn *Kommunikationsleistungen*, um die es ja hier geht, sind immer situativ bestimmt, bereits prämorbid individuell sehr unterschiedlich (der eine schweigt, der andere spricht viel) und eben mehr als reiner Informationsaustausch.

Miteinander reden ist gemeinsames Handeln und verbindet Gesprächspartner in einem vielschichtigen Konglomerat aus Verstehen und Missverstehen (Pfeiffer et al., 2011).

Zudem sind auch die Anforderungen an Kommunikationspartner individuell höchst unterschiedlich: Der eine hat keine Probleme mit einem wortkargen/redseligen Partner, den anderen nervt das ständige Schweigen/Geplapper. Die Einschätzung einer „gelungenen/misslungenen" oder „effektiven/ineffektiven" Kommunikation ist also schon im Normalfall sehr schwierig.

Daneben gibt es ein Kontaminationsproblem: Kein Testverfahren oder Screening erfasst nur eine einzige kognitive Funktion, es sind immer zahlreiche. Zudem sagt die Funktionsebene noch nichts darüber aus, wie Beeinträchtigungen sich tatsächlich auf die kommunikative Effektivität in einer spezifischen Situation auswirken werden.

Und last not least sind die Grenzen zwischen pathologischer und normaler Kommunikation sehr unscharf.

Ungeachtet all dieser Probleme sollen im Folgenden einige standardisierte Testverfahren vorgestellt werden.

Bei der Diagnostik sind generell *Screenings*, welche die therapeutische Beobachtungsbefundung standardisieren und erleichtern, von *standardisierten normierten Testverfahren* zu unterscheiden, bei denen ein Vergleich der beim Patienten erhobenen Werte mit den Werten der Normalbevölkerung eine Beurteilung des Schweregrades der Beeinträchtigung erlaubt. Durch die Angabe von Prozenträngen wird die Schwere der Störung zudem für den Patienten und seine Angehörigen transparent. Bei standardisierten und normierten kognitiven Testverfahren unterscheidet man Verfahren, die nur einmal durchgeführt werden dürfen (bspw. zur Symptomerhebung nach Krankheitsbeginn), und Verfahren, die zur Verlaufsuntersuchung geeignet sind. Diese liegen idealerweise in mehreren Versionen vor und ermöglichen durch Mehrfachuntersuchungen eine Anpassung der Therapie und eine Dokumentation des Verlaufs. Zudem können Therapieerfolge dem Patienten und seinen Angehörigen sichtbar gemacht und gegenüber Kostenträgern und Verordnern dokumentiert werden.

Im Folgenden sollen beispielhaft einige Papier-und-Bleistift-Verfahren genannt werden, die auch unkompliziert im ambulanten Bereich eingesetzt werden können.

4.1 Screening kognitiver Leistungen

Günstig ist zu Therapiebeginn ein zeit- und kostenökonomisches Screeningverfahren, welches kognitive Funktionen im Überblick prüft und beeinträchtigte Patienten aussiebt, damit bei Bedarf eine weiterführende Diagnostik eingeleitet werden kann. Idealerweise sind solche Screenings reliabel und valide, erfassen viele relevante kognitive Funktionen und sind einfach auszuwerten (Scheffels et al., 2018).

Das modernste Verfahren zur Erfassung von Hirnleistungsstörungen ist das **Montreal Cognitive Assessment (MoCA)**, das im Internet kostenlos erhältlich ist. Es handelt sich um ein sehr zeitökonomisches Verfahren, welches Aufgaben zu kognitiven Exekutivfunktionen, visuell-räumlichen Funktionen, Neugedächtnis und Merkfähigkeit, Aufmerksamkeit, Konzentration, Arbeitsgedächtnis, Sprache und Orientierung beinhaltet (Nasreddine et al., 2005). Die Testdauer beträgt circa 10 Minuten und die auswertung erfolgt (mit Ausbildungskorrektur) anhand von Punktwerten. Da ein Screening zur Vermeidung von Lerneffekten nur einmal durchgeführt werden darf, ist das MoCA mit drei deutschen Parallelversionen eine gute Möglichkeit zur Verlaufskontrolle, zudem ist es in zahlreichen Sprachen (wenn auch nicht immer ausreichend normiert) erhältlich.

Zu beachten ist, dass jedes Screening nur beschränkt aussagefähig ist: Ist ein Patient hierin auffällig, bedeutet dies den *Beginn* einer umfassenden Diagnostik, nicht das *Ende*! So werden bspw. im MoCA lediglich Summenscores aus verschiedenen Aufgaben gebildet, die im einzelnen nicht normiert sind, so dass keine Aussagen darüber getroffen werden können, in *welchen* kognitiven Bereichen Einschränkungen bestehen und wie *ausgeprägt* diese sind.

Screening-Verfahren eignen sich daher nur als Anhaltspunkt dafür, ob kognitive Störungen generell vorliegen oder nicht.

Hinweis: Demenzscreenings eignen sich nicht zur Untersuchung oder zum Screening auf kognitive Defizite im Allgemeinen. Um niemanden fälschlich als dement zu diagnostizieren, ist der Normbereich von Demenzscreenings extra groß gewählt. Damit werden nur Patienten als auffällig klassifiziert, die bereits starke Defizite in der Größenordnung einer Demenz aufweisen. Weniger starke Defizite, wie sie bei neurologischen, psychiatrischen oder allgemein-geriatrischen Patienten ohne Demenz auftreten können, bleiben durch den außergewöhnlich großen Normbereich der Demenzscreenings unentdeckt. Daher ist es auch ein Kunstfehler, Demenzscreenings zur kognitiven Diagnostik allgemein einzusetzen. Denn diese wurden ausschließlich zur Unterstützung der (Erst-)Diagnostik einer Demenz entwickelt, nicht für die Untersuchung kognitiver Leistungen im Allgemeinen.

4.2 Diagnostik von Aufmerksamkeitsfunktionen

Vor der Testung der Aufmerksamkeit ist es unerlässlich, verschiedene aufmerksamkeitsbeeinflussende Faktoren zu erfassen. Zu diesen gehören u. a. die Einnahme sedierender oder stimulierender Medikamente, Hörstörungen und Visusminderungen, motorische Beeinträchtigungen, Vorerkrankungen, Stimmung und Affekt, die Selbsteinschätzung des Patienten sowie das prämorbide Funktionsniveau.

Da sich Aufmerksamkeitsstörungen oft erst nach längerer Belastung zeigen, sollte ihre Erhebung an das Ende einer Diagnostikeinheit gestellt werden. Auch eine Verhaltensbeobachtung während der Untersuchung ist bedeutsam und kann Aufschluss darüber geben, ob der Patient bspw. rasch ermüdet, den Faden verliert, sich von Geräuschen oder anderen Reizen leicht ablenken lässt, vorschnell beginnt, unsystematisch vorgeht, seine Symptome bagatellisiert oder sogar verleugnet (Sturm, 2005).

Zu einer strukturierten Beobachtungsbefundung gehört eine Beurteilung der Belastbarkeit (der Zeit, über die die Konzentration und Aufmerksamkeit gehalten werden kann), sowie die Beurteilung der geteilten Aufmerksamkeit (d. h. wie der Patient reagiert, wenn er mehrere Dinge gleichzeitig erledigen muss). Geeignete normierte Testverfahren zur Untersuchung von Aufmerksamkeitsfunktionen sind z. B. der **Alters-Konzentrationstest (AKT)**, der sprachunabhängig Vigilanz und Konzentration testet anhand von Figuren, die aus einer Reihe ähnlicher Figuren herausgesucht werden sollen (Gatterer, 2008), der **Zahlen-Verbindungs-Test (ZVT)**, der die Informationsverarbeitungsgeschwindigkeit durch das rasche Verbinden der Zahlen von 1-90 testet (Oswald, 2016) und der **Kurztest zur Erfassung von Gedächtnis- und Aufmerksamkeitsstörungen** (**SKT** nach der Erstversion Syndrom-Kurz-Test), der eine Quantifizierung mnestischer und attentionaler Defizite erlaubt (Stemmler, Lehfeldt & Horn, 2015).

Ein wesentlicher Vorteil der genannten Verfahren ist die Möglichkeit, Verlaufsuntersuchungen vornehmen zu können.

4.3 Diagnostik von Exekutivfunktionen

Eine Diagnostik von Exekutivfunktionen ist vor allem dann bedeutsam, wenn es um die berufliche Wiedereingliederung des Patienten und um die Beurteilung seiner Alltagsselbstständigkeit geht (Diener et al., 2012).

Generell sind Testsituationen meist stark strukturiert, die Patienten haben aber vor allem in unstrukturierten Alltagssituationen Probleme. Daher sollten neben den reinen Testverfahren auch Verhaltensbeobachtung und Angehörigenbefragungen mit in die Diagnostik einfließen (Müller, 2013). Eine Beobachtungsbefundung ist demnach auch hier sehr wichtig. Diese kann durch standardisierte und normierte Testverfahren ergänzt werden, die auch Verlaufsbeurteilungen ermöglichen.

Nach der DGN-Leitlinie (Diener et al., 2012) sollten folgende Exekutivfunktionen überprüft werden: Arbeitsgedächtnis (vgl. 4.4, Allg. Teil), Monitoring (Überwachung ablaufender Prozesse), Planen und Durchführen komplexer Handlungen, problemlösendes und divergentes Denken, kognitive Flüssigkeit, Denkflexibilität sowie Selbstbewusstheit (Self-Awareness).

Verfahren wie **SKT** (Stemmler, Lehfeld & Horn, 2015), **AKT** (Gatterer, 2008) und der **Regenburger Wortflüssigkeits-Test** (**RWT**) (Aschenbrenner, Tucha & Lange, 2001) ermöglichen hierbei einerseits indirekt eine Beurteilung exekutiver Funktionen (z. B. durch die Beobachtung, wie ein Patient die Aufgabenstellungen zum problemlösenden Denken bewältigt und angeht), andererseits können einige Leistungen auch direkt beurteilt werden. So testet der **RWT** bspw. divergente Denkleistungen durch Aufgaben zur semantischen sowie formal-lexikalischen Wortgenerierung mit Normwerten für eine Minute und für zwei Minuten.

Ein weiteres Verfahren zur Testung kognitiver Flexibilität und anderer Funktionen (bspw. Verarbeitungsgeschwindigkeit und Umstellfähigkeit) ist der **Trail Making Test** (**TMT**), bei dem zum einen die Zahlen von 1-25 (**TMT-A**), zum anderen die Zahlen von 1-13 sowie die Buchstaben A-L (**TMT-B**) abwechselnd, ohne abzusetzen und so schnell wie möglich miteinander verbunden werden sollen. Gemessen wird die Zeit in Sekunden, die der Patient für eine Aufgabe benötigt. Eine Kurzversion des TMT ist Bestandteil des MoCA (Nasreddine et al., 2005).

Ein aussagekräftiges Verfahren zur Überprüfung der Planungsfähigkeit im Alltag ist **Handlungsorganisation und Tagesplanung** (**HOTAP**), bei dem Photokarten in die richtige Reihenfolge gebracht werden sollen, auf denen einzelne Teilschritte alltagstypischer Handlungen abgebildet sind (Kaffeekochen, Wäschewaschen etc.). Die Anforderungen sind unterschiedlich komplex: So sollen einmal bspw. lediglich Einzelhandlungen in die korrekte Reihenfolge gebracht werden, zum anderen einzelne Tätigkeiten in einen vorstrukturierten Tagesplan eingefügt werden (Menzel-Begemann, 2009). Die weniger komplexen Aufgaben können auch mit aphasischen Patienten durchgeführt werden.

Da Exekutivfunktionen zu einem großen Teil von der Integrität sprachsystematischer Leistungen abhängen, ist die Diagnostik bei aphasischen Patienten generell schwierig (Cummings & Miller, 2007). Hier empfiehlt sich eine sprachfreie Testung, z. B. durch die **Standardisierte Link'sche Probe** (**SLP**), die nonverbale Problemlösefähigkeiten testet (Metzler, 2000). Das Testmaterial besteht aus 27 kleinen Holzwürfeln, die an verschiedenen Seiten weiß lackiert sind und aus denen der Patient einen großen Würfel zusammensetzen soll, der eine gleichmäßige weiße Außenfläche hat. Überprüft werden hierdurch Problemerkennung, Handlungsplanung und die Fähigkeit zum Korrigieren von Handlungen (Funke & Reuschenbach, 2003).

Die Überprüfung nonverbaler Flüssigkeitsleistungen kann bei aphasischen Patienten mittels **Ruff Figural Fluency Test** (**RFFT**) erfolgen, bei dem zwei oder mehr Punkte durch eine gerade Linie verbunden werden sollen, die sich voneinander unterscheiden müssen (Ruff, 2004). Bewertet wird die kognitive Flüssigkeit anhand der Anzahl der produzierten unterschiedlichen Muster und der Perseverationsfehler (Wiederholungen identischer Muster).

4.4 Diagnostik von Gedächtnisfunktionen

Neben der beobachtungsmäßigen Erfassung des unmittelbaren und mittelbaren Behaltens sowie dem Wiedererkennen von Wort- oder Bildlisten, die zeitversetzt präsentiert werden, gibt es auch eine Vielzahl von standardisierten und normierten Untersuchungsverfahren. Diese ermöglichen einen Vergleich der beim Patienten gemessenen Gedächtnisleistungen mit den Leistungen gleichaltriger gesunder Probanden und erlauben eine Beurteilung des Schweregrades der Symptomatik. Solche Verfahren sind z. B. der oben bereits erwähnte **SKT** (Stemmler, Lehfeld & Horn, 2015) sowie Teile des **Nürnberger Alters-Inventars** (**NAI**), welches speziell für ältere Patienten entwickelt wurde und auch bei der Diagnostik von dementiellen Syndromen eingesetzt werden kann (Oswald & Fleischmann, 1997).

Besonders interessant bei Patienten mit Kognitiver Dysphasie ist die Registrierung von Konfabulationen im Hinblick auf verschiedene Gedächtnisdomänen. Hierfür eignet sich die **Testbatterie zur Erfassung von Konfabulationstendenzen** (**TEKT**), die ein Konfabulations-Interview und einen Famous-Faces-Test mit Ablenkern enthält. Beide Teile gemeinsam erfassen Konfabulationsneigungen und Altgedächtnisdefizite und sind auch einzeln durchführbar. Das Konfabulations-Interview erlaubt eine Einschätzung darüber, welche Gedächtnisbereiche von Konfabulationen betroffen sind, da es Fragen zum autobiographisch-semantischen, autobiographisch-episodischen, semantischen und prospektiven Gedächtnis sowie zur räumlich-zeitlichen Orientierung nebst Ablenkerfragen enthält (z. B. Wie lauten die Vornamen Ihrer Eltern? / Was haben Sie gestern zu

Mittag gegessen? / Wer ist Hera Lind? / Wann müssen Sie das nächste Mal Ihre Medizin nehmen? / Welche Jahreszeit haben wir? / Was haben Sie am 13. März 1985 gemacht?). Im Famous-Faces-Test werden dem Patienten Bilder von bekannten und unbekannten Personen gezeigt, deren Namen und Berufe er angeben soll. Erfasst wird hier zum einen der Abruf von Wissen aus dem semantischen Altgedächtnis („*Ja – das ist hier dieser ständig rauchende Bundeskanzler, weiß ich jetzt nicht genau, wie der heißt, ist aber schon gestorben.*" – Helmut Schmidt) und die Reaktion auf fremde Personen („*Ja, kenn ich auch, ein Schauspieler, den habe ich neulich erst in so einem Krach-Wumm-Actionfilm gesehen.*" – unbekannte Person). Die Testbatterie ist für deutschsprachige Patienten normiert. Da es laut Testmanual nicht gestattet ist, falsche Antworten zu korrigieren bzw. korrekte Lösungen zu nennen, kann das Verfahren auch für Verlaufsuntersuchungen eingesetzt werden. (Borsutzky, Fujiwara & Markowitsch, 2006). Allerdings muss berücksichtigt werden, dass die zuvor „unbekannten" Ablenkerpersonen im Famous-Faces-Test im zweiten Durchlauf eine Vertrautheitsreaktion auslösen können.

Bei der Diagnostik von Arbeitsgedächtnisfunktionen sollten zum einen das Ausmaß der Speicherkapazität des Arbeitsspeichers, zum anderen das kognitive Arbeitstempo beurteilt werden. Hier sind besonders Untersuchungsverfahren zu bevorzugen, die einen Vergleich mit der Normalbevölkerung erlauben und so die Arbeitsspeicherstörung quantifizierbar machen. Zu diesen gehören der **SKT** (Stemmler, Lehfeld & Horn, 2015) sowie der **Kurztest zur Messung des Arbeitsgedächtnisses** (**KAI-N**), bei dem Merkspanne und Arbeitsgeschwindigkeit getrennt normiert wurden (Lehrl & Blaha, 2000).

Diagnostikverfahren zur Beurteilung der Arbeitsgedächtnis-Kapazität verwenden sogenannte *Spannenaufgaben*, bei denen der Patient sich eine Serie von Items (z. B. Wörter oder Zahlen) merken muss. Die Länge der Serien wird schrittweise so lange gesteigert, bis sie nicht mehr korrekt reproduziert werden kann. Die individuelle Arbeitsgedächtnis-Spanne entspricht somit der maximalen Anzahl von Items, die ein Patient noch korrekt wiedergeben kann. Unterschieden werden einfache Spannenaufgaben (z. B. Wörter und Zahlen in der gleichen Reihenfolge reproduzieren, wie sie vorgegeben werden) und komplexe Spannenaufgaben, bei denen zusätzlich zum Merken eine simultane Verarbeitung weiterer Informationen erfolgen muss (z. B. eine Wiedergabe in der umgekehrten Reihenfolge).

Eine komplexe Spannenaufgabe ist der **Reading Span Test** (**RST**) nach Daneman & Carpenter (1980), bei welchem der Patient sich von gelesenen Sätzen das jeweils letzte Wort merken soll. Geprüft wird die Fähigkeit zur aktiven Verarbeitung eines Reizes, während gleichzeitig eine andere Information im Arbeitsgedächtnis aufrechtgehalten werden muss. Diese Leistung ist eng mit Lesesinnverständnisprozessen und der Fähigkeit zum verbalen Schlussfolgern assoziiert. Zudem ist der RST sensitiv für die Verarbeitungsgeschwindigkeit: Je schneller und effizienter die Aufgabe (Satzverständnis) gelöst werden kann, desto mehr Aufmerksamkeit kann den zu erinnernden Wörter gewidmet werden (Whitney et al., 2001). Eine deutsche Normierung erfolgte durch Caroll et al. (2015): Der **German Reading Span Test** liegt als CD vor und kann für Mehrfachuntersuchungen genutzt werden.

Bei aphasischen Patienten kann eine Testung der visuell-räumlichen Arbeitsgedächtnis-Kapazität mit dem **Corsi Block-Tapping Test** erfolgen, bei dem in einer bestimmten Reihenfolge auf unregelmäßig verteilte Würfel getippt wird, die der Patient vorwärts oder rückwärts reproduzieren soll (Corsi, 1972). Allerdings sind hierfür bei hohen Anforderungen vermutlich auch verbale Leistungen erforderlich (Weicker, Hudl & Thöne-Otto, 2017).

4.5 Diagnostik von Wahrnehmungsfunktionen

Neben einer neurologischen ist vor allem eine ohren- und augenärztliche Untersuchung unabdingbarer Bestandteil der Diagnostik bei Patienten mit Aphasie und Kognitiver Dysphasie, bei denen der Verdacht auf visuelle oder auditive Wahrnehmungsstörungen besteht.

Zur Diagnostik der *visuellen Objekterkennung* kann es ausreichen, den Patienten Objekte benennen und abzeichnen zu lassen – oft können hierdurch bereits apperzeptive Störungen (beeinträchtigte visuelle Integration lokaler Merkmale) von assoziativen Störungen (Entkopplung von der Semantik) differenziert werden. Zudem stehen einige standardisierte Testverfahren zur Verfügung, bspw. die **Testbatterie für visuelle Objekt-**

und Raumwahrnehmung (**VOSP** für *Visual Object and Space Perception Battery*), die aus einem visuell-sensorischen Screening sowie acht Einzeltests besteht: unvollständige Buchstaben, Silhouetten, Objekterkennung, zunehmende Silhouetten, Punkte zählen, Positionen unterscheiden, Zahlen lokalisieren (Abstände einschätzen) und eine Würfelanzahl analysieren (Warrington & James, 1992). Vier Subtests messen die Objektwahrnehmung, vier die Raumwahrnehmung. Der Test ist normiert für Patienten zwischen 18-90 Jahre nach sowohl rechts- als auch linkshemisphärischen Läsionen.

Für eine weiterführende Diagnostik empfiehlt sich bei Verdacht auf *apperzeptive* Defizite

- das Abzeichnen oder Nachziehen gekrümmter Formen (z. B. des Buchstaben „S"),
- das Differenzieren zwischen leicht gekrümmten und geraden Linien,
- das Beurteilen identischer versus nichtidentischer Formen,
- das Beschreiben eines Bildes, auf dem zwei Personen interagieren (wobei darauf zu achten ist, ob der Patient nicht nur die Einzeltätigkeiten, sondern den Handlungszusammenhang erkennen kann) und
- das Kopieren komplexer Objekte, bspw. der Rey-Osterrieht-Figur (Osterrieth, 1944). Der **Rey-Osterrieth Complex Figure Test** (**ROCF**) erfasst dabei nicht nur visuell-räumliche Konstruktionsfähigkeiten, sondern auch visuelle Gedächtnisleistungen und Exekutivfunktionen (vor allem Handlungsplanung). Die Testdurchführung erfolgt in drei Stufen: 1) Abzeichnen der Figur, 2) unmittelbarer Abruf (Zeichnen der Figur aus dem Gedächtnis drei Minuten später) sowie 3) verzögerter Abruf nach 30 Minuten.

Bei Verdacht auf eine *assoziative* Störung empfiehlt sich eine Differenzierung zwischen Zeichnungen von real existierenden Objekten und Kunstobjekten oder eine Einteilung von Objekten in gemeinsame Kategorien (Niedeggen & Jörgens, 2005).

Für die Diagnostik eines *visuellen Neglekts* kann der normierte **Neglect-Test** (**NET**) eingesetzt werden, der mit 17 Aufgaben Neglektphänomene bei alltagsrelevanten Tätigkeiten (Lesen, Schreiben, Ablesen einer Uhr etc.) misst (Fels & Geissner, 1997). Zudem steht ein umfassendes **Neglektdyslexie-Screening** (**NEG-S**) zur Verfügung, mit dem Leseleistungen auf Buchstaben-, Wort- und Textebene sowie grundlegende visuelle Diskriminationsleistungen nach rechts- und linkshemisphärischen Hirnschädigungen überblickshaft eingeschätzt werden können (Heidler, 2012b).

Die Diagnostik von *Störungen des auditiven Verarbeitens* ist sehr komplex und standardisierte Verfahren stehen hierfür aktuell noch nicht zur Verfügung. Das erste Untersuchungsziel bei Patienten mit Verdacht auf eine auditive Agnosie ist zunächst der Ausschluss peripherer Hörstörungen.

Bei der Unterscheidung von apperzeptiver und assoziativer auditiver Agnosie kann als wichtiges differenzialdiagnostisches Kriterium herangezogen werden, dass Patienten mit assoziativer auditiver Agnosie Geräusche und Wörter zumindest gut voneinander unterscheiden können, auch wenn sie diese nicht semantisch identifizieren können (Vignolo, 1982). Patienten mit apperzeptiver auditiver Agnosie können Reize weder voneinander unterscheiden noch semantisch identifizieren.

Die Materialspezifik der auditiven Agnosie kann überprüft werden, indem die Diskriminationsfähigkeit für sprachliche Reize (Wörter) und Geräusche getrennt untersucht wird. Weitere diagnostische Hinweise geben eine Prüfung der akustischen Aufmerksamkeit (z. B. durch Nachahmung von drei vorgegebenen Geräuschen, Lauten oder Wörtern), eine Prüfung des akustischen Gedächtnisses (z. B. anhand des Wiedererkennens von vorgegebenen Geräuschen nach 5 Minuten) sowie eine Prüfung der akustischen Differenzierungsfähigkeit, z. B. ob identische Geräusche oder Wörter als gleich erkannt werden (Wirth, 1990).

4.6 Zusammenfassung

Effektive Kommunikation ist aufgrund ihrer Komplexität, ihrer Kontextabhängigkeit, ihrer Individualität und ihres Handlungscharakters schwer zu erfassen.

Zwar können, wie es hier vorgeschlagen wird, Probleme auf der Funktionsebene erfasst werden (Störungen von Aufmerksamkeits-, Exekutiv-, Gedächtnis- und Wahrnehmungsfunktionen), letztlich ist aber kaum messbar, wann ein Kommunikationsakt tatsächlich erfolgreich ist, wann pragmatische Funktionen pathologisch sind und wie sich gestörte kognitiv-perzeptuelle Leistungen im Einzelnen situativ-kommunikativ auswirken werden.

Daher ist es immer wichtig, sich die Grenzen der genannten Untersuchungsverfahren vor Augen zu führen. Sie ermöglichen zwar eine Annäherung an die Symptomatik bzw. die kognitiven Probleme eines Patienten, können aber nur indirekt Hinweise darauf geben, welche Störungen in der alltäglichen Kommunikation auftreten werden. .

Neben der Beobachtungsbefundung können zahlreiche standardisierte Testverfahren eingesetzt werden, bspw. AKT, ZVT und SKT für Aufmerksamkeitsfunktionen, NAI und TEKT für Gedächtnisfunktionen oder VOSP und ROCF für die visuelle Objekterkennung.

Untersuchungen auf gestörte Exekutivfunktionen sollten je ein Verfahren zum planerischen und problemlösenden Denken enthalten (z. B. SLP), zur kognitiven Flexibilität und Flüssigkeit (z. B. RWT oder RFFT), zum Arbeitsgedächtnis und zum Monitoring (z. B. TMT), zur Handlungsorganisation (z. B. HOTAP) und zur Beurteilung der Handlungsflexibilität (Diener et al., 2012).

5 Therapie Kognitiver Dysphasien

5.1 Neuronale Plastizität und therapeutische Konsequenzen

Neuronale Plastizität ist ein kontinuierlicher und dynamischer Prozess, der bis ins hohe Erwachsenenalter anhält. Hinsichtlich der Therapie kognitiver Funktionen bei Patienten mit Kognitiver Dysphasie sind vor allem Mechanismen der läsionsinduzierten Plastizität und ihre Voraussetzungen von Bedeutung.

5.1.1 Läsionsinduzierte neuronale Plastizität

Die Reorganisation von Funktionen nach einer Hirnschädigung umfasst zahlreiche Mechanismen, z. B. synaptische Plastizität, homologe Gebietsübernahme, axonales Wachstum oder die Ausdehnung kortikaler und subkortikaler Landkarten (Stein, Brailowsky & Will 2000). Die „postläsionelle" Plastizität ist dabei sogar sowohl qualitativ als auch quantitativ im Vergleich zur allgemeinen Plastizität deutlich gesteigert (Stephan & Lotze, 2017) – das Gehirn gibt sozusagen alles in den ersten Wochen nach einer Schädigung. Dabei ist aber zu berücksichtigen, dass eine Funktionswiedergewinnung nur in *intakt gebliebenen Arealen* und unter *eingeschränkten neuronalen Bedingungen* erfolgt.

Als Hauptmechanismus einer klinischen Besserung wird zurzeit die Erholung von nur funktionell (und nicht substanziell) betroffenen Hirnregionen angesehen (Seitz et al., 1999). Da komplexe Fähigkeiten durch weitverzweigte, oft bilaterale und parallel arbeitende Netzwerke erbracht werden, sind Funktionsverluste (bspw. nach Schlaganfall) daher vermutlich vor allem Diskonnektionsphänomene. Eine Restitution von Funktionen wird dementsprechend als *Rekonnektion* bzw. *Rekoordination* innerhalb der noch intakten Netzwerkteile aufgefasst (Rijntjes, Weiller & Liepert, 2010).

Ein entscheidender Faktor für den Erfolg rehabilitativer Maßnahmen ist das *Volumen des zerstörten Hirngewebes*: Neuronale Netzwerke können mit 10-20% ihres ursprünglichen Neuronenbestandes überleben; ist dieser Mindestvorrat an Zellen jedoch zerstört, kann eine Reparatur des Netzwerkes durch Mechanismen der neuronalen Plastizität nicht mehr erfolgen (Robertson, 2001). Ist bspw. vom linkshemisphärischen Sprachsystemnetzwerk (vgl. Abb. 1) weniger als ein Fünftel erhalten, kann eine funktionelle Restitution nicht mehr stattfinden (z. B. bei Patienten mit schwerer globaler Aphasie). Das heißt natürlich nicht, dass auch das Lernen kompensatorischer Strategien nicht mehr möglich wäre, allerdings geschieht dies nicht im zerstörten Netzwerk, sondern in intakten Arealen (z. B. in der rechten Hemisphäre).

Neben der kritischen Masse spielt auch die *Progression der Hirnschädigung* eine wichtige Rolle. Nach zeitlich gestaffelten Läsionen erfolgt meist eine bessere Funktionswiederherstellung als nach einmaligen größeren Schädigungen, da ein Aussprießen von geschädigten Axonen in der Zeit zwischen den Läsionen den Schaden begrenzen kann (Stein, Brailowsky & Will, 2000).

Zudem können die an die geschädigten Areale angrenzenden Regionen zerstörte Funktionsschaltkreise teilweise übernehmen (Robertson, 2001).

Daneben haben auch kognitive Leistungen selbst einen starken Einfluss: Plastizitätshemmend ist vor allem eine *reduzierte selektive Aufmerksamkeit*, da hierdurch diejenigen Areale, die für die Aufnahme und Weiterverarbeitung von Informationen zuständig sind, nicht mehr ausreichend aktiviert werden. Sprachrehabilitative Maßnahmen können leider nicht einfach passiv verabreicht werden, da erst ein aufmerksames Verarbeiten dafür sorgt, dass in den entsprechenden Hirnarealen eine ausreichend hohe Aktivität herrscht, welche für Lernprozesse und neuronale Plastizität Voraussetzung ist (Spitzer, 2002). Therapeutische Priorität hat daher die **Herstellung eines ausreichenden Aktivitätsniveaus**, d. h. eine Verbesserung der selektiven Aufmerksamkeit und der Motivation (z. B. durch das Wecken von Neugier).

5.1.2 Therapie mittels SOT versus USOT

Faktoren wie der Umfang des zerstörten Hirngewebes, die Läsionsprogression, das Vorhandensein eines neurodegenerativen Prozesses oder das Aktivitätsniveau des Patienten bestimmen darüber, welche therapeutischen Ziele überhaupt realistisch sind und welche Art therapeutischer Maßnahmen (defizitorientiert oder kompensatorisch) indiziert sind. Ladner-Merz (2005) führte hierfür die Begriffe „symptomorientiertes" versus „umgekehrt symptomorientiertes Training" ein.

Symptomorientiertes Training (SOT)

Ein SOT ist bei Patienten sinnvoll, die über ein noch ausreichend großes neuronales Netzwerk und über eine gute Lernfähigkeit verfügen, die wiederum von der Integrität medialer Temporallappenstrukturen abhängig ist (vgl. Kap. 2.4.1.1, Allg. Teil). SOT hat das Ziel, die *Funktionsfähigkeit zu verbessern*, was bspw. bei neurodegenerativen Erkrankungen oder bei einem zu mehr als 90% zerstörten Netzwerk kein realistisches Ziel ist.

Sind die Voraussetzungen für ein SOT gegeben, wird die Effektivität auch von der Intensität bestimmt: Eine aktuelle multizentrische Studie mit Aphasiepatienten zeigte, dass bei erhaltener Lernfähigkeit auch bei chronischer Aphasie (≥ 6 Monate nach dem Akutereignis) ein intensives Trainingsprogramm (≥ 10 Stunden pro Woche) verbale Alltagskommunikationsleistungen deutlich verbessern kann (Breitenstein et al., 2017). Ebenso verbessert bspw. ein intensives sozial-kommunikatives Kognitives Training bei arbeitsfähigen Patienten auch noch mehrere Jahre nach einem Schlaganfall diverse Exekutivfunktionen (Ladner-Merz et al., 2013).

Umgekehrt symptomorientiertes Training (USOT)

Ein USOT ist bei neurodegenerativen Erkrankungen und massivem Volumenverlust an Hirngewebe Mittel der Wahl, wenn eine Verbesserung von Funktionen kein realistisches Ziel darstellt, sondern *Kompetenz-/Funktionserhalt* oder *Kompensation*.

Ziel des USOT ist demnach die gezielte Förderung von Leistungen, in denen der Patient noch kompetent ist, was zudem Erfolgserlebnisse vermitteln und das Selbstwertgefühl stärken soll. Dies heißt jedoch nicht, dass keine Verbesserungen möglich wären. So kann bspw. ein Benenntraining mit semantischen Hinweisreizen den Abruf für trainierte Items bei Patienten mit Alzheimer-Demenz und Semantischer Demenz (vgl. Kap.

2.4.2, Spez. Teil) durchaus deutlich verbessern (Abel, 2013). Allerdings werden auch hierbei vor allem noch vorhandene Kompetenzen genutzt und aktiviert, die im Verlauf auch meist wieder verlorengehen.

Bei der neuropsychologischen Therapie kognitiver Funktionen wird häufig unterteilt in Kognitive Stimulation, Kognitives Training versus Kognitive Rehabilitation (Bahar-Fuchs, Clare & Woods, 2013; Zucchella et al., 2018), was zahlreiche Schnittstellen zu SOT und USOT aufweist.

- **Kognitive Stimulation** soll die *generelle* kognitive und soziale Leistungsfähigkeit eines Patienten durch Anregung aller kognitiven Domänen steigern bspw. durch Einbindung in Gespräche oder den Abruf von Altgedächtnisinhalten.
- **Kognitives Training** ist ein bereits lange in die Therapie eingeführter Begriff, der das Training aller Fähigkeiten umfasst, die das Wahrnehmen, die Aufmerksamkeit, das Denken und damit eng verbundene Fähigkeiten wie Merkfähigkeit, Gedächtnis, Informationsverarbeitung, Problemlösen, Kommunikation und Handeln betreffen (z. B. Ladner-Merz et al., 2002). In den Heilmittel-Richtlinien wird Kognitives Training seit 2000 als Hirnleistungstraining kognitiver Funktionen definiert, das Maßnahmen zur Verbesserung (SOT) und zum Erhalt (USOT) kognitiver Funktionen wie Konzentration, Merkfähigkeit, Aufmerksamkeit, Orientierung, Gedächtnis, Handlungsplanung und Problemlösen umfasst. Via SOT soll es *spezifische* kognitive Funktionen und damit die Selbstständigkeit im Alltag verbessern und erhalten (z. B. durch ein SOT von Aufmerksamkeit oder Exekutivfunktionen). Voraussetzung hierfür sind ausreichende kognitive Ressourcen des Patienten zur Anwendung und Umsetzung der in der Therapie geübten Funktionen.
- **Kognitive Rehabilitation** soll mittels SOT und USOT sowie individuell auf den Patienten zugeschnittene Maßnahmen das Funktionsniveau im Alltag erhalten oder verbessern. Voraussetzung sind hinreichende kognitive Ressourcen des Patienten und ein entsprechendes Umfeld, welches diverse Strategien anwenden und umsetzen kann. Auch wenn die eigentliche kognitive Funktion nicht verbessert werden kann, sollen Funktionsstörungen im Alltag durch eine Anpassung der Umwelt und die Anwendung von Strategien verringert werden (Bahar-Fuchs, Clare & Woods, 2013; Zucchella et al., 2018).

5.1.3 Effektivität von Kognitivem Training

Studien zum Nachweis der Effektivität von Kognitivem Training (KT) sind sehr heterogen hinsichtlich Intensität, Dauer sowie Übungsarten und damit schwer vergleichbar. Eine klare Empfehlung für die Zeitdauer oder eine spezifische Methode kann deshalb momentan nicht gegeben werden (Frank & Konta, 2005). Insgesamt besteht jedoch eine gute Wirksamkeit unterschiedlicher Methoden bei verschiedenen Patientenpopulationen und gesunden Älteren, bspw. des Kognitiven Trainings nach Stengel®: Bei Patienten nach Schlaganfall zeigen sich bereits nach vier Wochen mit dreimaligem einstündigem Training pro Woche hochsignifikante Verbesserungen in sprachlichen, exekutiven Funktionen und kognitivem Leistungstempo (Ladner-Merz et al. 2013). Bei Patienten mit Suchterkankungen (Alkoholabusus) verbesserte KT nach einem Vierteljahr bei einer Frequenz von einer Stunde Training pro Woche über ein Vierteljahr zusätzlich Gedächtnisleistungen (Quiring et al., 2018).

Die Effektivität wird hierbei gemessen durch entweder einen Leistungszuwachs der trainierten Funktionen, die Generalisierung von Trainingseffekten auf untrainierte Aufgaben (Transfer) oder die Stabilität der Trainings- und Transfereffekte über die Zeit (Brehmer, Westerberg & Bäckman, 2012).

Im Hinblick auf Patienten mit Kognitiver Dysphasie soll ein KT einerseits die Sprachfähigkeit verbessern und andererseits diejenigen kognitiven Funktionen gezielt fördern, welche die Kognitive Dysphasie verursachen. Auch hierfür kann bspw. das KT nach Stengel® eingesetzt werden, welches eine Verbesserung sprachlicher und anderer kognitiver Funktionen bewirkt (Michelfelder, 1994; Ladner-Merz et al., 2013; Quiring et al., 2018). Da hier sowohl symptomorientiert als auch umgekehrt symptomorientiert vorgegangen werden kann, ist ein Einsatz des KT nach Stengel® bei Kognitiven Dysphasien im Rahmen der verschiedensten Erkrankungen möglich.

KT bei gesunden Älteren

Fast jeder zweite ältere Mensch ist von kognitiven Beeinträchtigungen betroffen (Scafato et al., 2010), die zu einer (grenzpathologischen) Kognitiven Dysphasie führen können. Problematisch sind hierbei vor allem eine im Alter nachlassende Arbeitsgedächtniskapazität sowie eine ineffektivere und verlangsamte Informationsverarbeitung, die zu

Wortabrufschwierigkeiten und Sprachverständnisdefiziten bei syntaktisch komplexen Strukturen führen können (Heidler, 2007). Allerdings können diese Funktionen bis ins hohe Alter gut trainiert werden. Vor allem kombinierte kognitiv-körperliche Trainingsprogramme scheinen sehr effizient zu sein und zu verbesserten Exekutivfunktionen zu führen, die zum Teil auch noch ein Jahr nach dem KT nachgewiesen werden können (Eggenberger et al., 2015).

Eine aktuelle Metaanalyse zeigte, dass sich durch KT bei gesunden Älteren sowohl die allgemeine kognitive Leistungsfähigkeit, als auch Gedächtnis-, Aufmerksamkeits-, Exekutiv- und visuell-räumliche Funktionen verbessern, wobei eine Frequenz von drei KT-Einheiten pro Woche über 2 Monate empfohlen wird (Chiu et al., 2017).

KT bei Patienten mit Alzheimer-Demenz

Da bei Patienten mit Alzheimer Demenz (AD) bereits früh im Verlauf die Lernfähigkeit beeinträchtigt ist (vgl. Kap. 2.4.2.1, Spez. Teil), erfolgt ein KT hier als USOT, d. h. kompetenz- und kompensationsorientiert.

Besonders wichtig ist es, die Kommunikationsfähigkeit der betroffenen Patienten möglichst lange zu erhalten, bspw. durch ein spielerisches USOT von Wortfindung und Formulierungsfähigkeit ohne Stress und Leistungsdruck.

Da prozedurale Gedächtnisleistungen als Kompetenz lange bestehen bleiben und daher für ein USOT genutzt werden können, haben sich vor allem sensomotorische Trainingsprogramme bewährt, bei denen alltagsrelevante Handlungen in Einzelschritte zerlegt und dann durch Hinweisreize von außen initiiert werden. Diese werden schrittweise reduziert, bis die Handlung vom Patienten selbstständig ausgeführt werden kann (Werheid & Thöne-Otto, 2006). Diese Methodik kann auch für das Schreiben des Namens (automatisierte Unterschrift) und zur Aufrechterhaltung eines Schlüsselwortschatzes genutzt werden (z. B. „Ihr Sohn heißt T-H-O-M-_-_.“). Zudem können Programme eingesetzt werden, welche die erhaltene automatisierte Sprache nutzen, bspw. das USOT im KT nach Stengel®. In diesem werden entsprechend der S3-Leitlinie „Demenzen“ (DGPPN & DGN, 2016) ressourcenorientiert Wortfindung und Formulierungsfähigkeit anhand von Übungen mit Hinweisreizen aktiviert (d. h. als kognitive Stimulation und Aktivierung).

Auch andere Formen des KT wurden hinsichtlich ihrer Effektivität bei Patienten mit AD untersucht, die Ergebnisse sind jedoch uneinheitlich, nicht zuletzt, weil randomisierte kontrollierte Studien hier schwer durchführbar sind (Zucchella et al., 2018). So zeigten Metastudien, dass ein rein übendes KT zwar keinen Effekt auf das kognitive Funktionsniveau hat, allerdings auf die globale Leistungsfähigkeit, auf Aktivitäten des täglichen Lebens und die Lebensqualität (Alves et al., 2013; Bahar-Fuchs, Clare & Woods, 2013; Kasper et al., 2016). In anderen Untersuchungen zeigten sich durchaus Verbesserungen von Gedächtnis- und Aufmerksamkeitsleistungen bei Patienten mit leichter AD. Das KT führte im Vergleich zu einer unspezifischen Aktivierung sogar zu nachweisbaren funktionellen Veränderungen im medialen Temporallappen und zu topologischen Modifikationen im anterioren zingulären Kortex (Barban et al., 2017). Bei jedem sechsten Patienten waren die Effekte sogar mit denen von Azetylcholinesterasehemmern vergleichbar (Spector et al., 2003). Das ist ein erstaunlicher Befund, der zeigt, dass sich die Wirkung eines Kognitiven Trainings mit aktuellen Medikamenten sehr wohl messen kann.

Allerdings scheint es Bedingungen zu geben, unter denen ein KT bei Alzheimer-Patienen wirksam ist:

- Das KT sollte möglichst *zeitig* nach Diagnosestellung begonnen werden, da Effekte sich vor allem im Frühstadium einstellen, in dem noch zahlreiche Kompetenzen vorhanden sind und gestärkt werden können.
- Das KT sollte möglichst *individuell* angepasst werden, damit ein Transfer in den Alltag gelingt. Wenn möglich, sollten Alltagsaufgaben durch den Patienten selbstständig durchgeführt werden, so dass die Transferanforderungen gering sind. Unspezifische Aktivitäten (wie „Gehirnjogging") führen nachweislich nicht zu einer Verbesserung kognitiver Leistungen.
- Das Geübte sollte für den Patienten eine erkennbare persönliche *Relevanz* haben. So wird bspw. das Memorieren willkürlicher Wortlisten oder uninteressanter Geschichten kaum eine Verbesserung alltäglicher Gedächtnisleistungen zur Folge haben. Unabhängig davon sind bei AD Wortfindung und Merkfähigkeit schon früh im Verlauf beeinträchtigt, so dass Memorierübungen mit Wortlisten, bei denen genau diese beiden Leistungen erforderlich sind, bei AD sowieso kontraindiziert sind, zumal sie den Patienten unnötig mit seinen Defiziten konfrontieren,

was nach der S3-Leitlinie „Demenzen“ (DGPPN & DGN, 2016) unterlassen werden soll.

- Fehler sollten sowohl bei der Enkodierung als auch beim Abruf vermieden werden (*Prinzip des fehlerfreien Lernens*), denn obwohl das Neulernen beeinträchtigt ist, können fehlerhafte Antworten „hängenbleiben“. Gesunde merken sich, wenn eine ihrer Antworten falsch war und inhibieren diese dann beim nächsten Lerndurchgang. Gedächtnisgestörte Patienten können diese Unterscheidung oft nicht mehr treffen, so dass man sie möglichst nicht „raten“ lassen, sondern ihnen die korrekte Information geben oder ihnen Hilfestellungen (z. B. Hinweisreize wie Anlauthilfen) anbieten sollte.

KT bei Patienten mit Morbus Parkinson

Neuropsychologische Defizite bei Patienten mit Morbus Parkinson (MP) betreffen vor allem Exekutivfunktionen (reduzierte Wortflüssigkeit, kognitive Flexibilität etc.), visuell-räumliche Leistungen, Aufmerksamkeit sowie strategische Enkodier- und Abrufleistungen (vgl. Kap. 1.7, Spez. Teil).

KT ist hier ein vielversprechender Ansatz, da die pharmakologische Therapie oft keinen Einfluss auf kognitive Leistungen hat (Kalbe & Petrelli, 2014).

So zeigte eine Metaanalyse sowohl nach einem standardisierten als auch einem individualisierten KT signifikante Verbesserungen von Exekutiv-, Aufmerksamkeits- und Gedächtnisfunktionen (Lawrence et al., 2017). Und auch in anderen Untersuchungen konnten positive Effekte auf weitere kognitive Leistungen wie psychomotorische Geschwindigkeit, visuell-räumliche Fähigkeiten, Sprache und Rechnen nachgewiesen werden (Sammer et al., 2006; París et al., 2011).

KT scheint dabei zu einer erhöhten funktionellen Konnektivität zu führen, so dass Trainingseffekte auch noch 18 Monate später nachgewiesen werden können trotz Fortschreiten des neurodegenerativen Prozesses (Diez-Cirarda et al., 2018). Allerdings nur, wenn das KT durchgeführt wird, bevor sich eine Parkinson-Demenz etabliert hat (Biundo et al., 2017).

KT bei Patienten mit Schizophrenie

Zahlreiche Studien konnten zeigen, dass bei Schizophreniepatienten ein alltagsnahes KT kognitive Funktionen verbessert und hierdurch Kompensationsstrategien effektiver angewendet werden können.

Vor allem affektive Anteile der Symptomatik (Stimmung, Antrieb) sprechen auf ein KT an, vermutlich weil hierdurch Selbstwert und Selbstwirksamkeit gestärkt werden (Exner & Lincoln, 2012).

Auch soziale Exekutivfunktionen sind trainierbar, was insofern bedeutsam ist, da diese einen wichtigen Einfluss auf das funktionelle Outcome haben (Palumbo et al., 2017). Wenn bspw. diskurspragmatische Leistungen verbessert werden (z. B. das Verständnis von Ironie oder Emotionen), können die Patienten in Interaktionen sicherer auf andere eingehen und effektiver Gespräche führen.

KT bei Patienten mit Suchterkrankungen

Da Suchtverhalten u. a. als Störung der Willensentscheidung und Selbstkontrolle angesehen wird und damit vor allem als exekutives Problem, wurden auch für diese Patienten diverse kognitive Trainingsprogramme entwickelt.

Vor allem bei chronisch Alkoholabhängigen zeigen sich positive Effekte von KT auf Denkflexibilität, psychomotorische Geschwindigkeit und selektive Aufmerksamkeitsleistungen (Gamito et al., 2014). In einer aktuellen Studie konnten mit dem KT nach Stengel®, einem sozial-kommunikativen Gruppentraining mit spezieller Fragetechnik zur Vermeidung von Stress und Leistungsdruck, signifikante Verbesserungen von Exekutivfunktionen (z. B. Wortflüssigkeit) und Gedächtnisleistungen bei alkoholabhängigen abstinenten Patienten nachgewiesen werden (Quiring et al., 2018). Interessant in dieser Untersuchung war, dass 85% der suchtkranken Studienpatienten zu Therapiebeginn Einschränkungen in der Wortflüssigkeit zeigten und damit eine Kognitive Dysphasie aufwiesen. Nach einem KT einmal pro Woche über ein Vierteljahr halbierte sich der Anteil von Patienten mit eingeschränkter Wortflüssigkeit und damit mit Kognitiver Dysphasie.

KT bei Patienten mit ADHS

In einer Metaanalyse zeigten sich durch KT Verbesserungen von Arbeitsgedächtnis- und Exekutivfunktionen, allerdings scheint es kaum Generalisierungseffekte auf andere kognitive Leistungen zu geben (Cortese et al., 2015).

KT bei Patienten nach Schädel-Hirn-Trauma und Schlaganfall

Zu den evidenzbasierten Empfehlungen für die kognitive Rehabilitation von Patienten nach SHT und Schlaganfall gehören auch verschiedene Formen von KT (Cicerone et al., 2000; Cicerone et al., 2011).

Die Behandlung von *Aufmerksamkeitsfunktionen* wird vor allem in der postakuten Phase nach SHT empfohlen und sollte ein direktes Aufmerksamkeits- und Metakognitions-Training enthalten, um die Entwicklung von Kompensationsstrategien und die Generalisierung auf Alltagsanforderungen zu begünstigen. Allerdings bleibt hierbei fraglich, inwieweit Aufmerksamkeit als Funktion überhaupt isoliert zu trainieren ist, da es sich hierbei ja um die Fähigkeit handelt, die für eine bestimmte Hirnleistung benötigten Areale zu aktivieren und anschließend zu deaktivieren. Da diese Fähigkeit stark an Motivation gebunden ist, sollten hierfür unbedingt Methoden angewendet werden, die neugierig machen (bspw. das KT nach Stengel®), so dass Aufmerksamkeit automatisch über das Dopaminsystem aktiviert wird.

Ein *Gedächtnisstrategietraining* wird für leichte mnestische Defizite nach SHT empfohlen und sollte sowohl internale Strategien (z. B. visuelles Vorstellen) als auch externale Kompensationshilfen (z. B. Notebooks) umfassen. Übertragen auf den sprachlich-kommunikativen Bereich bedeutet das bspw., dass man mit den Patienten immer wieder gemeinsam überlegt, wie man auf den augenblicklichen Gesprächsgegenstand gekommen ist. Sprachliches Monitoring kann hierbei durch Wiederholen mit Fragen gefördert werden, z. B.: „Was hatten wir uns jetzt nochmal überlegt? Wie sind wir eigentlich gerade auf Ihre Mutter gekommen?".

Die Therapie visuell-räumlicher Störungen sollte ein Training des *visuellen Scannings* enthalten, mit welchem das effiziente, rasche und aktive Auffinden relevanter Reize im Gesichtsfeld geübt wird. Im Rahmen der Therapie von Neglektdyslexie und -dysgraphie kann dies bspw. durch das Suchen von Buchstaben, Wörtern oder Zeilenanfängen trainiert werden (Heidler, 2012b).

Kognitiv-linguistische Therapien werden für die akute und postakute Phase zur Behandlung von Sprachverarbeitungsstörungen nach linkshemisphärischem Schlaganfall empfohlen.

Zudem gibt es Effektivitätsnachweise für spezifische Ansätze. So können kognitive Defizite bspw. mittels KT nach Stengel® auch noch Jahre nach einem Schlaganfall verbessert werden, vor allem Informationsverarbeitungsgeschwindigkeit, Denkflexibilität sowie Wortfindung und Wortflüssigkeitsleistungen, die für Patienten mit Kognitiver Dysphasie besonders wichtig sind (Ladner-Merz et al., 2013).

Generell ist KT also wirksam, vor allem dann, wenn kognitive Flexibilität trainiert wird, um einen möglichst guten Transfer zu gewährleisten, wenn die Aufgaben neu und multimodal sind (so wie alltägliche Situationen ja auch) und wenn es an den jeweiligen Fortschritt des Patienten individuell angepasst wird (Buitenweg, Murre & Ridderinkhof, 2012).

5.2 Kognitiv orientierte Sprachtherapie (KOS)

KOS ist eine Form des Kognitiven Trainings. Wenn man es genau nimmt, ist Aphasietherapie das auch, da Sprachverarbeitung ja eine komplexe kognitive Funktion ist. Materialien aus der Aphasietherapie können daher auch gut für KOS bei Patienten mit Kognitiver Dysphasie verwendet werden (und andersherum). Lediglich der Fokus ist ein anderer und liegt nicht vorwiegend auf einer Verbesserung (SOT) oder einem Erhalt (USOT) linguistischer Leistungen, sondern anderer kognitiver Funktionen.

5.2.1 Therapieziele bei Kognitiven Dysphasien

Eine Kognitive Dysphasie schränkt den Patienten oft nachhaltig in seiner kommunikativen Selbstständigkeit, seinem Alltagsleben und seiner sozialen Teilhabe ein (im schlimmsten Fall bemerkt er das nicht einmal aufgrund fehlender Krankheitseinsicht).

Die Therapie sollte folglich eine Verbesserung der alltäglichen Kommunikation anstreben – möglichst durch alltagsnahe, an den individuellen Kontext des Patienten angepasste kommunikative Übungssituationen (Greitemann & Küst, 2017; Cicerone et al., 2011).

Diese Idee ist relativ neu. Erst in den letzten zehn Jahren hat sich die Sichtweise auf rehabilitative Maßnahmen deutlich verändert: Während zuvor die Verbesserung spezifischer *Funktionen* im Vordergrund stand (z. B.

bei Aphasiepatienten die Verbesserung phonologischer, semantischer und/ oder syntaktischer Funktionen), fordert der Gesetzgeber aktuell eine Förderung der *Teilhabe*. Hier ist ein Umdenken vonnöten, da die bislang dominierenden funktionellen Übungen nur dann gerechtfertigt sind, wenn sie auch zu einer Verbesserung der Teilhabe führen (Spitzer, Beushausen & Grötzbach, 2009). Dass solche Ansätze wirksam sind, zeigen Studien mit sozial-kommunikativem KT (Ladner-Merz et al., 2013, Quiring et al., 2018), deren Ziel eine allgemeine Verbesserung der kommunikativen Fähigkeiten im sozialen Kontext ist - ein Ziel, das im Einklang steht mit dem in den aktuellen Heilmittel-Richtlinien formulierten Therapieziel einer „Verbesserung der sprachlichen Fähigkeit bis zur Normalisierung oder Erreichen einer sprachlichen Kommunikationsfähigkeit“ (Heilmittelkatalog, 2017).

Realistische Ziele sollten möglichst partizipativ (d. h. mit dem Patienten gemeinsam) festgelegt werden und nicht paternalistisch auf der Grundlage evidenzbasierter Prinzipien vom Therapeuten vorgegeben werden. Allerdings ist es bei schwer betroffenen Patienten (bspw. in der neurologisch-neurochirurgischen Frührehabilitation) häufig erforderlich, Zielsetzungen vorzugeben, da die Patienten aufgrund ihrer Erkrankungsschwere realistische Ziele nicht selbst definieren können (Grötzbach, 2010). Problematisch ist zudem die oft reduzierte Awareness für bestehende Defizite, weshalb relevante und motivierende Teilziele erarbeitet werden sollten, die für den Patienten konkret und überschaubar sind (Götze, 1999). Ein solches Teilziel könnte z. B. das *Erreichen eines spezifischen Kommunikationsziels* sein (Brötchen beim Bäcker kaufen, nach dem aktuellen Therapieplan fragen, um Gummibärchen bitten etc.).

5.2.2 Die Behandlung sprachverarbeitungsrelevanter kognitiver Funktionen mit KOS

Die Behandlung von Patienten mit Kognitiver Dysphasie umfasst zum einen KT (SOT oder USOT), zum anderen die Vermittlung metakognitiven Wissens, damit sich (so die Hoffnung) Veränderungsmotivation und Therapieeinsicht entwickeln können. Ziel ist letztlich das Verstehen und Produzieren intentionaler kommunikativer Handlungen, wobei vor allem der kommunikative Erfolg zählt, weniger der gewählte Kommunikationsweg.

5.2.2.1 Therapie sprachverarbeitungsrelevanter Aufmerksamkeitsfunktionen

Die Behandlung von Aufmerksamkeitsstörungen sollte möglichst spezifisch sein, d. h. an das aktuelle Vermögen des Patienten angepasst hinsichtlich der beeinträchtigten attentionalen Leistungen (Intensität oder Selektivität). Hat der Patient bspw. Probleme beim Aufrechterhalten von Daueraufmerksamkeit über einen kürzeren Zeitraum (gestörte Intensität), sollte mit ihm zunächst an energetischen Aspekten der Aufmerksamkeit gearbeitet werden, bevor zu selektiven Leistungen (fokussierte oder geteilte Aufmerksamkeit) übergegangen werden kann.

Generell sollte ein alltagsrelevantes Aufmerksamkeitstraining sinnhaftes Material verwenden, welches Neugier und Interesse weckt. Je nach Schweregrad der Aufmerksamkeitsstörung und in Abhängigkeit von der Lernfähigkeit des Patienten ist entweder USOT oder SOT indiziert.

USOT beinhaltet *extern fokussierte Interventionen*, u. a. eine Anpassung der Umwelt an den Patienten durch Reduktion von Reizen, eine Umstrukturierung der Umgebung oder vermehrte Pausen (Poggel, 1998; Niemann & Gauggel, 2010). Der Rahmen kommunikativer Handlungen muss stark vorstrukturiert werden, Gesprächspartner müssen sich an die limitierten kommunikativen Fähigkeiten des Patienten anpassen und Therapieeinheiten kurz und komplexitätsarm gehalten werden (Heidler, 2006a). Voraussetzung für USOT ist zunächst eine differenzierte Beobachtungsbefundung sowie gegebenenfalls eine Diagnostik kognitiver Funktionen, die darüber Auskunft geben sollen, welche Hirnleistungen defizitär sind, damit Übungen, für die diese beeinträchtigten Hirnleistungen erforderlich sind, zunächst nicht durchgeführt werden, um den Patienten nicht unnötig mit seinen Defiziten zu konfrontieren (Ladner-Merz, 2005).

SOT umfasst *intern fokussierte Interventionen*, die eingesetzt werden können, wenn ein Assoziationslernen möglich ist und der Patient eigenständig Ziele verfolgen kann (Niemann, 1999). Ziel ist im Idealfall die Wiederherstellung der gestörten Funktionen. Grundlegende Übungsformen hierfür sind:

- **Aufmerksamkeitsaktivierung** (Alertness): einfache auditive oder visuelle Reaktionsaufgaben ohne Ablenker, z. B. „Immer wenn Sie den Namen Ihrer Katze hören, drücken Sie fest meine Hand!“ (es wird nur der Name der Katze genannt). Zudem können dem Patienten Fragen zu Sachverhalten gestellt werden, die ihn interessieren und neugierig machen.

- **Daueraufmerksamkeit**: langandauernde Signalentdeckungsaufgaben ohne Zeitdruck mit einem hohen Anteil an relevanten Reizen, z. B. „Sie sind ja ein begeisterter Jäger. Suchen Sie doch mal im folgenden Text alle Begriffe heraus, die mit dem Jagen zu tun haben!" (es müssen viele Begriffe enthalten sein). Sprachlich orientierte Übungen sind bspw. Aufgaben mit Gesprächsinhalten aus dem Interessenbereich des Patienten, die ein längeres Überlegen, Abwägen und Nachdenken erfordern. Durch eine gezielte Fragetechnik (bspw. beim KT nach Stengel®), wird die Aufmerksamkeit des Patienten immer wieder neu auf einen bestimmten Sachverhalt gelenkt mit dem Ziel, die Aufmerksamkeitsdauer im Therapieverlauf allmählich zu verlängern. Im Gegensatz zu nicht-sinnhaften Aufgabenstellungen ist eine solche Vorgehensweise sehr alltags- und kommunikationsnah.
- **Vigilanz**: langandauernde monotone Signalentdeckungsaufgaben ohne Zeitdruck mit einem geringen Anteil an relevanten Reizen, z. B. „Sie backen doch gerne Käsekuchen – Suchen Sie doch mal in der Liste hier alle Zutaten heraus, die Sie dafür brauchen!" (es dürfen nur wenige Zutaten enthalten sein).
- **Selektive/fokussierte Aufmerksamkeit**: Aufgaben mit Ablenkern (Störreizen), z. B. „Sie lieben Tiere – Streichen Sie so schnell wie möglich alle Haustiere an!" (es müssen viele Haustiere enthalten sein und der Patient soll schnell arbeiten). Ein sprachlich orientierter und alltagsgerechter Ansatz ergibt sich im sozial-kommunikativen Gruppentraining, bei dem der Patient trotz der „Störreize" der anderen Gruppenteilnehmer den Überlegungen und Übungen im Gruppensetting folgen muss.
- **Wechsel des Aufmerksamkeitsfokus**: Aufgaben die einen Fokuswechsel verlangen, z. B. Wort-Bild-Zuordnungen unter Zeitdruck.
- **Geteilte Aufmerksamkeit**: Aufgaben, die eine Aufmerksamkeitsverteilung auf mehrere Informationskanäle erfordern sowie Übungen zur kognitiven Flexibilität, z. B. „Streichen Sie so schnell wie möglich alle Backzutaten an und klopfen Sie immer dann auf den Tisch, wenn ich den Namen Ihrer Katze sage!" (Sturm & Zimmermann, 2000). Für eine alltagsnahe und erwachsenengerechte Form des Trainings der

geteilten Aufmerksamkeit kann das Einzeltraining durch Gruppentraining ergänzt werden, bei dem die „Störungen“ durch die anderen Gruppenteilnehmer während der gesamten Therapieeinheit immer wieder ausgeblendet werden müssen. Außerdem können Übungen mit sinnhaftem Material und Alltagsinhalten parallel durchgeführt werden, bspw. eine Zuordnungsaufgabe und eine Hörübung aus dem KT nach Stengel®.

Die Übungen sollten in verschiedenen sensorischen Modalitäten und auf verschiedenen Komplexitätsstufen erfolgen (Sturm, 2005). Und vor allem sollten sie Spaß machen und sinnhaft sein, wenn man mit Erwachsenen trainiert (Kruse & Lehr, 1989).

5.2.2.2 Therapie sprachverarbeitungsrelevanter Exekutivfunktionen

SOT umfasst *kognitiv übende Therapieansätze*, bei denen die Entwicklung zielgerichteter Aktivitäten, der systematische und sorgfältige Vergleich von Informationen und die Verbesserung von Problemlösefähigkeit und kognitiver Flexibilität eine zentrale Rolle spielen. Diese Fähigkeiten sind z. B. für das Verarbeiten von Feedback im Therapieprozess erforderlich (Müller, 2009).

- **Problemlösefähigkeit**: Therapeutische Regeln sind hier *Vereinfachung* (so dass Problemlöseschritte entfallen), *Strukturierung* (Vorgabe von Handlungsanleitungen) und *Standardisierung*, bspw. durch eine festgelegte Handlungsreihenfolge (Wenz & Karlbauer, 2002). Ein klassisches therapeutisches Dilemma ist hierbei, dass Patienten mit gestörten Exekutivfunktionen zwar viel Struktur benötigen, ihnen diese Vorstrukturierung aber gleichzeitig auch das Lösen „echter“ Probleme abnimmt. Wichtig ist daher, Alltagssequenzen in diese Struktur zu integrieren (z. B. Kaffee kochen, Kuchen in der Cafeteria aussuchen und bestellen etc.), damit realistische Alltagsprobleme entstehen, die dem Patienten auch einen Anreiz geben, sie zu lösen (Müller, 2013).
- **Kognitive Flexibilität**: Geeignet sind hierfür Übungen, die eine Generierung neuer Lösungen bei gleichzeitiger Hemmung von Wiederholungen erfordern (Müller, 2013). Hierzu gehören z. B. Anagramme, Flüssigkeitsaufgaben, Satzergänzungsaufgaben (vgl. Abb. 13), das Finden von Gemeinsamkeiten, Unterschieden und/oder Gegensätzen

(übt abstraktes Denkvermögen), das Ordnen von Bildgeschichten (trainiert Sequenzierung und schlussfolgerndes Denken), die Vorgabe von Anfängen typischer und untypischer Geschichten, die vervollständigt werden sollen, das Beschreiben prozeduraler Abläufe aus dem Alltag des Patienten („Wie kochen Sie Kaffee? Wie wechseln Sie die Bettwäsche?") oder die Konstruktion von Geschichten aus vorgegebenen Wortlisten oder Stichpunkten („Schrank im Möbelhaus gekauft – fällt nach Aufbau auseinander – Monteur bestellt – Monteur sitzt im Schrank als Mann nach Hause kommt"). Auch Diskussionen über Aufgaben und Fragen, die sich auf Sachverhalte aus dem Alltag beziehen (bspw. in Zweier- und Dreier-Auswahlen im KT nach Stengel®), das Lösen logischer Kurzgeschichten und das Erraten von Gegenständen oder Personen (z. B. der „Stecker" im KT nach Stengel®) trainieren auf unterhaltsame Weise die kognitive Flexibilität und das Problemlösen.

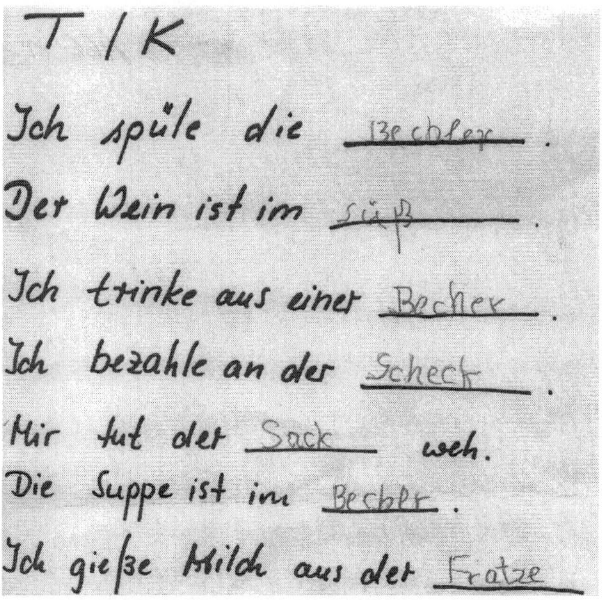

Abb. 13: Männlicher Patient (63 Jahre) mit Kognitiver Dysphasie dysexekutiver Genese und Perseverationsneigung („Becher"). Die Aufgabenstellung wird zwar verstanden („Ja doch, ich darf nur Wörter mit den Anfangsbuchstaben T oder K verwenden!"), kann aber nicht adäquat umgesetzt werden und die unpassenden Satzergänzungen können keiner Plausibilitätskontrolle unterzogen werden.

Ein weiterer Bestandteil des SOT ist das *Verhaltensmanagement*, zu dem die Vermittlung von Selbstinstruktions-, Selbstbeobachtungs- und Zeitmanagementtechniken gehört (z. B. Tagesstrukturpläne), aber auch Selbstmanagementstrategien zur Kontrolle und Veränderung unangemessener und störender kommunikativer und anderer Verhaltensweisen (Matthes-von Cramon & von Cramon 2000). Hierzu gehört das kognitive Durchspielen von Handlungskonsequenzen („Was würde denn passieren, wenn Sie Agnes zum Essen einladen würden? Fände sie das schön? Wie würde sie vermutlich reagieren?") und der Verhaltensaufbau bei Antriebsmangel durch schrittweise Entwicklung längerer Handlungsketten, bei der das Ende eines Handlungsschritts den Hinweis für den Start des nächsten gibt (Müller, 2013).

USOT beinhaltet die *Manipulation und Modifikation der Umwelt*, z. B. den Einsatz von Hinweisreizen (wie Beschilderungen oder Töne), um bestimmte Handlungen zu initiieren oder zu unterbrechen.

5.2.2.3 Therapie sprachverarbeitungsrelevanter Gedächtnisfunktionen

In den letzten Jahren hat sich gezeigt, dass ein Training von Gedächtnisfunktionen, das sich an der Gedächtniskapazität Gesunder orientiert (bspw. mittels Memorierungstechniken oder Assoziationsmethoden) bei hirnorganisch geschädigten Patienten kaum Effekte bringt.

Aktuell steht daher überwiegend weniger eine funktionelle Verbesserung im Fokus, sondern vielmehr ein adäquaterer *Umgang* mit den beeinträchtigten Gedächtnisfunktionen (Thöne & von Cramon, 1999). D. h. die meisten therapeutischen Ansätze sind mehr oder weniger USOT, da sie die Auswirkungen der Gedächtnisdefizite im Alltag minimieren sollen (nichts anderes tun wir letztlich alle, indem wir Kalender, Alarmuhren, Notizzettel und andere Hilfsmittel verwenden: Wir versuchen, die Auswirkungen unseres schlechten Gedächtnisses im Alltag möglichst gering zu halten).

Therapeutische Interventionen sind davon abhängig, wodurch und in welchem Ausmaß Gedächtnisleistungen betroffen sind. So sind bspw. bei schweren Gedächtnisstörungen in der chronischen Phase nach Schlaganfall kaum Verbesserungen zu erwarten, allerdings kann ein Training durchaus dazu führen, dass noch verbliebene Gedächtnisleistungen (z. B. der Abruf aus dem LZG) besser genutzt werden können. So sind durch ein sozial-kommunikatives Kognitives Training (Quiring et al., 2018), bei welchem großer Wert auf sprachlich orientiertes Monitoring gelegt wird und bei dem alltagsbezogene Fragen in der Gruppe diskutiert und bearbeitet werden, bei amnestischen Patienten Gedächtnisfunktionen über, mit und für die Kommunikation verbesserungsfähig (*Learning by doing-Konzept*).

Zudem kann über Methoden wie *fehlerfreies Lernen* hyperspezifisches Wissen auch bei schweren Gedächtnisbeeinträchtigungen aufgebaut werden (bspw. der Weg vom Zimmer des Patienten zum Speiseraum). Durch die zunehmende Verbreitung elektronischer Medien ist außerdem wahrscheinlich, dass diese bald ohne die bei älteren Menschen aktuell häufig noch erforderliche Anlern- und Eingewöhnungsphase als Kompensationsmittel schnell und effektiv eingesetzt werden können (Hildebrandt, Lehmann & Kastrup, 2012). Zahlreiche Handy-Apps werden bereits von einer breiten Bevölkerungsschicht als externe Gedächtnishilfen genutzt, bspw. zur Terminerinnerung, als Kalender oder zur Navigation. Dies erleichtert den späteren therapeutischen Einsatz solcher Apps, da sie schon bekannt sind und ihre Verwendung nicht erst neu gelernt werden muss.

Letztlich muss für jeden Patienten individuell festgestellt werden, ob ein Training von Teilfunktionen oder eine Kompensation durch externe Hilfen Mittel der Wahl ist, die retrospektiv (*was ist gewesen*) oder prospektiv (*was darf ich nicht vergessen*) erinnern sollen (Thöne-Otto & von Cramon, 2010).

Ein Haupthindernis für die Wahrnehmung einer Gedächtnisstörung (und damit auch für das selbstständige Anwenden kompensatorischer Strategien) ist die Gedächtnisstörung selbst, da der Patient ja vergisst, dass er vergisst. Wichtig ist daher auch ein Training metakognitiver Fähigkeiten, damit der Patient die Sinnhaftigkeit der Gedächtnistherapie versteht (Markowitsch, 2002). Aus Motivationsgründen sollten Erfolge vor allem zu Therapiebeginn schnell erreicht werden können und unmittelbar einsichtig sein.

Eine gute Zusammenfassung der Grundprinzipien einer Gedächtnistherapie ist das Akronym MEMO:

M = multiple repetitions (viele Wiederholungen),
E = everyday situation (Therapie *in* der Alltagssituation),
M = minimize errors (Prinzip des fehlerfreien Lernens),
O = one at a time (nur wenige konkrete Therapieziele).

Auch die Kapazität des **Arbeitsgedächtnisses** sowie spezifische Arbeitsgedächtnisfunktionen können bei Kindern mit ADHS, normalen Erwachsenen, gesunden Älteren und Patienten nach Schlaganfall und Schädelhirntrauma verbessert werden. Zugleich nimmt dadurch häufig auch die Problemlöse- und Konzentrationsfähigkeit im Alltag zu (Klingberg, 2009).

Ein SOT kann erfolgen

- indem sich der Patient komplexe Dinge merken soll (z. B. eine Wegbeschreibung oder eine witzige Kurzgeschichte), die er später abrufen soll,
- indem er vorgegebene Wortlisten in umgekehrter Reihenfolge sagen soll (Wochentage, Monate, die Namen seiner Kinder etc.) oder
- indem man ihm Aufträge mit zunehmender Komplexität erteilt (z. B. eine bestimmte Anzahl von Lebensmitteln ohne Einkaufszettel einzukaufen oder aus seinem Nachtschrank bestimmte Objekte zu holen).

Ein USOT kann erfolgen

- indem Anforderungen an das AG reduziert werden (z. B. hinsichtlich einer Begrenzung des Materials, das gemerkt werden soll, einer Vereinfachung von Instruktionen oder einer Zerlegung komplexer Aufgaben in mehrere Teilaufgaben),
- indem wichtige Informationen mehrfach wiederholt werden oder
- indem Gedächtnishilfen eingesetzt werden (z.B. Notizbücher, Taschenrechner oder Handy-Apps).

5.2.2.4 Therapie sprachverarbeitungsrelevanter Wahrnehmungsfunktionen

Da Wahrnehmung zu großen Teilen ein Aufmerksamkeitsprozess ist (vgl. Kap. 2.3.1, Allg. Teil), der einerseits automatisch abläuft, andererseits aber bewusst gesteuert werden kann und muss (z. B. durch visuelle und akustische Fokussierung von bestimmten Objekten oder Personen), dienen Übungen zur Verbesserung von Aufmerksamkeitsfunktionen oft gleichzeitig auch der Verbesserung perzeptueller Leistungen.

So können bspw. durch spezielle Sinnesübungen, die auch gezielt die Kommunikation fördern, effektiv Wortfindung, Formulierung und Wahrnehmung zugleich angeregt werden. Hier bieten sich Bildspiele an, allerdings nicht solche, bei denen lediglich irgendwelche Gegenstände abgebildet sind, die der Patient benennen soll. Vielmehr sollten diese mit interessanten Fragestellungen verbunden sein, welche die Daueraufmerksamkeit und die visuelle Wahrnehmung auf das Bild lenken und über Neugier zugleich die Aktivierung der Aufmerksamkeitssysteme erleichtern. Auch Tastübungen, Riech- und Schmeckübungen, die zusätzlich zur Wahrnehmungsförderung über Einbezug der Neugierde gezielt Wortfindung und Formulierungsfähigkeit trainieren, können effektiv zum sprachverarbeitungsrelevanten Wahrnehmungstraining eingesetzt werden (Stengel & Ladner-Merz, 2006).

In den letzten Jahren wurden vor allem für die Behandlung des **visuellen Neglekts** zahlreiche Trainingsprogramme entwickelt und evaluiert. Besonders effektiv sind hierbei Strategien, die die Aufmerksamkeit des Patienten auf die vernachlässigte Seite lenken. Dies kann *Bottom-up* erfolgen durch extrem auffällige Reize im betroffenen Halbfeld oder die gezielte Stimulation afferenter Kanäle (z. B. durch vestibuläre Stimulation) oder *Top-down* durch verbale Hinweisreize beim visuellen Explorationstraining, wenn der Patient eine kognitiv gesteuerte systematische Suchstrategie erlernen soll. Günstig ist eine Kombination beider Verfahren (Karnath, 2003; Kerkhoff & Groh-Bordin, 2010).

Ähnliche Methoden können bei der Behandlung der *Neglektdyslexie* angewendet werden (vgl. Abb. 14) – z. B. das Markieren von Zeilenanfängen (visueller Anker) in Kombination mit einer permanenten verbalen Aufforderung, diesen Anker (z. B. einen schwarzen Balken oder fett markierte Großbuchstaben) bei jedem Zeilensprung zu suchen (Weinberg et al., 1977). Ziel ist die Verbesserung von visuellen Suchstrategien, die Beschleunigung der Suchprozesse und eine Reduktion der neglektbedingten Auslassungen beim Lesen (Heidler, 2012b).

Lesen Sie die Sätze und orientieren Sie sich am Großbuchstaben!

Erich kommt keinen Tag mehr ohne Bier aus.

Ich soll das ganze Geld wirklich ausgeben?

Susanne hat eine Affäre mit dem Postboten.

Welches Wort ergibt sich aus den jeweiligen Anfangsbuchstaben der Sätze?

Abb. 14: Behandlung einer Neglektdyslexie

Für die Behandlung apperzeptiver und assoziativer **visueller Agnosien** gibt es bislang keine spezifische Therapie (gleiches gilt für auditive Agnosien). Als wenig effektiv hat sich ein Üben des Erkennens und Benennens von Objekten erwiesen (SOT), weshalb das Ziel vor allem die funktionelle Kompensation (USOT) ist (Kerkhoff & Groh-Bordin, 2010). Diese kann bspw. bei Prosopagnosie dergestalt erfolgen, dass die Patienten trainieren, Personen nicht an ihrem Gesicht, sondern alternativ an der Haarfarbe, am Gangbild oder am Stimmklang zu identifizieren.

5.3 Zusammenfassung

Entscheidende Faktoren für den Erfolg rehabilitativer Maßnahmen sind das Volumen des zerstörten Hirngewebes, degenerative Prozesse und die zeitliche Progression von Hirnläsionen. Diese bestimmen realistische Zielstellungen (Restitution versus Kompensation) und die entsprechenden therapeutischen Maßnahmen (SOT versus USOT). Daneben ist der Läsionsort bedeutsam – sind bspw. gedächtnisrelevante Strukturen betroffen (vor allem der mediale Temporallappen), ist die Lernfähigkeit des Patienten begrenzt. Zudem setzt läsionsinduzierte Neuroplastizität selektive Aufmerksamkeit voraus. Therapeutische Priorität hat daher (wenn dies ein realistisches Ziel ist) die Erzeugung eines ausreichenden Aktivitätsniveaus, bspw. mittels eines allgemeinen und kommunikativ aktivierenden Kognitiven Trainings, welches Neugier weckt und dadurch die Aufmerksamkeit fördert.

Bei der Festsetzung realistischer Ziele steht an erster Stelle, was der Patient kann, braucht und will. Problematisch ist, dass schwer hirnorganisch beeinträchtigte Patienten mit Kognitiver Dysphasie meist selbst keine genauen Zielvorstellungen mehr haben (vor allem bei dysexekutiven Störungen mit reduzierter Awareness). Deshalb sollten möglichst relevante und motivierende Teilziele erarbeitet werden, die für den Patienten konkret, überschaubar und unmittelbar einsichtig sind (Götze, 1999).

Ziel der Kognitiv orientierten Sprachtherapie ist eine entweder störungsspezifische (SOT) oder kompensatorische (USOT) Therapie derjenigen kognitiven Funktionen, welche die Sprachverarbeitung und die kommunikative Effizienz des Patienten im Alltag am meisten beeinträchtigen (möglichst natürlich unter gleichzeitiger Förderung kommunikativer Funktionen).

Hierfür stehen zahlreiche Materialien zur Verfügung, z. B. aus dem Bereich des Kognitiven Trainings. Ein häufiger Kritikpunkt an einigen Formen des KT ist, dass diese wenig alltagsrelevant sind. Ein KT sollte daher nicht isoliert angeboten werden, sondern in Kombination mit einem Training zum Erhalt und zur Förderung der Alltagskompetenz (Frank & Konta, 2005). Zudem muss es auf die individuellen Probleme, Lebensumstände und Ressourcen des Patienten zugeschnitten sein (Werheid & Thöne-Otto, 2006).

Generell scheint für die Wirksamkeit eines KT bedeutsam zu sein, dass die Übungen neu und multimodal sind, kognitive Flexibilität trainiert wird, um einen guten Transfer zu gewährleisten, es immer wieder an den jeweiligen Fortschritt des Patienten angepasst wird und den Patienten vor allen Dingen Spaß macht (Buitenweg, Murre & Ridderinkhof, 2012; Ladner-Merz, 1997). Werden diese Faktoren berücksichtigt, hat KT eine nachweisbare Effektivität, bspw. das KT nach Stengel® (Stengel & Ladner-Merz, 2009).

Spezieller Teil:
Kognitive Dysphasien nach Erkrankungen und Läsionsorten

Inhaltsübersicht

I Kognitive Dysphasien bei neurologischen Erkrankungen

1.1 Kognitive Dysphasien nach Schädel-Hirn-Trauma

In Deutschland erleiden jährlich rund 800 von 100.000 Einwohnern ein Schädel-Hirn-Trauma (SHT), mehr als 300 davon müssen stationär behandelt werden. Infolge des demographischen Wandels nimmt zum einen das Durchschnittsalter der Betroffenen zu (derzeit liegt es bei 60 Jahren), zum anderen hat ein Sturz aus niedriger Höhe Verkehrsunfälle als häufigste Ursache für ein SHT abgelöst. Männer sind häufiger betroffen als Frauen – vor allem von mittelschweren und schweren SHT (Maegele et al., 2019).

Obwohl aufgrund der sehr unterschiedlichen Verletzungsmuster und SHT-Schweregrade eine Prognose schwierig ist, haben sich einige unabhängige Faktoren als bedeutsam für die Einschätzung der Langzeitprognose erwiesen: Je länger die anfängliche Bewusstlosigkeit andauert und je schwerer die neurologischen Ausfälle sind, desto schlechter ist die Erholung. Je länger eine posttraumatische Amnesie anhält (die definiert wird als die Zeit nach dem Akutereignis, in welcher der Patient desorientiert ist, unter retro- und anterograder Amnesie leidet und noch kein Tag-zu-Tag-Gedächtnis hat), desto geringer ist das Wiederherstellungspotenzial im Hinblick auf die kognitive Leistungsfähigkeit (Rickels, 2014).

1.1.1 Was ist ein Schädel-Hirn-Trauma?

Ein offenes oder gedecktes Schädel-Hirn-Trauma (SHT) resultiert aus einer schnellen *Gewalteinwirkung* auf den Schädel. Durch die Energie wird der Schädelinhalt unterschiedlich abrupt beschleunigt, was zu Zerreißungen von Axonen und Gefäßen führen kann. An der gegenüberliegenden Seite wird das Gehirn jäh abgebremst, wodurch Prellmarken (Coup und Contre-Coup) entstehen (Rickels, 2014).

Grundsätzlich werden zwei verschiedene Läsionsarten unterschieden: Eine *primäre* Schädigung zerebraler Strukturen entsteht im Augenblick der Gewalteinwirkung selbst und umfasst fokale und generalisierte Schädigungen (Kennedy & Deruyter, 1991). Diese können Ausgangspunkt einer Kaskade von *sekundären* Schädigungen sein, z. B. multiple Entzündigungsreaktionen (die auch in gesundes Hirngewebe streuen), Hypoxie, Atrophie, Unterbrechung der zerebralen Durchblutungsregulation, Hirnödeme oder subdurale, epidurale und intrazerebrale Hämatome/Blutungen. Diese können therapeutisch gemildert werden und sind der eigentliche medizinische Fokus bei der Behandlung des SHT (Firsching et al., 2015; Hernandez-Ontiveros et al., 2013; Oder, 2004).

Während man früher annahm, dass vor allem fokale Gewebeschäden und Kontusionen (Coup und Contre-Coup) zu neuropsychologischen Beeinträchtigungen führen, hat die moderne Bildgebung gezeigt, dass für funktionelle Auswirkungen vor allem *diffuse axonale Schädigungen* verantwortlich sind, die eine Reihe von Proteinen und chemischen Stoffen freisetzen, die angrenzende Zellen schädigen können und die zahlreiche integrative Netzwerke zerreißen (Fontaine et al., 1999; Schrock Simring, 2017; Ghajar & Ivry, 2008).

Bereits eine minimale traumatische Hirnschädigung (Gehirnerschütterung) kann zu diffusen axonalen Verletzungen führen und noch bis zu einem Jahr danach kognitive Defizite verursachen (u. a. Vergesslichkeit, Verlangsamung, rasche Ermüdbarkeit, reduzierte fokussierte Aufmerksamkeit, erhöhte Ablenkbarkeit etc.) und zu emotionalen Veränderungen führen wie z. B. zu geringer Frustrationstoleranz, Labilität oder Ängstlichkeit (Sturm, 2005). Häufen sich solche minimalen SHT (bspw. bei Profi-Fußballern oder Boxern), kann eine *chronische traumatische Enzephalopathie* resultieren mit zahlreichen kognitiven Langzeitfolgen: So zeigte bspw. eine retrospektive Auswertung von Interviews, die Spieler der National Football League in den USA in acht aufeinanderfolgenden Jahren gaben, dass sich deren sprachliche Komplexität im Vergleich zu gesunden Gleichaltrigen kontinuierlich verschlechterte (Berisha et al., 2017).

Der **Schweregrad des SHT** wird meist mittels *Glasgow Coma Scale* (GCS) über Bewusstseinsfunktionen beurteilt (vgl. Tab. 5). Allerdings muss betont werden, dass Bewusstseinsstörungen komplex sind und auf mindestens zwei Ebenen betrachtet werden müssen: zum einen in Bezug auf Wachheit (*Alertness*), zum anderen in Bezug auf Bewusstsein (*Awareness*). Im Normalzustand sind beide ausreichend hoch, im Koma beide stark reduziert. Viele Zwischenformen (z. B. Verwirrtheit oder Syndrom des minimalen Bewusstseins) können aber nur unzureichend mit einer so groben Skala wie der GCS differenziert werden (Bender, 2016).

Häufig wird auch in *quantitative* und *qualitative* Bewusstseinsstörungen unterschieden, allerdings ist auch hier eine klare Abgrenzung schwierig, da Alertness und Awareness in zahlreichen Abstufungen beeinträchtigt sein können und häufig zudem fluktuieren.

Glasgow Coma Scale	
Augen öffnen	**4** - spontan **3** - auf Ansprache **2** - auf Schmerzreiz **1** - keine
Sprache	**5** - orientiert **4** - desorientiert **3** - inadäquat **2** - unartikuliert **1** - keine
Motorik	**6** - befolgt Aufforderungen **5** - gezielte Schmerzabwehr **4** - ungezielte Schmerzabwehr **3** - Beugereaktion **2** - Streckreaktion **1** - keine
SHT Grad 1: 13-15 Punkte (Gehirnerschütterung / Commotio cerebri) **SHT Grad 2:** 9-12 Punkte (Gehirnprellung / Contusio cerebri) **SHT Grad 3:** 3-8 Punkte (Gehirnquetschung / Compressio cerebri)	

Tabelle 5: Schweregradeinschätzung des SHT nach der Glasgow Coma Scale (Teasdale & Jennett, 1974). Eingeschränkt erhebbar bei intubierten und/oder analgosedierten Patienten.

1.1.2 Pathophysiologie des SHT

Neuropsychologische Störungen nach schwerem SHT stehen erstaunlicherweise oft in nur geringer Beziehung zu den fokalen Läsionen, die sich in der Bildgebung zeigen.

Eine Erklärung hierfür könnte ein *reduzierter Stoffwechsel im PFK und im zingulären Kortex* sein, der zu entsprechenden kognitiven und behavioralen Defiziten und einer stark verlangsamten Informationsverarbeitungsgeschwindigkeit führt (Fontaine et al., 1999). Die Ursache des reduzierten Metabolismus ist noch unklar. Vermutet wird eine Deafferenzierung durch diffuse axonale Schädigungen, allerdings sind diese gar nicht so diffus verteilt, wie man annehmen könnte. Da die physikalisch-mechanischen Eigenschaften hinsichtlich Elastizität, Viskosität, Gewicht und Fixierung nicht für alle zerebralen Strukturen gleich sind, sind einige Hirnregionen anfälliger als andere - vor allem die parasaggitale weiße Substanz, das Corpus callosum, die Grenze zur Großhirnrinde, der pontomesenzephale Übergang, der Hirnstamm und das Kleinhirn.

Durch die SHT-typische Abfolge von Be- und Entschleunigung kommt es zu Scherungen, Überdehnungen und Zerreißungen des intraaxonalen Zytoskeletts. Ob die axonalen Schädigungen reversibel sind, hängt von der Dauer, der Stärke und der Richtung dieser Einwirkungen ab. Oft führt die axonale Läsion zur Schädigung der Zellkörper oder umgebender Astro- und Oligodendrozyten, zudem kann eine Zelltodkaskade ausgelöst werden (Woldag, Renner & Hummelsheim, 2004).

In der chronischen Phase eines schweren SHT kann sich die zelluläre Morphologie derart verändern, dass es zum Zelluntergang kommt, der im weiteren Verlauf zu regionaler oder globaler Hirnatrophie führt (Bigler, 2013).

1.1.3 Sprachverarbeitungsrelevante Störungen nach SHT

1.1.3.1 Gestörte Aufmerksamkeitsfunktionen

Aufmerksamkeitsstörungen können sowohl Intensitäts- als auch Selektivitätsprozesse betreffen und zu heterogenen Kognitiven Dysphasien attentionaler Genese führen. Auch Patienten nach leichtem SHT berichten häufig über gestörte Intensitätsleistungen im Sinne von „Müdigkeit" (kognitiver Fatique), die zu den dauerhaftesten und häufigsten Problemen nach SHT gehört und sich negativ auf Verarbeitungsgeschwindigkeit und Konzentrationsfähigkeit auswirkt (Ponsford & Ziino, 2003; Möller et al., 2017).

Vorrangig bestehen also Probleme bei der Aufrechterhaltung von Daueraufmerksamkeit und Vigilanz, aber auch in der geteilten Aufmerksamkeit. Während automatisierte Leistungen meist unbeeinträchtigt sind, zeigen sich Probleme oft erst dann, wenn die Aufgabenstellung eine kontrollierte Verarbeitung erfordert, z. B. in den ersten Phasen von Lernprozessen (Park, Moscovitch & Robertson, 1999; Park & Ingles, 2001).

In der Kommunikation manifestieren sich Aufmerksamkeitsprobleme z. B. als Schwierigkeiten bei der Aufrechterhaltung oder beim Verfolgen von Gesprächsthemen oder als sozial unangemessener verbaler Output, da narrative Kontexte und kommunikative Signale (*Wer hatte jetzt genau dieses altmodische Kleid an? Wer ist jetzt wieder dieser Olaf?*) nicht adäquat wahrgenommen oder ausreichend lange aufrechterhalten werden können (Stierwalt & Murray, 2002).

1.1.3.2 Gestörte Exekutivfunktionen

Das SHT wird häufig als Prototyp der Mehrfachläsion des exekutiven Netzwerkes aufgefasst (McDowell, Whyte & D'Esposito, 1998), das zur Kognitiven Dysphasie dysexekutiver Genese führt. Meistens sind sowohl kognitive als auch soziale Exekutivfunktionen beeinträchtigt, weshalb der Diskurs von SHT-Patienten zum einen als desorganisiert, tangential, ineffizient und konfus, zum anderen auch als selbstbezogen und sozial unangemessen beschrieben wird (Jorgensen & Togher, 2009).

Gestörte kognitive Exekutivfunktionen manifestieren sich bspw. als Unaufmerksamkeit gegenüber dem Gesprächspartner, Unfähigkeit, einen kontinuierlichen Gedankenstrom aufrechtzuhalten, Perseverationen von Gedanken und Äußerungen oder desorganisierte Äußerungen (Kennedy & Deruyter, 1991).

Häufig zeigen sich Probleme bei der verbalen Regulierung, d. h. Verhalten kann nicht mehr mit Hilfe von Sprache strukturiert werden (z. B. anhand einer To-Do-Liste).

Gestörte soziale Exekutivfunktionen manifestieren sich vor allem als emotional-behaviorale Störungen wie Persönlichkeitsveränderungen, reduzierte

Awareness, unrealistische Selbsteinschätzung, Aggressivität, Paranoia, Angststörung oder Enthemmung (Brockway, 1991). Auf Diskursebene zeigen sich pragmatische Störungen, z. B. Probleme bei Konversationsregeln wie Schwierigkeiten beim Turn-Taking oder bei der Selektion, Initiierung und Aufrechterhaltung von Themen.

Auch die nonverbale Kommunikation kann gestört sein. Dies zeigt sich in defizitärer Anpassung von Lautstärke, Intonation und anderen Suprasegmentalia an den Partner und an die Situation, inadäquatem Gesichtsausdruck, unpassendem Blickkontakt, mangelhafter sozialer Distanz, Problemen beim Verstehen von Metaphorik, Sarkasmus, Ironie und Humor (den Basics einer gelungenen Kommunikation!) sowie beim Erzeugen einer *Theory of Mind* (Bosco et al., 2017; Channon, Pellijeff & Rule, 2005; Davis & Coelho, 2004).

Häufig ist eine einfache Konversation („*Guten Tag, wie geht's? Mir geht's gut …*") adäquat möglich, da hierfür Regeln im LZG gespeichert sind. Steigt jedoch der Abstraktionsgrad eines Gesprächs oder soll der Patient eine Geschichte/Episode erzählen, verstärken sich diskurspragmatisch-kommunikative Defizite, da hierfür zahlreiche Organisations-, Selektions- und Sequenzierungsprozesse erforderlich sind (Kennedy & Deruyter, 1991).

1.1.3.3 Gestörte Gedächtnisfunktionen

Ein häufiges Problem nach SHT sind *Enkodierungsstörungen*, die zur Kognitiven Dysphasie mnestischer Genese führen, da der Hippokampus durch seine Lage im mittleren Temporallappen eine sehr vulnerable Region für (auch leichte) Schädel-Hirn-Traumata ist (Luo et al., 2014). Daneben ist er sehr anfällig für Exzitotoxizität (Tod von Neuronen durch andauernde Reizüberflutung).

Bildgebungsstudien zeigen, dass Patienten mit mittelschweren bis schweren SHT zwei Jahre nach dem Akutereignis deutlich kleinere Hippokampusvolumina aufweisen als gesunde Probanden (McAllister, 2011; Bigler, Anderson & Blatter, 2002).

1.1.4 Zusammenfassung

Auch nach leichtem SHT können ein Jahr nach dem Akutereignis noch kognitive Defizite nachgewiesen werden (Dean & Sterr, 2013). Diese beruhen wahrscheinlich auf einer diffusen axonalen Schädigung.

Schwere SHT führen zu einem verminderten Stoffwechsel in präfrontalen und zingulären Arealen, was unabhängig von der fokalen Kontusion exekutive Netzwerke beeinträchtigt (Sturm, 2005).

Neben beeinträchtigten Exekutivfunktionen, Aufmerksamkeitsdefiziten und Enkodierungsstörungen ist nach SHT vor allem eine allgemeine unspezifische reduzierte Informationsverarbeitungsgeschwindigkeit problematisch, die u. a. zu Sprachverständnisschwierigkeiten und einer reduzierten Gedankenflüssigkeit führen kann (Kennedy & Deruyter, 1991).

1.2 Kognitive Dysphasien nach Hypoxie

In Deutschland werden jährlich rund 80.000 Patienten kardiopulmonal wiederbelebt, von denen rund 40% überleben. Von diesen erlangen wiederum nur 40% das Bewusstsein wieder und lediglich 15% der reanimierten Patienten können mit mehr oder weniger starken neurologischen Beeinträchtigungen zurück in die Häuslichkeit entlassen werden (Hamann et al., 2012).

Eine Folge der globalen Ischämie bei Kreislaufstillstand ist die sogenannte „hypoxische Enzephalopathie" (HE, auch: *Postreanimationsenzephalopathie*, *hypoxischer Hirnschaden* oder *hypoxisch-ischämische Enzephalopathie*).

Zwar gibt es auch andere Ursachen für hypoxische Hirnschädigungen (Aspiration, Vergiftung, Verblutungsschock oder Lungenembolie), am häufigsten werden sie jedoch durch kardiale Erkrankungen (Asystolie, Kammerflimmern) verursacht, die eine kardiopulmonale Reanimation nach sich ziehen.

1.2.1 Was ist ein hypoxischer Hirnschaden?

Das Gehirn ist auf eine konstante und ausreichende Blutversorgung angewiesen. Da es nicht in der Lage ist, größere Mengen an Sauerstoff zu speichern, hat es nur eine geringe Toleranz gegenüber Minderdurchblutung. Bei einer vollständigen Ischämie (d. h. einem kompletten Durchblutungsstopp bei Herzkreislaufstillstand) kommt es daher bereits nach 7-10 Minuten zu irreversiblen Gewebeschädigungen (Demand, 2014).

1.2.2 Pathophysiologie der hypoxischen Enzephalopathie

Nachdem bei einem Herz-Kreislauf-Stillstand die Sauerstoffzufuhr zum Gehirn unterbrochen wurde, ist noch für rund 8 Sekunden neuronale Aktivität möglich, danach verliert man das Bewusstsein. Zu neuropathologisch nachweisbaren Neuronenuntergängen kommt es nach 3 Minuten und nach etwa 10 Minuten führt die globale zerebrale Ischämie zu weitreichenden neuropathologischen Beeinträchtigungen. Auch Nährstoffe gelangen nicht mehr zu den Zellen, was eine Dysfunktion der membranständigen Ionen-Pumpen zur Folge hat, wodurch Neuronen mit Kalzium-Ionen überlastet werden und absterben (Kristian & Siesjo, 1998).

Einige zerebrale Strukturen und Regionen sind besonders anfällig für Sauerstoffmangel. Zu diesen gehören *arterielle Grenzzonen*, da es durch den Aufbau der Hirngefäße bei einer Ischämie zuerst zu einer Verminderung des arteriellen Blutflusses in den peripheren Versorgungsgebieten der großen Hirngefäße kommt (d. h. zwischen Arteria cerebri media, anterior und posterior). Zudem sind verschiedene Hirnregionen unterschiedlich vulnerabel für Sauerstoffmangel: Während bspw. der Hirnstamm nur einen geringen Sauerstoffanteil benötigt, sind vor allem der *Kortex*, der *Hippokampus*, das *Kleinhirn*, der *Thalamus*, die *Basalganglien* und das *Marklager* mit seinen Konnektionen anfällig für Hypoxie. Kurze Ischämie-Zeiten führen zu Läsionen im Bereich der Basalganglien, des Hippokampus, des Thalamus sowie der Purkinje-Zellen des Kleinhirns, länger andauernde zu Nekrosen im Kortex. Das Endstadium des hypoxischen Hirnschadens ist ein generalisiertes zerebrales Ödem, welches aufgrund des erhöhten intrazerebralen Drucks zu einem völligen Zirkulationsstopp im Gehirn führen kann (Prohl, Hundt & Bodenburg, 2010; Demand, 2014).

1.2.3 Sprachverarbeitungsrelevante Störungen nach Hypoxie

Trotz intensiver medizinischer und rehabilitativer Therapie zeigen Patienten nach hypoxischem Hirnschaden häufig persistierende Beeinträchtigungen des Gedächtnisses, der Aufmerksamkeit und der Exekutivfunktionen (Pusswald et al., 2000; Moulaert et al., 2009; Caine & Watson, 2000).

1.2.3.1 Gestörte Aufmerksamkeitsfunktionen

Aufmerksamkeitsleistungen sind bei hypoxischen Patienten in unterschiedlichem Ausmaß betroffen und an den Schweregrad der HE gebunden: Je ausgeprägter das klinisch-neurologische Bild, desto eher sind Intensitätsleistungen betroffen (Alertness, Daueraufmerksamkeit, Vigilanz), je leichter die HE, desto eher zeigen sich Defizite erst bei selektiven bzw. komplexeren Anforderungen (Prohl, Hundt & Bodenburg, 2010).

Auf sprachlicher Ebene (Kognitive Dysphasien attentionaler Genese) kann eine gestörte Aufmerksamkeitsintensität zu einer starken Verlangsamung führen (z. B. zu zähen Gedankengängen, unflüssiger Sprachproduktion, eingeschränkter Informationsverarbeitungsgeschwindigkeit und einer „langen Leitung").

Eine gestörte Aufmerksamkeitsselektivität kann die Fokussierung auf Gesprächspartner und Themen beeinträchtigen und zu einer reduzierten Kohäsion und Kohärenz der Äußerungen sowie zu einer fehlenden Wahrnehmung kontextueller und/oder sozialer Signale führen. Häufig sind die Patienten stark ablenkbar und verlieren im Gespräch den roten Faden.

1.2.3.2 Gestörte Exekutivfunktionen

Kognitive Dysphasien dysexekutiver Genese sind bei Patienten mit HE sehr heterogen. Meist dominieren komplexe Verhaltensstörungen mit ausgeprägter Antriebsarmut bis hin zur völligen Apathie inklusive Sprachantriebsstörung (*apathisches dysexekutives Syndrom*). Aber auch Veränderungen der Persönlichkeit sind häufig (*enthemmtes dysexekutives Syndrom*) mit emotionaler Labilität, emotionaler Indifferenz gegenüber der Umwelt und gegenüber den eigenen kognitiven Beeinträchtigungen, einer reduzierten Selbsteinschätzungsfähigkeit, impulsivem Verhalten und einem mangelhaften emotionalen Ausdrucksvermögen (Caine & Watson, 2000; Della Sala &

Spinnler, 1986; Pusswald et al., 2000). Diese Patienten zeigen häufig ein inadäquates Sozialverhalten mit enthemmter Sprachproduktion, unangemessenen (z. B. distanzlosen oder sexuell anzüglichen) Äußerungen und monotoner Prosodie

Auch kognitive Exekutivfunktionen sind häufig beeinträchtigt (*desorganisiertes dysexekutives Syndrom*) und die Patienten haben Probleme beim Planen, Initiieren und Sequenzieren von verbalen und anderen Handlungen, eine erhöhte Ablenkbarkeit, ein reduziertes Abstraktionsvermögen und eine verminderte kognitive Flexibilität (Lezak, 1995; Prohl, Hundt & Bodenburg, 2010). Hierdurch werden ihre Äußerungen oft konfus (planlos), unstrukturiert sowie thematisch und hinsichtlich des Wortabrufs unflexibel (z. B. haften sie an bestimmten Wörtern und Themen).

1.2.3.3 Gestörte Gedächtnisfunktionen

Eingeschränkte Gedächtnisfunktionen mit resultierenden Kognitiven Dysphasien mnestischer Genese sind meist das dominierende neuropsychologische Defizit hypoxischer Patienten aufgrund der hohen Vulnerabilität von Hippokampus, Thalamus und Kortex für Sauerstoffmangel.

Betroffen sind sowohl KZG und LZG sowie Enkodierung, Wiedererkennensfähigkeit und Abruf (Demand, 2014). Bei schwerer hypoxischer Enzephalopathie besteht häufig eine antero- und retrograde Amnesie (vgl. Kap. 2.4.3, Allg. Teil), die sich auf sprachlicher Ebene durch Konfabulationen, Logopenie (Sprachverarmung) und die Verwendung von Sprachschablonen manifestiert („Ich bin hier seit ... seit ... na, seit ein paar Tagen schon ... muss ja weitergehen irgendwie alles, ne?“).

1.2.3.4 Gestörte Wahrnehmungsfunktionen

Häufig bestehen nach Hypoxie auch visuell-räumliche Störungen sowie räumlich-konstruktive Defizite (vgl. Abb. 15).

Besonders alltagsrelevant sind visuelle Wahrnehmungs- und Kontrastsehstörungen, da Patienten hierdurch Objekte in ihrer unmittelbaren Umgebung nicht mehr adäquat wahrnehmen können (Frieboes, Jürgensmeyer & von Cramon, 1994). Dies führt zu Schwierigkeiten im korrekten Umgang mit Gegenständen, aber auch zu Problemen wie Sturzgefährdung (wenn bspw. Treppenstufen nicht mehr erkannt werden).

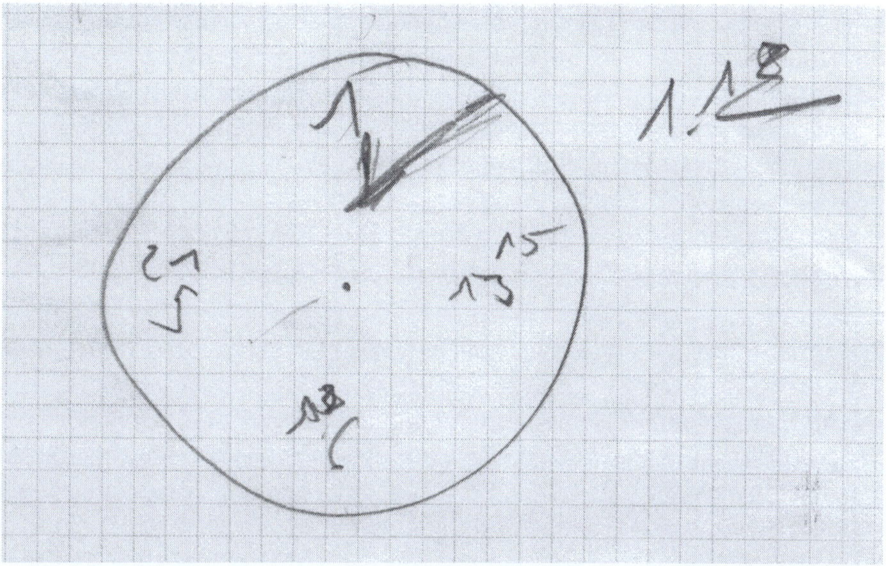

Abb. 15: Visuell-räumliche Störungen und desorganisiertes dysexekutives Syndrom bei einem Patienten mit hypoxischer Enzephalopathie nach kardio-pulmonaler Reanimation. Die einzutragende Uhrzeit betrug 9.15 Uhr.

Auf sprachlicher Ebene (Kognitive Dysphasien perzeptueller Genese) zeigen die Patienten häufig Probleme bei der Verwendung und beim Verstehen lokaler Präpositionen (*darüber, dahinter, davor...*) und beim Benennen und Benutzen von Objekten, die sie nicht korrekt identifizieren können.

1.2.4 Zusammenfassung

Bei Hypoxie führen verschiedene pathophysiologische Veränderungen (Energiemangel, Membranstörungen, Eiweißsynthesestörungen, Ödeme etc.) zum Zelltod. Einige Hirnregionen sind besonders vulnerabel für Sauerstoffmangel, u. a. der Kortex, der Hippokampus, der Thalamus, die Basalganglien und das Kleinhirn.

Neben gestörten Aufmerksamkeits- und Exekutivfunktionen dominieren häufig Gedächtnisdefizite (Caine und Watson, 2000; Moulaert et al., 2009), wobei durch eine Schädigung von Hippokampus und Thalamus vor allem die Enkodierung und Konsolidierung neuer deklarativer Gedächtnisinhalte beeinträchtigt ist. Eine Kognitive Dysphasie von Patienten mit HE manifestiert sich u. a. in Konfabulationen, Sprachverarmung sowie planlosen und sozial unangemessenen Äußerungen.

1.3 Kognitive Dysphasien nach Schlaganfall

Schlaganfälle sind weltweit die zweithäufigste Todesursache und führen sehr oft zu bleibenden kognitiven und motorischen Behinderungen.

Die Anzahl der neuerkrankten Patienten beträgt in Deutschland rund 200 auf 100.000 Einwohner pro Jahr, von denen rund 75% den Schlaganfall überleben (Sünkeler, 2010; Busch et al., 2013; Frommelt, 2010).

Die Häufigkeit eines Schlaganfalls nimmt mit steigendem Alter zu: Fast 85% aller Schlaganfälle treten jenseits des 60. Lebensjahres auf. Die Langzeitprävalenz ist dabei am höchsten bei einem niedrigen sozialen Status und am niedrigsten bei einem hohen sozialen Status, wobei dieser umgekehrte soziale Gradient bei Frauen ausgeprägter ist als bei Männern (Busch et al., 2013).

Risikofaktoren sind neben einem hohen Lebensalter Bluthochdruck, Herzerkrankungen, Diabetes mellitus, Adipositas und Nikotinabusus (Poeck, 1992).

1.3.1 Was ist ein Schlaganfall?

Der Begriff *Schlaganfall* ist ein Oberbegriff für die akute („schlagartige") Schädigung von Hirnarealen. Diese ist zumeist Folge eines Gefäßverschlusses (ischämischer Infarkt) oder einer Hirnblutung.

Die akuten Beschwerden hängen vom Ausmaß der Schädigung und von der betroffenen Hirnregion ab. Typische Erstsymptome sind ein plötzliches Schwäche- oder Taubheitsgefühl in einer Körperhälfte, Lähmungserscheinungen, Sprach-, Sprech-, Hör- und Sehstörungen sowie heftiger Kopfschmerz, starker Schwindel oder Bewusstlosigkeit. Eine sofortige medizinische Versorgung innerhalb der ersten Stunden ist entscheidend für den Erfolg der Behandlung, denn „time is brain“: Pro Minute sterben bspw. im Frontalhirn nach einem ischämischen Schlaganfall 1,9 Millionen Neuronen, 14 Milliarden Synapsen und 12 km myelinisierte Nervenfasern ab (Eschenfelder, Zeller & Stringele, 2006).

1.3.2 Pathophysiologie des Schlaganfalls

1.3.2.1 Ischämische Hirninfarkte

Ischämische Hirninfarkte entstehen durch eine längerwährende Unterbrechung der Blutzirkulation, wodurch weder Sauerstoff noch Glukose in die Zellen gelangen kann. Kann die Perfusion rasch wiederhergestellt werden, bleiben Strukturen und Funktionen erhalten. Erst wenn die Minderperfusion so lange andauert, dass ein Zelltod eintritt, sind die Folgen des ischämischen Infarktes irreversibel. Durch den Zelltod wird die Blut-Hirn-Schranke durchlässig, so dass Flüssigkeit in das betroffene Gewebe einströmen und ein *Hirnödem* auslösen kann. Ist dieses Ödem bei großen Infarkten sehr ausgedehnt, kann es zu einer lebensbedrohlichen Hirndrucksteigerung kommen (Bähr & Frotscher, 2009).

Ischämische Hirninfarkte werden zum einen nach der Ätiologie (Infarkttypen), zum anderen nach den betroffenen Gefäßterritorien eingeteilt (Frommelt, 2010).

Hinsichtlich der **Infarkttypen** wird klassifiziert in:

- *Embolische Infarkte*: 80% der Schlaganfälle werden durch Embolien, Blutgerinnsel oder Gefäßwandpartikel verursacht, die mit dem Blutstrom in das Gehirn transportiert werden und dort eine Endarterie verlegen. Bei einem proximal gelegenen Gefäßverschluss resultieren ausgedehnte Territorialinfarkte (vgl. Abb. 16a).
- *Hämodynamische Infarkte*: Eine andere Ursache für Ischämien ist ein kritischer Abfall des Blutdrucks infolge einer Stenose. Hiervon sind vor allem lange Marklagerarterien betroffen, die zu Endstrominfarkten führen. Im Gegensatz zu embolischen führen hämodynamische Infarkte häufig zu fluktuierenden neurologischen Defiziten in Abhängigkeit von der jeweiligen Durchblutung im Gewebe hinter der Stenose. Da die

Gesamtdurchblutung hier erst allmählich sinkt, sind Strukturen oft noch erhalten, während Funktionen bereits beeinträchtigt sind.

- *Lakunäre Infarkte*: Mikroangiopathische Veränderungen kleiner Arterien engen hier schrittweise den Gefäßdurchmesser ein und führen zu Verschlüssen. Betroffen sind vor allem dünne lentikulo-striatäre Arterien, weshalb lakunäre Infarkte besonders häufig in den Basalganglien, im Marklager und in der Brücke vorkommen (Bähr & Frotscher, 2009). Darüber hinaus können lakunäre Infarkte auch embolisch oder thrombotisch bedingt sein (Linn, 2011).

Während die Verlaufsdynamik eines ischämischen Hirninfarktes vor allem vom Infarkttyp abhängt, werden die kognitiven und motorischen Beeinträchtigungen vorrangig vom Läsionsort bestimmt.

Für kognitive und sprachliche Funktionen sind verschiedene **Gefäßsyndrome** relevant.

1. Gefäßsyndrome des Großhirns:

- Ischämien der Arteria choroidea anterior schädigen die Hippokampusregion und führen zu schweren Neugedächtnisstörungen (Kognitive Dysphasien mnestischer Genese).
- Ischämien der Arteria cerebri media links führen zu zahlreichen kognitiven Defiziten wie Aphasie, Akalkulie, Apraxie und Kognitiver Dysphasie attentionaler, dysexekutiver, mnestischer und perzeptueller Genese (je nachdem, welche Äste der Mediaarterie betroffen sind – vgl. Abb. 16a).
- Ischämien der Arteria cerebri media rechts führen zu Kognitiven Dysphasien dysexekutiver, attentionaler, mnestischer und perzeptueller Genese - bspw. aufgrund von gestörten sozialen Exekutivfunktionen, Verwirrtheitszuständen, Gedächtnisstörungen und Neglekt nach links (vgl. Kap. 1.8.3, Spez. Teil).
- Ischämien der Arteria cerebri anterior (vor allem bilaterale) führen häufig zum apathischen und/oder desorganisierten dysexekutiven Syndrom mit Kognitiver Dysphasie dysexekutiver Genese.
- Ischämien der Arteria cerebri posterior können Aphasien und Gedächtnisstörungen mit Kognitiven Dysphasien mnestischer Genese hervorrufen.

2. *Gefäßsyndrome des Kleinhirns*: (vgl. Kap. 1.4.2, Spez. Teil):
- Ischämien der Arteria cerebelli posterior bedingen neben zahlreichen motorischen Einschränkungen (z. B. Sprechataxie) auch eine kognitive Dysmetrie und Kognitive Dysphasien dysexekutiver Genese.

3. *Gefäßsyndrome des Thalamus* (vgl. Kap. 1.5.3, Spez. Teil):
- Ischämien der Arteria thalamoperforans posterior können zu schweren Aufmerksamkeitsintensitätsstörungen und zur Bewusstseinstrübung führen mit Kognitiver Dysphasie attentionaler Genese (Bähr & Frotscher, 2009; Frommelt, 2010).

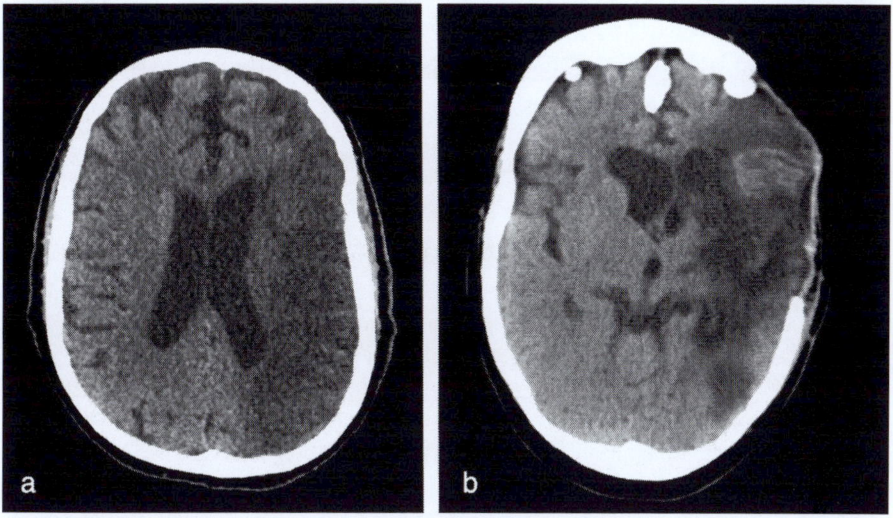

Abb. 16 a) 78-jähriger Patient mit linkshemisphärischem embolischen Infarkt, b) 62-jähriger Patient mit linkshemisphärischer intrazerebraler Blutung.

1.3.2.2 Hirnblutungen

Spontane Blutungen in die Hirnsubstanz (intrazerebrale Blutungen) oder in die Räume der weichen und harten Hirnhäute (subarachnoidale, subdurale und epidurale Blutungen) verursachen rund 15% aller Schlaganfälle.

- *Intrazerebrale Blutungen*: Häufigste Ursache ist ein Bluthochdruck, der die Wände kleiner Arterien schädigt, so dass Mikroaneurysmen entstehen (vgl. Abb. 16b). Betroffen sind vor allem die Basalganglien, der Thalamus und das Kleinhirn (zu den kognitiven Störungen vgl. Kap.

1.4., 1.5 und 1.6, Spez. Teil). Im Gegensatz zu ischämischen Infarkten wird das Gewebe im Bereich der Blutung meist nicht vollständig zerstört, so dass die Prognose oft günstiger ist.

- *Subarachnoidalblutungen*: Blutungen in den Liquorraum werden vorrangig durch ruptierte Aneurysmen der basalen Hirnarterien hervorgerufen. Sie führen zu einer reduzierten globalen kognitiven Belastbarkeit.
- *Subdurale und epidurale Blutungen*: Bei Subduralblutungen liegt das Hämatom zwischen äußerster Hirnhaut (Dura) und mittlerer Hirnhaut (Arachnoidea), bei Epiduralblutungen zwischen Dura und Knochenhaut. Beide sind überwiegend traumatisch bedingt (Bähr & Frotscher, 2009).

Eine Mischform zwischen ischämischen Infarkten und Hirnblutungen sind **hämorrhagische Hirninfarkte**, bei denen es zu einer Einblutung in ein ischämisches Hirninfarktgebiet kommt (Frommelt, 2010).

1.3.3 Sprachverarbeitungsrelevante Störungen nach Schlaganfall

Vaskulär bedingte kognitive Beeinträchtigungen mit Kognitiver Dysphasie können von leichten Einschränkungen bis hin zur vaskulären Demenz reichen (vgl. Kap. 2.4.2.4, Spez. Teil) und bestehen bei über der Hälfte der Patienten nach Schlaganfall (Madureira, Guerreiro & Ferro, 2001).

Prädiktoren für kognitive Defizite drei Monate nach dem Akutereignis sind u. a. ein hohes Lebensalter (>75 Jahre), ein niedriger sozioökonomischer Status sowie eine linkshemisphärische Läsion (Patel et al., 2001).

Entscheidend für die Klinik sind das Ausmaß und die Lokalisation der zerebralen Läsionen.

1.3.3.1 Gestörte Aufmerksamkeitsfunktionen

Kognitive Dysphasien attentionaler Genese infolge beeinträchtigter Aufmerksamkeitsintensitätsleistungen resultieren nach rechtshemisphärischen Schlaganfällen im dorsolateralen Präfrontalkortex, im Parietalkortex, im Thalamus, im Gyrus cinguli und in der pontomesenzephalen Übergangsregion.

Selektive Aufmerksamkeitsleistungen sind vor allem beeinträchtigt nach Schlaganfällen im Thalamus (der den „Scheinwerfer" der Aufmerksamkeit kontrolliert), im Frontalkortex, in vorderen Anteilen des Gyrus cinguli und im Parietalkortex (vgl. Kap. 2.1.3, Allg. Teil).

1.3.3.2 Gestörte Exekutivfunktionen

Dysexekutive Syndrome mit Kognitiven Dysphasien dysexekutiver Genese resultieren u. a. nach anterioren und subkortikalen Infarkten der Arteria cerebri media links und rechts und nach Infarkten der Arteria cerebri anterior durch Schädigung frontaler Areale sowie der Basalganglien (vgl. Kap. 2.2.3, Allg. Teil).

1.3.3.3 Gestörte Gedächtnisfunktionen

Zu schweren Neugedächtnisstörungen mit Kognitiver Dysphasie mnestischer Genese kommt es nach links- und/oder rechtshemisphärischen Läsionen der Arteria cerebri posterior und der Arteria choroidea anterior, die den Hippokampus versorgen sowie nach Läsion kleiner Mediaäste, die (neben der Arteria choroidea anterior) die Amygdala versorgen (Prosiegel, 2002).

Auch Blutungen aus Aneurysmen der Arteria communicans anterior und polare Thalamusinfarkte können zu persistierenden amnestischen Syndromen führen (vgl. 2.4.3, Allg. Teil).

Sekundär können symptomatische Epilepsien im Temporallappen diverse Gedächtnisleistungen beeinträchtigen (vgl. Kap. 1.10.3.2, Spez. Teil).

1.3.3.4 Gestörte Wahrnehmungsfunktionen

Da vor allem der Temporalkortex sowie thalamische und dorsolateralfrontale Läsionen bei der Entstehung des visuellen Neglekts eine zentrale Rolle spielen, führen posteriore Infarkte der Arteria cerebri media rechts und der Arteria choroidea anterior rechts zu Kognitiven Dysphasien mit Neglektdyslexie und -dysgraphie.

Bilaterale Posteriorinfarkte mit Ausdehnung in den okzipito-temporalen Kortex beeinträchtigen den ventralen Pfad der visuellen Objektwahrnehmung (*Was*-System) und führen zu visuellen Agnosien. Okzipito-parietale

Läsionen können den dorsalen Verarbeitungspfad beeinträchtigen (*Wo-Wie-Wohin*-System) und zu visuell-räumlichen Störungen führen.

Kognitive Dysphasien perzeptueller Genese bei auditiven Agnosien können sowohl Folge uni- als auch bilateraler Schlaganfälle in den Temporallappen und/oder im hinteren Thalamus sein, die den Hörkortex oder subkortikale Anteile der Hörbahn schädigen (vgl. Kap. 2.3.4, Allg. Teil).

1.3.3.5 Gestörte Sprachverarbeitung

Linkshemisphärische Infakte der Arteria cerebri media führen zu verschiedenen aphasischen Syndromen: Anteriore Infarkte (Arteria praerolandica) bedingen Broca-Aphasien, posteriore Infarkte (Arteria temporalis posterior) Wernicke-Aphasien, Schlaganfälle in temporo-parietalen Regionen amnestische Aphasien und ausgedehnte Mediainfarkte führen zu globalen Aphasien.

Da Schlaganfälle häufig großflächig sind, leiden die Patienten neben der Aphasie sehr oft außerdem unter einer Kognitiven Dysphasie attentionaler, dysexekutiver, mnestischer und/oder perzeptueller Genese (vgl. Kap. 3.1, Allg. Teil). So ist bspw. eine Broca-Aphasie fast immer kombiniert mit einer Kognitiven Dysphasie dysexekutiver Genese aufgrund der Lage des Broca-Areals im Frontalkortex.

1.3.3.6 Affektive und neuropsychiatrische Störungen

Neben kognitiven Defiziten bestehen nach Schlaganfall häufig auch neuropsychiatrische und affektive Störungen wie Depression, Angst, Irritabilität und Manie, die häufig koexistieren (Starkstein & Robinson, 1994).

Auch ein Delir (vgl. Kap. 2.1, Spez. Teil) ist häufig und betrifft einen von vier Schlaganfallpatienten. Risikofaktoren für ein Post-Stroke-Delir sind vorbestehende kognitive Defizite, ausgedehnte Läsionen, ein hohes Lebensalter sowie die Einnahme zahlreicher Medikamente.

Die häufigste neuropsychiatrisch-affektive Störung nach Schlaganfall ist die *Post-Stroke-Depression* (PSD), die häufig mit kognitiven Beeinträchtigungen und Kognitiver Dysphasie mnestischer, attentionaler und dysexekutiver Genese einhergeht (vgl. Kap. 2.2.7, Spez. Teil). So zeigen Patienten mit PSD bspw. reduzierte Gedächtnisfunktionen, schlechte nonverbale Problemlösefähigkeiten, eine verlangsamte psychomotorische Geschwindigkeit, eine reduzierte kognitive Flexibilität, ein eingeschränktes Auffassungsvermögen sowie Aufmerksamkeitsdefizite (Kauhanen et al., 1999). Dies führt bspw. zu schablonenhaften, verlangsamten und prosodisch monotonen Äußerungen, die zudem thematisch auf negative Aspekte des Erlebens eingeengt sind.

Zur Ätiologie der PSD gibt es zwei Auffassungen: Zum einen, dass sie durch soziale und psychologische Stressoren „reaktiv" ausgelöst wird, zum anderen, dass sie biologische Ursachen hat, da ein Schlaganfall neuronale Schaltkreise der Stimmungsregulation beeinträchtigt. Studien zeigen, dass vor allem biologische Faktoren dominieren: So sind bspw. Schlaganfallpatienten deutlich depressiver im Vergleich zu orthopädischen Patienten mit einem ähnlichen Erkrankungsschweregrad und auch Patienten mit Anosognosie (fehlender Krankheitseinsicht) können depressiv werden. Zudem führen spezifische Läsionen zu einer PSD – insbesondere links anteriore Läsionen, Basalganglienläsionen sowie Schädigungen des frontalen Pols; je näher eine Läsion am frontalen Pol liegt, desto schwerer ist die Ausprägung der PSD.

Rechtshemisphärische frontale, temporale und subkortikale Läsionen (vor allem in den Basalganglien) führen hingegen zu einer *Post-Stroke-Manie* (Starkstein, Robinson & Price, 1987).

Kognitive und neuropsychiatrische Auffälligkeiten resultieren nicht nur aus den akuten Schädigungen des Schlaganfalls. Eine interessante Longitudinalstudie zeigte, dass es auch Jahre nach dem Akutereignis zu einer anhaltenden sekundären Degeneration und zu neuronalem Verlust in großen Teilen des limbischen Systems kommt – unabhängig vom Ort der primären Läsion. Auch wenn subkortikale Areale durch den Schlaganfall gar nicht geschädigt wurden, zeigt sich ein progressiver neuronaler Abbau dieser Strukturen auf der ipsilateralen Seite – vor allem im Thalamus, im Hippokampus und in der Amygdala. Dies erklärt die häufig zu beobachtende allmähliche kognitive Verschlechterung und Entwicklung einer Depression dieser Patienten auch lange nach dem Schlaganfall (Haque et al., 2019).

1.3.3.7 Vaskuläre Demenzen

Schlaganfälle können zu schweren kognitiven Defiziten im Sinne eines demenziellen Syndroms führen (vgl. Kap. 2.4, Spez. Teil). Verursachend sind zum einen ausgedehnte kortikale Territorial- und Grenzzoneninfarkte durch den Verschluss von großen Hirnarterien bzw. Arterienästen, die läsionsabhängig bspw. zu alltagsrelevanten Amnesien, Apraxien, Aphasien, Agnosien und/oder dysexekutiven Syndromen führen.

Zum anderen können strategische kortikale oder subkortikale Infarkte in wichtigen Regionen für kognitive Leistungen diese beeinträchtigen (z. B. im Thalamus oder im Hippokampus). Oft reichen kleinste Läsionen aus, um gravierende und persistierende kognitive Defizite hervorzurufen (z. B. Neugedächtnisstörungen nach Hippokampusläsion).

Die Symptomatik vaskulärer Demenzen ist variabel und abhängig vom Ort und von der Größe der schlaganfallbedingten Läsionen (Haberl & Schreiber, 2009). Schwere kognitive Beeinträchtigungen resultieren nach bilateralen Thalamusinfarkten, hinteren linkshemisphärischen Mediainfarkten, Anteriorinfarkten, Grenzzonenischämien (vor allem bilateralen Infarkten zwischen der vorderen und der mittleren Hirnarterie) und linkshemisphärischen Basalganglieninfarkten.

1.3.4 Zusammenfassung

Schlaganfälle sind akute Durchblutungsstörungen des Gehirns und werden zum einen hinsichtlich ihrer Pathophysiologie differenziert (embolische, hämodynamische und lakunäre Infarkttypen versus Blutungen), zum anderen nach ihren Bedingungen (Mikro- versus Makroangiopathie) sowie der Lokalisation, z. B. im vorderen versus im hinteren Stromgebiet oder kortikal versus subkortikal (Poeck, 1992; Eschenfelder, Zeller & Stingele, 2006).

In Abhängigkeit von der Lokalisation der Schädigung resultieren nach Schlaganfall unterschiedlichste Kognitive Dysphasien attentionaler, dysexekutiver, mnestischer und/oder perzeptueller Genese.

1.4 Kognitive Dysphasien nach Kleinhirnläsionen

Lange Zeit wurde das Kleinhirn ausschließlich mit motorischen Funktionen in Verbindung gebracht. Aktuelle Studien zeigen jedoch, dass es auch in zahlreiche kognitive Funktionen involviert ist, so dass Patienten nach Kleinhirnläsionen oft auch unter Kognitiven Dysphasien leiden.

1.4.1 Welche Aufgaben hat das Kleinhirn?

Das Kleinhirn (Zerebellum) ist eine Art *innerer Taktgeber* für sowohl motorische als auch perzeptuelle Prozesse (Ackermann et al., 1997).

Zerebelläre Läsionen führen daher nicht nur zu einer motorischen, sondern auch zu einer *kognitiven Dysmetrie*, d. h. zu Störungen bei der zeitlichen Wahrnehmung und Modulation mentaler Prozesse.

Zudem ist das Kleinhirn an der *Affektregulation* beteiligt, so dass Läsionen zu Enthemmung, Affektverflachung oder unangemessenen Verhaltensweisen führen können (Schmahmann & Sherman, 1998).

1.4.1.1 Neuroanatomie des Kleinhirns

Das annähernd pfirsichgroße Zerebellum besteht aus zwei Hemisphären, die durch den Vermis (Wurm) miteinander verbunden sind. Ebenso wie das Großhirn ist es durch Furchen und Windungen geprägt.

Neben der Kontrolle und Koordination von Bewegungen ist es an zahlreichen kognitiven und affektiven Funktionen beteiligt, deren neuroanatomische Grundlage reziproke Faserverbindungen vom Kleinhirn zum Kortex sind: Purkinje-Zellen projizieren zum tiefen zerebellären Kern, dessen Neuronen zu motorischen und nichtmotorischen Kernen des Thalamus projizieren. Thalamische Kerne projizieren u. a. zum zerebralen Kortex und kortikale Pyramidenzellen zur Brücke, die wiederum zum Kleinhirnkortex zurückprojiziert (vgl. Abb. 17). Mediale und anteriore Kleinhirnregionen unterstützen dabei *sensomotorische Aufgaben*, die postero-lateralen Kleinhirnhemisphären *kognitive* und *perzeptive Aufgaben* (die rechte sprachliche, die linke visuell-räumliche Funktionen) und das posteriore Kleinhirn (Vermis) die Regulation von *Verhalten und Affekt* (vgl. Abb. 18).

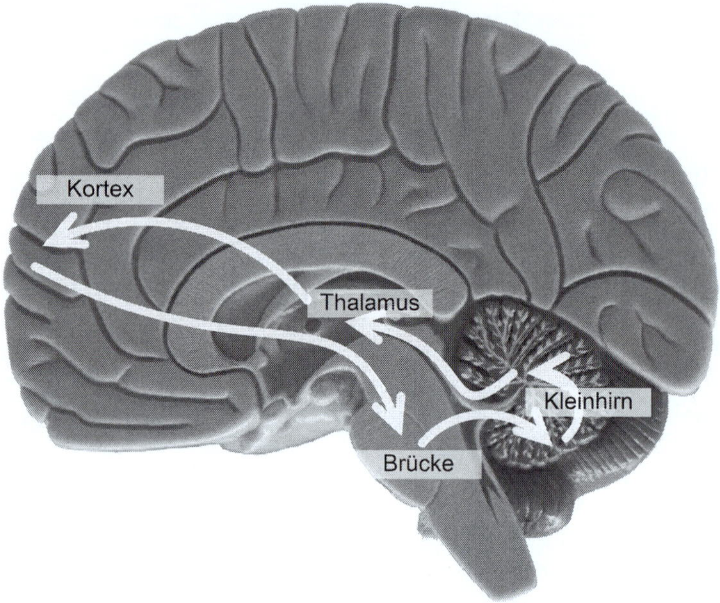

Abb. 17: Faserverbindungen zwischen Kleinhirn und Kortex (Margolis, 2006; Heidler, 2013b).

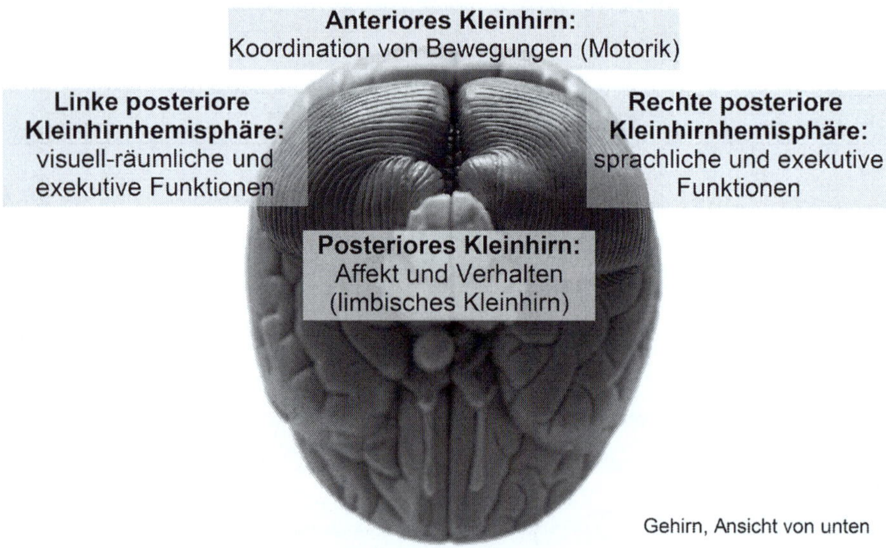

Abbildung 18: Funktionelle Anatomie des Kleinhirns (Timmann et al., 2006; Heidler, 2013b).

1.4.2 Pathophysiologie zerebellärer Läsionen

Läsionen des *posterioren Kleinhirns* führen zum **kognitiv-affektiven zerebellären Syndrom** mit Beeinträchtigungen exekutiver, visuell-räumlicher, sprachlicher und affektiver Funktionen (Schmahmann, 2013). Neuroanatomische Grundlage sind die reziproken Faserverbindungen vom Kleinhirn zum Präfrontalkortex und zum posterioren Parietalkortex via zerebello-thalamo-kortikale und kortiko-ponto-zerebelläre Schleifen (Willert et al., 2005; Stoodley, 2012). Eine Übersicht häufiger Symptome gibt Tabelle 6.

Charakteristika des kognitiv-affektiven zerebellären Syndroms	
Gestörte kognitive Exekutivfunktionen	Defizite im Planen, Sequenzieren und Kontrollieren von Handlungen, im schlussfolgernden Denken, im Abstraktionsvermögen, im Problemlösen, in der mentalen Flexibilität und im divergenten Denken (z. B. bei Wortflüssigkeitsaufgaben), außerdem Perseverationsneigung und selektive Aufmerksamkeitsstörungen (Unaufmerksamkeit und Ablenkbarkeit)
Visuell-räumliche Störungen	Störungen der räumlich-konstruktiven Verarbeitung und bei visuell-räumlichen Gedächtnisleistungen, visuell-räumliche Desintegration
Persönlichkeits-veränderungen	Affektverflachung, enthemmtes und/oder unangemessenes Verhalten (z. B. pathologisches Lachen und/oder Weinen), zwanghaftes Verhalten
Sprachverarbeitungs-störungen / Kognitive Dysphasie	zerebellärer Agrammatismus, gestörter Wortabruf, erschwertes Lernen semantischer Assoziationen
Erhaltene Funktionen	Aufmerksamkeitsintensität, Enkodierung deklarativer Gedächtnisinhalte

Tabelle 6: Symptome des kognitiv-affektiven zerebellären Syndroms (Schmahmann & Sherman, 1998; Schmahmann, 2013; Lesage, Nailer & Miall, 2016).

Läsionen des *anterioren Kleinhirns* führen zum **motorischen zerebellären Syndrom** mit Ataxie, Dysmetrie, okulomotorischen Störungen und Dysarthrie (Sprechataxie). Die Ataxie ist Folge einer gestörten Koordination von Bewegungen, die auf einer fehlerhaften Zeitabstimmung und Kontrolle der Kräfte an und zwischen den Gelenken beruht (Ackermann & Hertrich, 2000). Neben der Koordination und Kontrolle bei der *Ausführung* von Bewegungen ist das Zerebellum auch für die *zeitliche Planung* und *Programmierung* des Sprechens bedeutsam (Spencer & Slocomb, 2007). Dieses ist daher zeitlich dysreguliert. Zudem haben die Patienten Schwierigkeiten, motorische Bewegungen in die richtige Reihenfolge zu bringen und Aufgaben zu erlernen, bei denen bestimmte Ereignisfolgen beherrscht werden müssen (z. B. Melodien).

1.4.3 Sprachverarbeitungsrelevante Störungen nach Kleinhirnläsionen

1.4.3.1 Gestörte Exekutivfunktionen

Durch reziproke Verbindungen des Kleinhirns mit dem prämotorischen Kortex und dem DLPFK ist das Zerebellum in zahlreiche Exekutivfunktionen eingebunden (Timmann et al., 2006). Läsionen führen häufig zum desorganisierten dysexekutiven Syndrom (vgl. Kap. 2.2.3.1, Allg. Teil), bei dem das Verhalten unorganisiert, unflexibel und unstrukturiert wird (beeinträchtigte kognitive Exekutivfunktionen mit resultierender Kognitiver Dysphasie dysexekutiver Genese).

Während automatisierte Verhaltensmuster (z. B. die habituelle Sprechweise, zu der Dialekte und Intonationsmuster gehören) unproblematisch sind, können die Patienten nur schwer *neue* Verhaltensmuster generieren, z. B. kompensatorisches Verhalten zur Verbesserung der Verständlichkeit.

1.4.3.2 Gestörte Gedächtnisfunktionen

Sowohl das visuell-räumliche als auch das verbale Arbeitsgedächtnis können nach Kleinhirnläsionen beeinträchtigt sein. Bei visuell-räumlichen Anforderungen zeigen sich vorrangig dann Probleme, wenn ein präzises Timing erforderlich ist (z. B. bei der Beurteilung von Geschwindigkeiten) oder beim Abschätzen von Positionen, Bewegungsrichtungen oder Geschwindigkeitsveränderungen (Justus & Ivry, 2001).

Über die Beteiligung des Kleinhirns an verbalen Arbeitsgedächtnisprozessen gibt es derzeit vier Hypothesen (Heidler, 2013a): Das Kleinhirn ist beteiligt 1) am phonologischen KZG, 2) am artikulatorischen Rehearsal (welches z. B. beim kurzfristigen Merken einer Telefonnummer erforderlich ist, die man sich innerlich vorspricht), 3) sowohl am Rehearsal als auch an phonologischen Speicherprozessen und 4) als eine Schnittstelle zwischen dem artikulatorischen Rehearsal und dem phonologischen KZG (Ackermann et al., 1997; Ravizza et al., 2006; Chen & Desmond, 2005; Desmond, 2001). Wie auch immer - sowohl Rehearsal, als auch phonologisches KZG sind wichtige Prozesse bei der Produktion und beim Verstehen von Sprache, die bei Patienten nach Kleinhirnläsionen beeinträchtigt sein können.

1.4.3.3 Gestörte Wahrnehmungsfunktionen

Das Kleinhirn ist außer an visuell-räumlichen Arbeitsgedächtnisfunktionen auch beteiligt an räumlicher Aufmerksamkeit, explorativem Verhalten, räumlicher Orientierung, Verarbeitung komplexer zweidimensionaler Figuren, mentaler Rotation von dreidimensionalen Objekten, visuo-motorischem Sequenzlernen und an der Kontrolle von Bewegungen im Raum (Molinari & Leggio, 2007). Bei der Verarbeitung räumlicher Informationen spielt es besonders dann eine Rolle, wenn diese Informationen für motorische Handlungen wichtig sind (z. B. wo genau sich die Gummibärchenschale im Raum befindet). Nach Kleinhirnschädigung zeigen sich daher Auffälligkeiten beim Kopieren oder Zeichnen komplexer Figuren (vgl. Abb. 19), beim Merken von Reihenfolgen oder bei der mentalen Rotation (Timmann et al., 2006). Neuroanatomische Grundlage sind reziproke Verbindungen zwischen Zerebellum und posteriorem Parietalkortex, der Teil des dorsalen visuellen Pfades ist (vgl. Kap. 2.3.1.1, Allg. Teil).

1.4.3.4 Gestörte Affektregulation

Das Zerebellum ist durch die Verbindungen des Vermis über Kleinhirnkerne mit dem limbischen Kortex auch an der Affektregulation beteiligt (Schmahmann, 2013).

Läsionen können zu Affektverflachung, Enthemmung oder unangemessenen Verhaltensweisen führen (Schmahmann & Sherman, 1998). Ein häufiges Phänomen ist das *pathologische Lachen und/oder Weinen*, das vermutlich eine Enthemmung angeborener Ausdrucksbewegungen ist. Hierbei besteht zum Leidwesen der Patienten ein deutliches Missverhältnis zwischen der aktuellen Stimmungslage und dem emotionalen Ausdrucksverhalten.

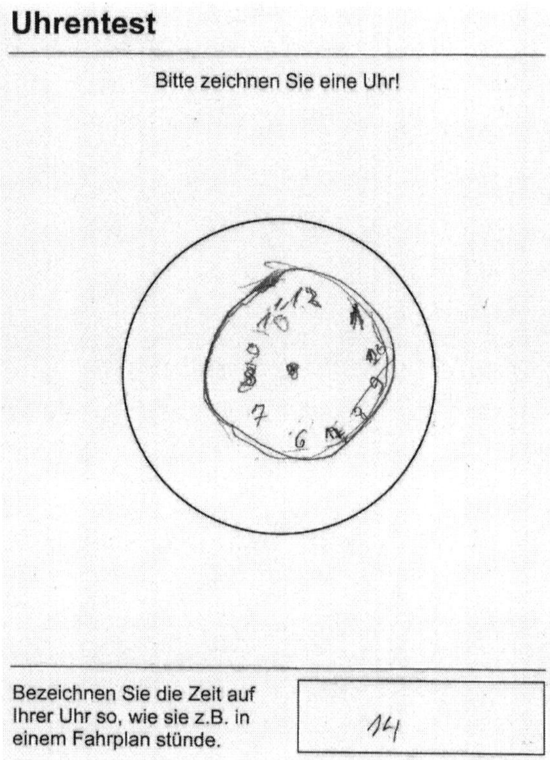

Abb. 19: Gestörte visuell-räumliche Leistungen beim freien Zeichnen einer Uhr nach Kleinhirninfarkt links.

Lachen und Weinen laufen als formstarre Automatismen spontan oder nach unspezifischen Stimuli ab (z. B. bei Berührung oder Ansprache), setzen stoßartig und überschießend ein und können nicht willkürlich unterdrückt werden (Poeck, 1992). In Analogie zur motorischen und kognitiven Dysmetrie werden solche unfreiwilligen emotionalen Entäußerungen auch als **affektive Dysmetrie** bezeichnet (Finegan et al., 2019).

Auch psychiatrische Auffälligkeiten wie Angststörungen, Depression, Schizophrenie-Symptome, Persönlichkeitsveränderungen oder Zwangserkrankungen können vorkommen (Margolis, 2006).

1.4.3.5 Gestörte Sprachverarbeitung

Das Kleinhirn ist zum einen bedeutsam für die zeitliche Wahrnehmung und Organisation des inneren Sprechens, zum anderen für die zeitliche Organisation von Silbenfolgen auf einer präartikulatorischen Stufe (Riecker, et al., 2005; Ackermann, Mathiak & Ivry, 2004). Dies ist eine wichtige Voraussetzung für die Sprachperzeption, die ja zu großen Teilen auf der Wahrnehmung zeitlicher Unterschiede basiert (z. B. *Bahn* versus *Bann*). Die resultierenden Sprachverstehensdefizite sind daher am ehesten im Rahmen einer Kognitiven Dysphasie perzeptueller Genese zu interpretieren.

Außerdem organisiert die rechte Kleinhirnhemisphäre gemeinsam mit dem linken PFK zeitliche Aspekte bei Sprachverarbeitungsprozessen. Eine Unterbrechung dieser Verbindung wird in Zusammenhang gebracht mit zerebellärem Agrammatismus, Anomie und transientem Mutismus (Ackermann, Mathiak & Riecker, 2007), d. h. Kognitiver Dysphasie dysexekutiver Genese.

1.4.4 Zusammenfassung

Das Kleinhirn ist eine Art „innere Uhr" sowohl für motorische als auch affektive und kognitiv-perzeptuelle Funktionen (Ackermann et al., 1997).

Äquivalent zur motorischen kann nach Kleinhirnläsionen eine *kognitive Dysmetrie* resultieren, die zu Störungen bei der zeitlichen Wahrnehmung und Modulation kognitiver Prozesse führt. Viele Patienten leiden daher unter Problemen bei temporären Aspekten von Sprachproduktion und Sprachwahrnehmung (Ravizza et al., 2006; Timmann et al., 2006), bspw. unter Sprechataxie und Schwierigkeiten beim Unterscheiden kurzer und langer Vokale (wie *Wahn* versus *wann* oder *kam* versus *Kamm*).

Vor allem die rechte Kleinhirnhemisphäre ist gemeinsam mit dem kontralateralen linkshemisphärischen PFK für die zeitliche Organisation zuständig (u. a. für das innere Sprechen). Neben motorischen Kontrollfunktionen ist dieses Netzwerk auch für kognitive Exekutivfunktionen und Arbeitsgedächtnisleistungen bedeutsam (Ackermann, Mathiak & Riecker, 2007), so dass Läsionen zu Kognitiven Dysphasien dysexekutiver und mnestischer Genese führen können. Zudem kann eine die Lebensqualität massiv beeinträchtigende *affektive Dysmetrie* bestehen mit unangemessenen Verhaltensweisen wie pathologischem Lachen und/oder Weinen.

1.5 Kognitive Dysphasien nach Thalamusläsionen

In den letzten Jahren haben zahlreiche Studien gezeigt, dass subkortikale Strukturen wie der Thalamus und die Basalganglien umfänglich an Sprachverarbeitungsprozessen beteiligt sind (Kumral et al., 1995; Fabbro et al., 2002; Radanovic et al., 2003; Wahl et al., 2006).

Der Thalamus spielt dabei vor allem eine *integrative* Rolle und ist bedeutsam für die selektive Aktivierung sprachspezifischer Kortexareale, das Herstellen eines kohärenten Gedankenflusses, die Bereitstellung einer ausreichenden Aufmerksamkeitsintensität, die Modulation und Integration kortikaler Areale während der Sprachverarbeitung und die semantische Verifikation der formulierten kortikalen Sprachsegmente (anscheinend produziert unser Kortex relativ viel „Unsinn“, so dass eine mehrstufige Kontrolle erforderlich ist).

1.5.1 Welche Aufgaben hat der Thalamus?

Der bohnenförmige Thalamus ist ein Komplex aus rund 120 Kernen im Zwischenhirn (Kerne bzw. Nuklei sind Nervenzellkörperansammlungen, die unter dem Mikroskop getrennt wahrgenommen werden können).

Er besteht (mit Ausnahme des Nucleus reticularis thalami) aus *Interneuronen*, die mit ihren kurzen Axonen lokale Kontakte herstellen und den Input von anderen Nervenzellen als hemmende oder erregende Signale an die nachfolgenden Nervenzellen weitergeben und aus *Projektionsneuronen*, die mittels ihrer langen Axone der Erregungsweiterleitung zu anderen Arealen und weiter entfernten Kerngebieten des ZNS dienen.

Thalamische Kerne projizieren zu zahlreichen kortikalen Arealen, mit denen sie reziprok verbunden sind. Der Thalamus ist dadurch die **größte subkortikale Sammelstelle** für alle ankommenden Impulse der Außen- und Innenwelt (Bähr & Frotscher, 2009).

Viele kortikale Regionen empfangen die Afferenzen eines einzelnen thalamischen Kerns, senden ihre Informationen jedoch an verschiedene Kerne zurück, so dass bestimmte Eingangssignale verstärkt und gleichzeitig irrelevante Signale unterdrückt werden können (Herrero, Barcia & Navarro, 2002).

Zudem ist der Thalamus ein wichtiges **Integrations- und Kontrollzentrum**, da er verschiedene Afferenzen miteinander verbindet und affektiv färbt (z. B. hinsichtlich Wohlbefinden, Schmerz oder Widerwillen), bevor sie an den Kortex weitergeleitet und dort bewusst werden (Bähr & Frotscher, 2009).

1.5.1.1 Neuroanatomie des Thalamus

Thalamische Kerne (vgl. Abb. 20) werden grob in *spezifische* und *unspezifische Nuklei* eingeteilt (Engelborghs et al., 1998).

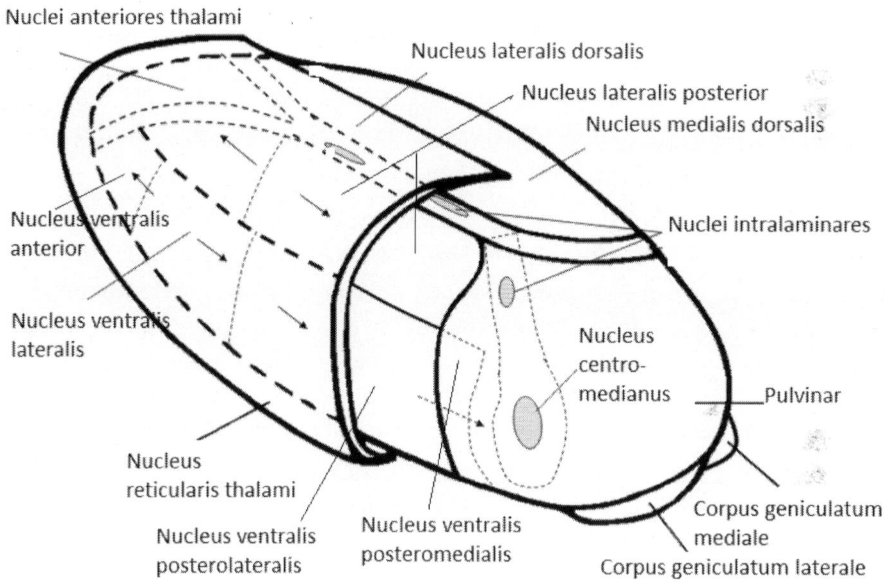

Abb. 20: Darstellung der wichtigsten Thalamuskerne (Bähr & Frotscher, 2009).

Spezifische Thalamuskerne (alle anterioren, medialen, ventralen und posterioren Kerngruppen, das Pulvinar sowie das Corpus geniculatum laterale und mediale) erhalten direkte Afferenzen aus den Sinnessystemen, aus der Formatio reticularis sowie aus anderen umschriebenen Hirnarealen (daher „spezifische" Kerne) und senden auch Efferenzen in abgrenzbare kortikale Regionen. Mit Ausnahme des Geruchssinns hat der Thalamus für jedes Sinnessystem einen spezifischen Kern (Firbas, Gruber & Mayr, 1995).

Die wichtigsten **Faserverbindungen** sind hierbei:

- *Nuclei anteriores thalami*: zu limbischen Kortexarealen, vor allem zum zingulären Gyrus und zum Hippokampus,
- *Nucleus ventralis anterior* und *Nucleus ventralis lateralis*: zum motorischen und prämotorischen Kortex,
- *Nucleus ventralis posterolateralis* und *Nucleus ventralis posteromedialis*: zum somato-sensiblen Kortex,
- *Nucleus medialis dorsalis*: zum PFK,
- *Pulvinar*: zu visuellen und auditiven kortikalen Zentren,
- *Corpus geniculatum mediale*: zur Hörrinde und
- *Corpus geniculatum laterale*: zur Sehrinde.

Informationen aus den Sinnesorganen werden im Thalamus „gefiltert", d. h. hier wird entschieden, welche von ihnen so bedeutsam sind, dass sie an den Kortex weitergeleitet und dort bewusst werden sollen - deshalb wird der Thalamus auch als „Tor zum Bewusstsein" bezeichnet.

Unspezifische Kerne (Nuclei intralaminares, Nucleus reticularis thalami) empfangen im Gegensatz zu den spezifischen Kernen Afferenzen von unterschiedlichen Sinnesorganen und auch erst nach Umschaltung in der Formatio reticularis oder einem anderen thalamischen Kern (Bähr & Frotscher, 2009). Sie projizieren eher diffus und indirekt zum Kortex und sind mit den Basalganglien, dem Kleinhirn und der Formatio reticularis afferent sowie mit den meisten anderen Thalamuskernen efferent verbunden (Trepel, 1999). Dadurch fungieren sie als eine wichtige Umschaltstelle und entscheiden mit darüber, welche Reize gerade bedeutsam sind (Stoppschild, Gummibärchen, ...).

Die thalamischen Kerne, die am häufigsten mit Sprachverarbeitungsprozessen in Verbindung gebracht werden, sind der Nucleus ventralis anterior, der Nucleus ventralis lateralis, die Nuclei intralaminares und der Nucleus medialis dorsalis. Diese erhalten und bündeln Informationen aus den Basalganglien und aus dem Kleinhirn und sind über bidirektionale parallele Schaltkreise mit dem Frontalkortex verbunden (vor allem mit präfrontalen und prämotorischen Arealen). Informationen laufen durch dieses integrierte thalamo-kortikale System über den hemmenden Nucleus reticularis thalami und werden durch Dopamin moduliert (Barbas, García-Cabezas & Zikopoulos, 2013). Kortiko-thalamische Verbindungen bestehen vor allem zwischen Thalamus und BA 6, 9, 44, 45, 46 (Broca-Areal, AZK und SMA - vgl. Abb. 2), was die Beteiligung des Thalamus an prämotorischen Planungs- und verbalen Arbeitsgedächtnisprozessen widerspiegelt.

1.5.2 Pathophysiologie thalamischer Läsionen

Nach Schädigung *spezifischer* thalamischer Kerne zeigen sich erwartungsgemäß auch relativ spezifische kognitive Auffälligkeiten (Miller et al., 2001; Van der Werf et al., 2003; Maxwell et al., 2004). Allerdings ist unklar, ob diese durch Läsionen in den Kernen selbst, Unterbrechung subkortikal-kortikaler Schleifen, kortikale Minderperfusionen, Diaschisiseffekte oder andere Mechanismen verursacht werden (Rosen et al., 2000; Hillis et al., 2002; Radanovic et al., 2003).

Vaskuläre Ereignisse oder degenerative Prozesse können die thalamischen Kerne in unterschiedlichsten Kombinationen zerstören, so dass sehr heterogene sensomotorische, behaviorale und kognitive *Thalamus-Syndrome* resultieren (Carrera, Michel & Bogousslavsky, 2004).

Diese betreffen in der Regel die kontralaterale Körperhälfte.

Besonders häufig sind:

- *Hemiparesen* infolge einer fehlenden thalamischen Aktivierung des motorischen Kortex,
- *Ataxien* infolge einer fehlenden Weiterleitung von Kleinhirnimpulsen via Thalamus zum motorischen Kortex,
- *choreatische Bewegungen* infolge einer Funktionsbeeinträchtigung zwischen Thalamus und Basalganglien,
- *Hemianopsien* infolge einer fehlenden Weiterleitung von kontralateralen Gesichtsfeldinformationen zur ipsilateralen Sehrinde,
- *Sensibilitätsausfälle* infolge fehlender Projektionen von somato-sensiblen Informationen zum sensiblen Kortex und
- *Bewusstseinsminderungen* infolge einer Läsion unspezifischer Thalamuskerne (Trepel, 1999). Vor allem bilaterale Läsionen des aufsteigenden retikulären Aktivierungssystems (ARAS) führen zu schweren Aufmerksamkeitsintensitätsstörungen bis hin zum tiefen Koma.

1.5.3 Sprachverarbeitungsrelevante Störungen nach Thalamusläsionen

Der Thalamus spielt eine wichtige integrative Rolle bei Sprachverarbeitungsprozessen und koordiniert hierbei kognitive und motorische Aspekte (Johnson & Ojemann 2000; Radanovic & Scaff, 2003).

1.5.3.1 Gestörte Aufmerksamkeitsfunktionen

Thalamische Strukturen sind gemeinsam mit präfrontalen Regionen sowohl für die Aufrechterhaltung der tonischen Aktivierung (Intensität) sowie für die Steuerung und Fokussierung (Selektivität) von Aufmerksamkeit relevant (Lawrence et al., 2003). Dabei bedarf der Nucleus reticularis thalami als „Tor zum Kortex" selbst einer selektiven Hemmung und Erregung, die durch den PFK und die Basalganglien gesteuert wird (Sturm, & Willmes, 2001). Die resultierenden Kognitiven Dysphasien attentionaler Genese sind sehr unterschiedlich und reichen von einer quantitativ stark reduzierten Kommunikation aufgrund von Intensitätsstörungen bis hin zu inkohärenter Spontansprache mit semantischen Paraphasien bei Selektivitätsstörungen.

Störungen der Aufmerksamkeitsintensität entstehen durch Läsion des fronto-thalamischen Gating-Systems, wenn die für die retikuläre Aktivierung notwendigen Tore durch den Nucleus reticularis thalami nicht mehr geöffnet werden können (Hömberg, Sturm & Zihl, 1999).

Nach Läsion des Nucleus intralaminaris zeigen sich Beeinträchtigungen in Vigilanz und Arousal, nach einer bilateralen Schädigung resultiert ein tiefes Koma, da keine bewussten kognitiven Prozesse mehr aufrechterhalten werden können (Filley, 2002; Churchland, 2001).

Störungen der Aufmerksamkeitsselektivität zeigen sich nach Thalamusläsionen vor allem in Form einer mangelhaften Hemmung irrelevanter Informationen – nach rechtshemisphärischen Läsionen in Bezug auf Objektgestalten, nach linkshemisphärischen in Bezug auf verbale Informationen (Fitch, Miller & Tallal, 1997).

Folgen einer zu geringen Hemmung bei der lexikalischen Selektion sind bspw. *semantische Paraphasien*. Nach dem „Lexikalischen Entscheidungsmodell" von Wallesch & Papagno (1988) werden bei der Produktion von

Wörtern auf kortikaler Ebene mehrere konkurrierende Alternativen parallel aktiviert. Anschließend muss durch einen Selektionsprozess das passendste Lexem herausgefiltert werden. Die dieser Auswahl zugrundeliegenden (kontextuellen, emotionalen u. a.) Informationen werden dabei zuerst in kortiko-striato-thalamo-kortikalen Schaltkreisen gebündelt, woraufhin der linke ventrale Thalamus irrelevante lexikalische Alternativen hemmt (Ziegler, 1997; Nadeau, & Crosson, 1997). Semantische Paraphasien entstehen, wenn falsche lexikalische Kandidaten an das artikulatorische System weitergeleitet werden.

1.5.3.2 Gestörte Exekutivfunktionen

Aufgrund zahlreicher thalamo-kortikaler Faserverbindungen sind gestörte Exekutivfunktionen sowohl nach links- als auch nach rechtshemisphärischen Thalamusläsionen häufig und sehr variabel (Annoni et al., 2003; Seifert, von Cramon & Ullsperger, 2006). Auch die resultierenden Kognitiven Dysphasien dysexekutiver Genese sind symptomatisch sehr heterogen.

So kann eine Diskonnektion fronto-thalamischer Bahnen zu einer ausgeprägten Antriebsstörung führen (*apathisches dysexekutives Syndrom*), die sich auf sprachlicher Ebene als Mutismus manifestiert (Ziegler & Ackermann, 1994). Eine schwere Sprach- und Sprechantriebsstörung in Verbindung mit vermindertem Handlungs- und Denkantrieb, Aspontaneität und Mikrophonie zeigt sich vor allem nach bilateralen Thalamusläsionen (Nagaratnam, McNeil & Gilhotra, 1999).

Auch gestörte kognitive Exekutivfunktionen (*desorganisiertes dysexekutives Syndrom*) sind sehr häufig und können zu unstrukturierten, unflexiblen und inkohärenten Äußerungen führen.

1.5.3.3 Gestörte Gedächtnisfunktionen

Der Thalamus ist ein wichtiger Bestandteil von diversen Gedächtnisnetzwerken (vgl. Abb. 8, Kap. 2.4.1.1, Allg. Teil). Bspw. ist der anteriore Thalamus neben Hippokampus, Fornix und den Mamillarkörpern ein Teil des erweiterten hippokampalen Systems, welches Ziel- und Kontextinformationen verbindet und so einzelne Episoden als einzigartig kennzeichnet (Papez´scher Neuronenkreis). Thalamische Läsionen beeinträchtigen daher vor allem frühe Verarbeitungsstadien der Registrierung und Enkodierung von Informationen (Mayes et al., 2001; Exner, Weniger & Irle, 2001).

Da eine Strukturschädigung mehr oder weniger umfassend sein kann, zeigen sich sowohl leichte als auch ausgeprägte Amnesien.

Auf Sprachverarbeitungsprozesse haben vor allem anterograde verbale Gedächtnisstörungen einen negativen Einfluss (Schott et al., 2003): Die resultierende semantische Enkodierschwäche behindert eine effektive Integration neuer Informationen in die bereits vorhandene Wissensbasis, so dass z. B. ähnliche Informationen verwechselt werden (Rak, 1998).

Zudem sind häufig Selbstkontrollprozesse des Sprachgebrauchs gestört (Hayashi et al., 2003). Dies kann zu Konfabulationen, Fehlbenennungen und inkohärenten bizarren Äußerungen führen (*„Mein Beruf? Ich bin schon etwas gebraucht. Mein Schuhentwerfungsbetrieb ist nicht sehr erkenntlich."*)

Zudem können linkshemisphärische Läsionen des Nucleus medialis dorsalis zu Defiziten im verbalen Arbeitsgedächtnis führen, die mit Störungen im Satzverständnis und in der Satzplanung einhergehen (Edelstyn et al., 2002; Dagenbach, Kubat-Silman & Absher, 2001).

1.5.3.4 Thalamische Demenz

Schwere kognitive Beeinträchtigungen im Sinne einer subkortikalen Demenz (vgl. Kap. 2.4.2.2, Spez. Teil) resultieren u. a. nach paramedianen Infarkten, Unterbrechung thalamo-präfrontaler Faserverbindungen und bilateralen Schädigungen der anterioren und medialen Kerne (Mori, 2002).

Hauptsymptome sind schwere Gedächtnis- und Aufmerksamkeitsstörungen (vgl. Abb. 21) sowie qualitative und quantitative Bewusstseinsstörungen (Cummings & Benson, 1984).

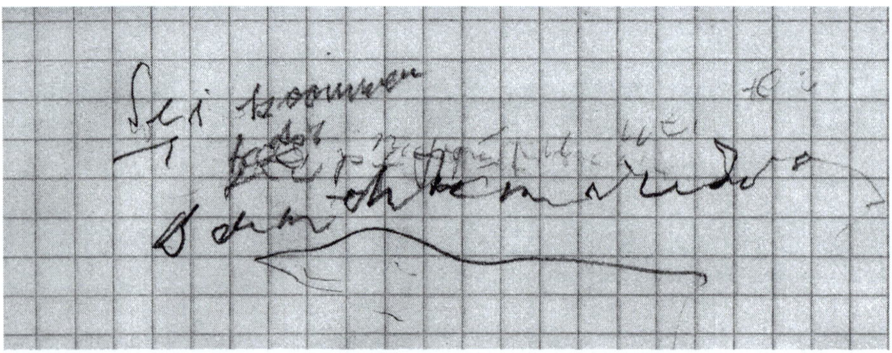

Abb. 21: Inkohärente, stark desorganisierte und neographische Schriftsprache bei einem Patienten mit thalamischer Demenz nach linksseitigem Thalamusinfarkt.

1.5.3.5 Kognitive Dysphasien nach linksseitigen Thalamusläsionen

Als Folge dysexekutiver, attentionaler und mnestischer Defizite manifestieren sich vor allem nach *linksseitigen* thalamischen Läsionen zwei Formen Kognitiver Dysphasien, die charakterisiert sind durch eine entweder antriebsbedingt reduzierte (mutistische, mikrophone) oder aber flüssig-paraphasisch-konfabulatorische Spontansprache (vgl. Tabelle 7).

Diese können sich phasenweise abwechseln (Nass et al., 2000). Meist besteht jedoch im Initialstadium ein Mutismus, der nach einer Weile in eine flüssige, paraphasische und oft mikrophone Spontansprache übergeht (Benson & Ardila, 1996)

1.5.4 Zusammenfassung

Der Thalamus ist eine zentrale Relaisstation und Teil des limbischen Systems. Er integriert afferente Impulse aus verschiedenen Körperregionen und färbt diese mit Affekten. Er ist Bestandteil diverser kortiko-subkortikaler Netzwerke, die gemeinsam Leistungen wie Wahrnehmung, Gedächtnis, Aufmerksamkeit, Exekutivfunktionen und Sprachverarbeitung hervorbringen. Läsionen in Teilen dieser Netzwerke können transiente oder persistierende kognitive Defizite bedingen (Karussis, Leker & Abramsky, 2000).

Diese haben zahlreiche Auswirkungen auf Sprachverarbeitungsprozesse. Wenn bspw. Informationen aus weitverzweigten Hirnarealen nicht mehr zu einem sinnvollen Ganzen integriert werden können (z. B. phonologische, lexikalische, syntaktische und pragmatische), kommt es zu einem thematisch instabilen, desorganisierten, psychotisch anmutenden Diskurs, zu fehlender Integration des Kontextes und zur Fragmentation (Chatterjee et al., 1997).

Betroffener linkshemisphärischer thalamischer Kern	**Symptome im Hinblick auf Kognition und Sprachverarbeitungsprozesse**
Nucleus medialis dorsalis	• *Quantitativ verminderte Spontansprache* bei Antriebsminderung • Beeinträchtigte kognitive Exekutivfunktionen (Perseverationen, beeinträchtigte Inihibition, inadäquates Verhaltens etc.) • gestörtes verbales Arbeitsgedächtnis
Nucleus anterioris thalami	• *Flüssige Spontansprache* und inkohärente Äußerungen bei beeinträchtigten kognitiven Exekutivfunktionen • gestörte präverbale semantische Kontrollprozesse, semantische Paraphasien beim konfrontativen Benennen und in der Spontansprache • mnestische und attentionale Defizite
Nucleus ventralis posterolateralis	• *Flüssige Spontansprache* mit semantischen Paraphasien und Neologismen, Perseverationen und Wortabrufstörungen • beeinträchtigte kognitive Exekutivfunktionen • reduziertes auditives Sprachverständnis • sprechmotorische Defizite (Sprechhemmung, Mikrophonie)
Nucleus ventralis posteromedialis	• *Quantitativ verminderte Spontansprache* bei Antriebsminderung • sprechmotorische Defizite (Dysarthrie, Mikrophonie, Stottersymptome, Dysprosodie) • semantische Paraphasien und Inkohärenzen
Nucleus pulvinaris	• *Flüssige Spontansprache*, Perseverationen bei beeinträchtigten kognitiven Exekutivfunktionen • Neologismen und semantische Paraphasien beim konfrontativen Benennen und in der Spontansprache • Schwierigkeiten bei Wiedererkennen auditiver Muster und bei der Ortung von Geräuschen und Sprachschall • Verbale Arbeitsgedächtnisdefizite

Tab. 7: Symptome Kognitiver Dysphasien nach Läsion linshemisphärischer thalamischer Kerne (Heidler, 2009b; Fabbro et al., 2002; Taber et al., 2004; Petrovici, 1980; Schmahmann, 2003; Radanovic et al., 2003; Pandya, 1995).

1.6 Kognitive Dysphasien nach Basalganglienläsionen

Als Basalganglien (auch: *Stammganglien* oder *Nuclei basales*) werden bilaterale subkortikale Kerngebiete bezeichnet, die lange Zeit ausschließlich mit der Steuerung von Willkürmotorik in Verbindung gebracht wurden. Mittlerweile wurde nachgewiesen, dass sie auch vielfältig in exekutive Funktionsschleifen eingebunden sind, die u. a. für Antriebsfunktionen sowie die Initiierung und Sequenzierung von Bewegungen zuständig sind.

1.6.1 Welche Aufgaben haben die Basalganglien?

Die Basalganglien sind zum einen für die *Selektion und Ausführung* aktueller Handlungsmuster bedeutsam („Nimm ein Gummibärchen!"), zum anderen für die *Inhibition unerwünschter Aktivierungsmuster* („Nimm nicht das grüne, sondern das rote!"). Dabei sind sie aber nicht nur für die Kontrolle und Unterbrechung von *motorischen* Handlungen unter neuen Bedingungen wichtig, sondern auch für die Kontrolle *mentaler* Bewegungen (Marsden & Obeso, 1994). d. h. sie ermöglichen nicht nur routiniertes motorisches Handeln, sondern auch routinierte Denkprozesse und die flexible Umstellung von Bewegungen und Ideen bei Veränderungen in der Umwelt (weshalb bspw. Parkinson-Patienten nicht nur bei motorischen, sondern auch bei mentalen Reaktionen sehr unflexibel sind).

Eine wesentliche Aufgabe der Basalganglien ist **Inhibition** – eine Funktion, die in einer komplexen Umwelt sehr bedeutsam ist, in der wir ständig selektieren müssen, welchen Reizen wir uns zuwenden und wie wir uns angepasst verhalten können. Erst die Balance zwischen erregenden und hemmenden Prozessen ermöglicht eine angemessene Selektion von Wahrnehmungsinhalten und Handlungen und die Basalganglien bestimmen hierbei, *welche* kortikale Region *wann* aktiv werden soll (Koziol, Budding & Chidekel, 2013).

Zudem sind die Basalganglien dafür zuständig, Bewegungsabläufe zu **sequenzieren**, d. h. in die richtige Reihenfolge zu bringen. Die Komplexität der Bewegungsabläufe ist dabei egal – die Basalganglien timen das Kämmen der Haare ebenso wie das Schreiben einer Bachelorarbeit, das Greifen eines Gummibärchens oder Sprechbewegungen (Lieberman, 2001).

Neben der Steuerung von Willkürmotorik sind sie an prozeduralen Lernprozessen (Gewohnheitsbildung) und als Teil des limbischen Systems an emotionalen Funktionen beteiligt – vielen Basiskomponenten der Sprachverarbeitung also.

1.6.1.1 Neuroanatomie der Basalganglien

Die Basalganglien bestehen aus einer Gruppe von untereinander und reziprok verbundenen Kerngebieten und umfassen den *Nucleus caudatus* sowie den *Nucleus lentiformis,* bestehend aus *Putamen und Globus pallidus.*

Im weiteren Sinne gehören funktionell auch die *Substantia nigra* und der *Nucleus subthalamicus* zu den Basalganglien (vgl. Abb. 22).

Der *Nucleus caudatus* und das *Putamen* sind über graue Substanzstreifen miteinander verbunden und werden daher auch als *Striatum* (*Streifenkörper*) bezeichnet.

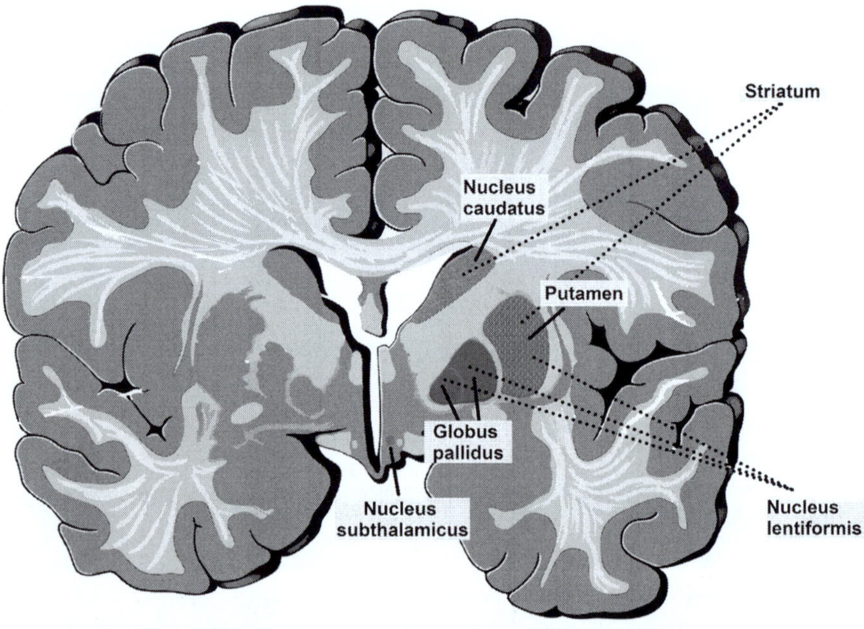

Abbildung 22: Neuroanatomie der Basalganglien.

Das Striatum ist die Eingangsstation in die Basalganglien und erhält Informationen aus dem Kortex, der Substantia nigra und zahlreichen weiteren Kerngebieten des ZNS (z. B. aus der Formatio reticularis).

Ausgangsstation sind die Substantia nigra und der Globus pallidus – über diese Strukturen gelangen Informationen in den Thalamus und von dort in den Frontalkortex.

Die Verschaltungen sind vielschichtig: So gibt es eine direkte Verbindung vom Striatum zur Substantia nigra und zum Globus pallidus, die errregend ist, sowie eine indirekte Verbindung, die GABAerg hemmend ist. Je nach Aktivierung inhibieren oder erregen sich die Kerne gegenseitig, ebenso den Thalamus und damit den Kortex und steuern so ein Mehr oder Weniger an Bewegung.

In Schnittbildern (Abb. 22) ist die zusammenhängende Struktur der Basalganglien nicht gut ersichtlich. 3D-Bilder (vgl. Abb. 23) lassen erkennen, dass es sich um ein schneckenförmiges miteinander verbundenes Kerngebiet handelt, welches den Thalamus umschließt.

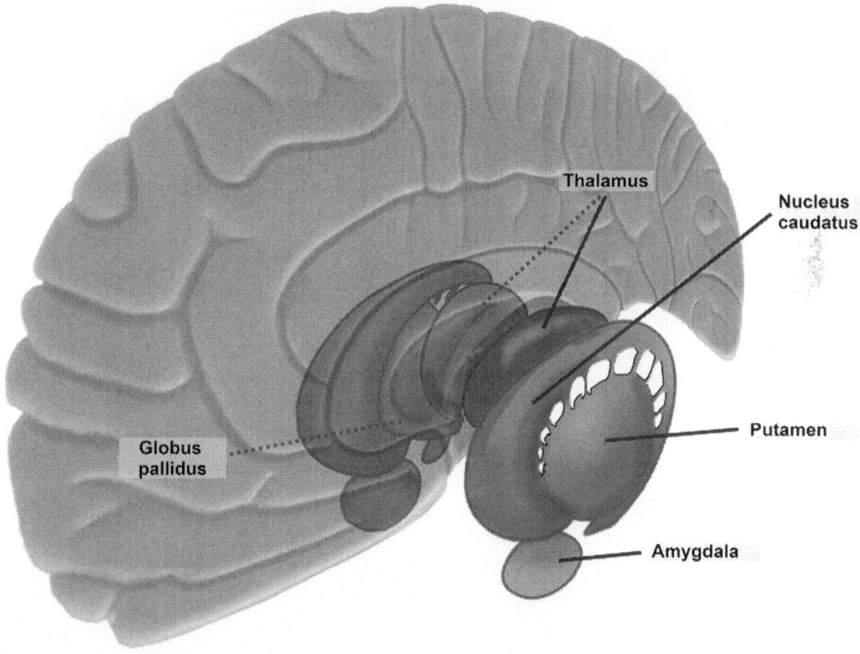

Abb. 23: Lage der Basalganglien

Die Basalganglien sind durch fünf parallele **fronto-striatale Schleifen** mit verschiedenen Regionen des Frontalkortex verbunden:

- einer *okkulomotorischen* Schleife, die an der Steuerung von Augenbewegungen beteiligt ist,
- einer *motorischen* Schleife, die mit motorischen, prämotorischen und supplementär-motorischen Regionen verbunden ist,
- einer *präfrontal-dorsolateralen* Schleife, die an zahlreichen kognitiven Exekutivfunktionen beteiligt ist sowie (vor allem die linkshemisphärische Schleife) an der Kontrolle der Sprachproduktion und an Satzverstehensprozessen (Zgaljardic et al., 2003; Hochstadt et al., 2006),
- einer *lateralen orbitofrontalen* Schleife, die für soziale Exekutivfunktionen, Empathie, angemessenes Verhalten und die Regulation der Stimmung zuständig ist (Benke et al., 2003) und
- einer *anterioren zingulären* Schleife, die Antrieb und Motivation unterstützt (Alexander, Crutcher & DeLong, 1990).

Viele dieser Funktionen sind abhängig vom Neurotransmitter Dopamin, der in den Basalganglien produziert wird und der eine wichtige Rolle bei der Handlungssteuerung spielt: So überwacht der AZK unsere Handlungen sowie deren Folgen und signalisiert dem DLPFK, ob eine Auffrischung des Handlungsziels erforderlich ist. Die Auswahl von Handlungen im Zusammenspiel mit dem DLPFK berücksichtigt zu erwartende Belohnungen („Oh, dieses Gummibärchen wird schmecken!"), welche die Dopamin-Produktion in den Basalganglien beeinflussen, die wiederum die Arbeitsweise des DLPFK moduliert (Hommel & Nattkemper, 2011).

Letztlich sind die Basalganglien eine Art „Relaisstation", in der Nervenbahnen aus zahlreichen kortikalen Arealen zusammenlaufen. Frontale und sensorische Areale, Hippokampus und Amygdala schicken Informationen an die Basalganglien, auf deren Basis diese dann die aktuell am besten passende Handlungsalternative aktivieren („Nimm das rote Gummibärchen, das sieht am leckersten aus!"). Gleichzeitig werden konkurrierende Wahrnehmungen, Gedanken und Handlungen unterdrückt (Koziol, Budding & Chidekel, 2013).

1.6.2 Pathophysiologie von Basalganglienläsionen

Funktionsstörungen der Basalganglien führen zu zahlreichen Erkrankungen. Zu diesen gehören

- Parkinson-Syndrome (idiopathische, atypische und sekundäre),
- choreatische Syndrome (z. B. Chorea Huntington),
- Dystonie-Syndrome (z. B. Torticollis spasmodicus),
- Tic-Störungen (z. B. das Tourette-Syndrom),
- Aufmerksamkeitsdefizit-Hyperaktivitätsstörungen (ADHS) und
- Zwangserkrankungen.

Die häufigsten *degenerativen* Basalganglienerkrankungen sind Morbus Parkinson, Morbus Huntington und die Progressive Supranukleäre Blickparese (vgl. Kap. 1.7 sowie 2.4.2.2, Spez. Teil).

1.6.3 Sprachverarbeitungsrelevante Störungen nach Basalganglienläsionen

Noch ist unklar, ob die Basalganglien bei Sprachverarbeitungsprozessen eine allgemein-motorisch-kognitive oder aber sprachspezifische Rolle spielen, bspw. bei syntaktischen, lexikalisch-semantischen oder emotional-prosodischen Prozessen (Kotz, 2006). Aktuelle Befunde weisen in die Richtung sprach*un*spezifischer Funktionen (Inhibition, Sequenzierung), die nur *unter anderem* auch für die Verarbeitung von Sprache genutzt werden.

Symptomatisch stehen entsprechend exekutive, attentionale und motorische Beeinträchtigungen im Vordergrund, die zu Dysarthrien und Kognitiven Dysphasien dysexekutiver und attentionaler Genese führen (ein alternativer Terminus hierfür ist *subkortikale Aphasien*).

1.6.3.1 Gestörte motorische Funktionen

Während Kortex und Kleinhirn Bewegungen generieren, sind die Basalganglien wie bereits erwähnt vor allem für die Inhibition konkurrierender Bewegungen zuständig, außerdem für die motorische Initiierung, Ausführung und Sequenzierung motorischer Programme (Mink, 1996).

Schädigungen führen daher zu unterschiedlichen Beeinträchtigungen der Willkürmotorik in Abhängigkeit von den geschädigten Kernen, die sich auch auf das Sprechen (Dysarthrie) auswirken, z. B. in Form einer Bradykinese nach Läsion der Substantia nigra oder durch großamplitudige Bewegungen nach Läsion des Nucleus subthalamicus (Hommel & Nattkemper, 2011).

1.6.3.2 Gestörte Aufmerksamkeitsfunktionen

Der afferente Bereich der Basalganglien (Nucleus caudatus und Putamen) ist wichtig für die selektive Hinwendung zur Quelle eines sensorischen Reizes, während der efferente Bereich (Globus pallidus) bedeutsam ist für die motorische Orientierung hin zu Reizen, die außerhalb des Aufmerksamkeitsfokus liegen (Forster, 2004) – bspw. hin zu Gesprächspartnern, die einen plötzlich ansprechen, wenn man gerade auf andere Dinge (lesen, abwaschen, klöppeln) fokussiert ist.

1.6.3.3 Gestörte Exekutivfunktionen

Läsionen der Basalganglien führen aufgrund von Unterbrechungen frontosubkortikaler Verbindungen sowohl zu desorganisierten, enthemmten als auch apathischen dysexekutiven Syndromen mit Kognitiver Dysphasie (vgl. Kap. 2.2.3.1, Allg. Teil).

Kognitive und affektive Verhaltensänderungen sind dabei vor allem nach Läsionen des Nucleus caudatus, des Globus pallidus und des Putamens zu beobachten – primär Antriebsminderung, stereotypes Verhalten und Zwangshandlungen (Benke et al., 2003).

1.6.3.4 Gestörte Gedächtnisfunktionen

Funktionale Schleifen zwischen Basalganglien und Kortex sind die Basis für das Gewohnheitslernen (prozedurales Gedächtnis) und für die Durchführung von gelernten Routinen wie Autofahren, Schwimmen oder muttersprachliche Grammatik (Graybiel & Rauch, 2000; Stowe et al., 2004).

Das Gewohnheitslernen erfolgt im Gegensatz zum Erwerb deklarativen Wissens, welches durch das hippokampale Gedächtnissystem gesteuert wird (vgl. Kap. 2.4.1.1, Allg. Teil), durch Versuch und Irrtum (Dagher et al., 2001). Die Organisation von Verhalten ist dabei zweistufig: Auf der ersten Stufe wird unter Kontrolle des Frontalhirns das neue Verhaltensprogramm ausgearbeitet bei gleichzeitiger Inhibition von altbewährtem Verhalten (wenn mein neues Auto den Lichtschalter links und nicht wie mein altes Auto rechts hat, muss ich ein neues Bewegungsprogramm erstellen und den hochautomatisierten Griff nach rechts ins Leere unterdrücken). Auf der zweiten Stufe erfolgt unter Kontrolle der Basalganglien das Aufrechterhalten des neuen Programms („Greif nach links!") bis zur Automatisierung (Partiot et al., 1996).

Störungen dieses Gedächtnissystems führen zur Deautomatisierung von Verhalten, welches vorher „wie am Schnürchen lief" und zu Schwierigkeiten beim Erlernen neuer Routinen (z. B. einer kompensatorischen Sprechweise bei Dysarthrie).

1.6.3.5 Gestörte Sprachverarbeitung

In den letzten Jahren wurde vielfach versucht, bestimmte sprachliche Symptome spezifischen Läsionsorten in den Basalganglien zuzuordnen – mit mehr oder weniger Erfolg: Zum einen sind isolierte Läsionen selten, zum anderen sind die Verschaltungen zwischen Basalganglien, Thalamus und Kortex sehr komplex, so dass auch die sprachlichen Symptome erwartungsgemäß sehr heterogen sind. Generell zeigen sich nach Basalganglienläsionen diverse *Störungen der expressiven Sprache*, darunter Mikrophonie, Dysarthrie, eine reduzierte Sprechgeschwindigkeit, Perseverationen und Wortabrufstörungen (Wallesch et al., 1983; Radanovic et al., 2004).

Auch *semantische Paraphasien* und *agrammatische Äußerungen* sind häufig, da die Basalganglien unpassende semantische und syntaktische Kandidaten hemmen und bei der Wortselektion neben dem Thalamus Teil eines Netzwerkes sind, welches kortikal generierte lexikalische Items erst nach semantischen Kontrollprozessen zur Produktion freigibt. Der Mechanismus der Inhibition ist dabei immer gleich: Die Basalganglien selektieren einen motorischen, semantischen oder syntaktischen Kandidaten und inhibieren konkurrierende Alternativen (Copland, 2003; Longworth et al., 2005; Stowe et al., 2004).

1.6.4 Zusammenfassung

Die Basalganglien verfügen über einen eigenen Organisations- und Funktionskreis, der parallel zum Kortex arbeitet, jedoch Verbindungen zum Kortex und zum Thalamus besitzt.

Unterschieden werden fünf Schaltkreise: ein motorischer, ein okkulomotorischer, ein dorsolateral-präfrontaler, ein orbitofrontaler und ein anterior-zingulärer Schaltkreis, die jeweils Signale von bestimmten kortikalen Arealen erhalten und zu diesen zurückprojizieren, so dass in sich abgeschlossene Schleifen entstehen (Alexander, DeLong & Strick, 1986). Innerhalb dieser Schleifen sind die Basalganglien bedeutsam für die Selektion, Ausführung und Sequenzierung aktuell relevanter Handlungsmuster (Licht im Auto anschalten), die Inhibition unerwünschter Aktionen („Greif nicht nach rechts im neuen Auto!"), motorische Kontrollprozesse und die Unterbrechung von Handlungen unter neuen Bedingungen (Marsden & Obeso, 1994). Sie unterdrücken nicht nur motorische, sondern auch sprachliche Alternativen (z. B. konkurrierende semantische Items).

Deafferenzierungen kortiko-striato-thalamo-kortikaler Schaltkreise führen zu zahlreichen gestörten Exekutivfunktionen und zu Schwierigkeiten bei der Kontrolle zielgerichteten Verhaltens. Patienten mit Basalganglienläsionen sind daher nicht nur motorisch, sondern auch kognitiv meist sehr unflexibel (Schmidtke et al., 2006). Häufig bestehen Kognitive Dysphasien dysexekutiver Genese.

1.7 Kognitive Dysphasien bei Morbus Parkinson

1.7.1 Was ist Morbus Parkinson?

Morbus Parkinson (MP, auch: *idiopathisches Parkinson-Syndrom*) ist eine degenerative Erkrankung der Basalganglien, bei der dopaminerge Zellen in der Substantia nigra zugrunde gehen (Jellinger, 1991). Sie wurde als erstes ausführlich von dem englischen Allgemeinarzt James Parkinson (1817) beschrieben, der zu den wichtigsten Symptomen der „Schüttellähmung" Ruhetremor, Rigor (Muskeltonuserhöhung), Bradykinese (Bewegungsverlangsamung) und Haltungsinstabilität zählte.

Mit einer Prävalenz von 160 auf 100.000 Einwohner gehört MP in Nord- und Mitteleuropa zu den häufigsten neurologischen Erkrankungen bei den über 60-Jährigen (Ebersbach & Wissel, 2010).

Neben der idiopathischen Parkinsonkrankheit gibt es noch zahlreiche weitere *neurodegenerative* Parkinson-Syndrome (bspw. Multisystematrophien oder Kortikobasale Degeneration – vgl. Kap. 2.4.2.2, Spez.Teil).

Außerdem können vaskuläre Schädigungen, Infektionen, Intoxikationen und andere Erkrankungen *symptomatische* Parkinson-Syndrome verursachen (Winner & Winkler, 2004). Hierbei führen Beeinträchtigungen in den nigro-striatalen Dopaminprojektionen, also im dopaminergen Nervennetzwerk zu ähnlichen oder identischen Symptomen wie bei MP. Auslösend können auch Medikamente sein, die Dopaminrezeptoren blockieren (Ebersbach & Wissel, 2010).

Hereditäre (erbliche) Parkinsonsyndrome machen ungefähr 10-15% aller Erkrankungsfälle aus (Olanow, Schapira & Obeso, 2016).

1.7.2 Pathophysiologe des Morbus Parkinson

Durch degenerative Abbauprozesse in der Substantia nigra entsteht ein Dopamindefizit im Striatum, welches zu den klassischen Parkinson-Symptomen (Tremor, Rigor, Akinese) führt (Deuschl, 2017). Dabei wird durch die fehlende dopaminerge Hemmung des Nucleus subthalamicus die Aktivität hemmender Neurone vom Globus pallidus internus zum Thalamus nicht mehr gehemmt, was zu einer Hemmung der motorischen und kognitiven Stimulation der Großhirnrinde führt.

Neben motorischen Kontrollstörungen zeigen sich daher recht früh im Krankheitsverlauf auch kognitive Störungen (Ebersbach & Wissel, 2010). Zum Zeitpunkt der Diagnosestellung zeigen rund ein Viertel der Patienten Störungen von Aufmerksamkeits-, Gedächtnis- und Exekutivfunktionen (Witt, 2008).

Nach neuesten Erkenntnissen gibt es Belege dafür, dass MP im Magen-Darm-Trakt beginnt und möglicherweise durch Umweltgifte ausgelöst werden kann (Pan-Montojo et al., 2012): Das fehlgefaltete Eiweiß Alpha-Synuklein entsteht vermutlich in der Darmwand, breitet sich von hier u. a. in den Speicheldrüsen und in der Haut aus und wandert über den dorsalen Vaguskern zum Locus coeruleus und zur Substantia nigra (Doppler et al., 2017; Vetter, 2017).

1.7.3 Sprachverarbeitungsrelevante Störungen bei Morbus Pakinson

Wie bereits dargestellt, spielen die Basalganglien und die mit ihnen verbundenen frontalen Regionen eine wichtige Rolle bei der Regulation von Motorik, Stimmung, Motivation und Kognition (vgl. Kap. 1.6, Spez. Teil).

Neuroanatomische Grundlage hierfür sind parallel-geschlossene kortiko-striato-thalamo-kortikale Schleifen sowie offene Schleifen, bei denen das Striatum zu kortikalen Arealen projiziert, diese aber nicht in das Striatum zurückprojizieren (Middleton & Strick, 2000).

Läsionen entlang dieser Projektionen führen zu psychomotorischer Verlangsamung und zu affektiven Störungen; Deafferenzierungen kortiko-striato-thalamo-kortikaler Schaltkreise bedingen gestörte Exekutivfunktionen (Schmidtke et al., 2006).

1.7.3.1 Gestörte Exekutivfunktionen

Viele Patienten zeigen bereits früh gestörte *kognitive Exekutivfunktionen* mit Kognitiver Dysphasie dysexekutiver Genese, die mit dem DLPFK assoziiert sind, z. B. Beeinträchtigungen in der kognitiven Flexibilität, bei der Aufmerksamkeitslenkung, bei sprachlogischen und divergenten Denkprozessen sowie beim Planen, Initiieren, Sequenzieren und Zielüberwachen von verbalen und anderen Handlungen. Besonders die Anpassung von aktuell angemessenen sprachlichen und anderen Verhaltensreaktionen ist problematisch, d. h. Patienten mit MP haben Schwierigkeiten, eine habituelle Reaktion zu hemmen und eine neue (besser passende) zu etablieren (Dujardin et al., 1999).

Zudem bestehen häufig gestörte *soziale Exekutivfunktionen*, die Auswirkungen haben auf adäquate Sprecherwechsel, die situative Angemessenheit von Äußerungen und die Eigenwahrnehmung von pragmatischen Kommunikationsdefiziten.

1.7.3.2 Gestörte Gedächtnisfunktionen

Gedächtnisdefizite bei Parkinson-Patienten betreffen vor allem den expliziten *Abruf* aus dem LZG und spiegeln daher letztlich auch exekutive Defizite wider im Sinne ineffektiver Strategien zur Organisation von Informationen.

Zudem sind zahlreiche *Arbeitsgedächtnisprozesse* beeinträchtigt (Owen et al., 1997). Schwierigkeiten zeigen sich speziell dann, wenn neben der einfachen Speicherung eine Manipulation der Informationen erforderlich ist, die zusätzliche exekutive Ressourcen beansprucht (Gilbert et al., 2005). Dies kann zu Störungen beim Ziehen von Inferenzen (logischen Schlussfolgerungen), beim Verstehen von Metaphorik, beim Satzverständnis und bei der Organisation von Gesprächen führen (Monetta & Pell, 2007; Ash et al., 2011; Tremblay et al., 2015; Heidler, 2011c).

1.7.3.3 Gestörte Wahrnehmungsfunktionen

Viele Patienten mit MP haben *visuo-perzeptive Störungen*, vor allem visuell-räumliche Defizite, die u. a. zu Problemen beim mentalen Rotieren von Objekten, beim Merken räumlicher Informationen, beim Auffinden von Objekten, beim Kategorisieren visueller Reize und beim Wiedererkennen von Gesichtern, z. B. von Gesprächspartnern führen (Caproni et al., 2014).

1.7.3.4 Affektive und neuropsychiatrische Störungen

20-50% der Patienten mit MP leiden unter einer *Depression* (vgl. Kap. 2.2.7, Spez. Teil), die der Diagnosestellung oft sogar mehrere Jahre vorausgehen kann. Pathogenetisch werden depressive Störungen auf Veränderungen serotonerger, noradrenerger und dopaminerger Neurotransmitter sowie frontale Dysfunktionen zurückgeführt und betreffen vor allem Patienten mit kognitiven Beeinträchtigungen, längerer Erkrankungsdauer, rechtshemisphärischer Symptomatik und weiblichem Geschlecht. Depressionen führen häufig zu einer zusätzlichen kognitiven Leistungsabnahme von attentionalen, mnestischen und exekutiven Funktionen und verschlechtern die verbale und nonverbale Kommunikation. So sind die Patienten im Gespräch oft einsilbig, starr, reaktionsarm, prosodisch monoton, schwerfällig und wenig eigeninitiativ, was ihre sozialen Beziehungen stark belasten kann (Möller & Reiff, 2017; Marinus et al., 2018).

Da auch fronto-striatale Kreise betroffen sind, die dem orbito-frontalen Kortex und dem anterioren zingulären Kortex entspringen, zeigen manche Patienten *neuropsychiatrische Auffälligkeiten* wie pathologisches Spielen, Kaufsucht, Hypersexualität oder Punding im Sinne eines komplexen, repetitiven Verhaltens, welches Zwangshandlungen ähnelt, im Gegensatz zu diesen aber keinen „Sinn“ (wie Spannungs- oder Angstreduktion) hat (Zgaljardic et al., 2006; Heldmann et al., 2014). Solche Verhaltensauffälligkeiten werden als Symptome einer *Impulskontrollstörung* aufgefasst, die durch eine Dysfunktion des Belohnungssystems hervorgerufen wird (Pagonabarraga et al., 2007).

Auch die *emotionale Verarbeitung* ist bei Patienten mit MP oft defizitär, wobei zum einen das Wiedererkennen emotionaler Gesichtsausdrücke eingeschränkt ist, zum anderen die affektive Expression von Emotionen (McNamara & Durso, 2003; Pohl et al., 2017).

Zudem ist das Risiko für die Entwicklung einer *Demenz* sechsmal höher als in der Normalbevölkerung (Ebersbach & Wissel, 2010), allerdings tritt diese meist eher spät im Erkrankungsverlauf auf (vgl. Kap. 2.4.2.2, Spez. Teil).

1.7.3.5 Gestörte Sprachverarbeitung

Sprachliche Defizite sind primär eine Folge gestörter Exekutivfunktionen (Kognitive Dysphasie dysexekutiver Genese). Hierbei kann das *Verstehen* komplexer syntaktischer Strukturen beeinträchtigt sein, z. B. durch reduzierte exekutive Ressourcen hinsichtlich fokussierter Aufmerksamkeit, verbalem Arbeitsgedächtnis, Verarbeitungsgeschwindigkeit (die auch den lexikalischen Abruf verzögert) oder Inhibition (Grossman et al., 1992; Grossman et al., 2002; Lee et al., 2003). Zudem kann die *Sprachproduktion* durch Störungen beim aktiven strategischen Abruf von Inhalten aus dem semantischen LZG beeinträchtigt sein.

Auch *Bradyphrenie* (Verlangsamung in der Verarbeitung auditiver und visueller Informationen) wirkt sich auf Sprachverarbeitungsprozesse aus: Gedanken können schwerer geordnet werden, Antwortreaktionen sind verzögert und die Patienten können Gesprächen und Themenwechseln nicht mehr gut folgen.

1.7.4 Zusammenfassung

Morbus Parkinson ist eine progressive Alpha-Synukleinopathie aufgrund derer es zum degenerativen Abbau dopaminerger Neuronen in der Substantia nigra kommt, bei der nicht nur motorische, sondern auch zahlreiche kognitive Funktionen beeinträchtigt sind.

Da die Basalganglien gemeinsam mit dem Frontalkortex für die Kontrolle zielgerichteten Verhaltens zuständig sind, zeigen sich bereits früh im Krankheitsverlauf exekutive Störungen, die negative Auswirkungen auf Sprachverarbeitungsprozesse haben (Kognitive Dysphasien dysexekutiver Genese). Sie führen u. a. zu beeinträchtigten Plausibilitätskontrollen, einer unzureichenden Fokussierung von Gesprächspartnern und thematischer Progression, einer mangelhaften Inhibition irrelevanter Umweltreize, einer ungenügenden Erfassung der Intentionen des Gesprächspartners, zu defizitären strategischen Abrufprozessen aus dem semantischen und episodischen Langzeitgedächtnis oder zu ineffizienten verbalen Arbeitsgedächtnisleistungen, die wiederum das Verstehen komplexer syntaktischer Strukturen und metaphorischer Bedeutungen beeinträchtigen können.

1.8 Kognitive Dysphasien nach rechtshemisphärischen Läsionen

Nach den Veröffentlichungen Brocas über den „Sitz“ der Sprache in der linken Hemisphäre (LH) entwickelte sich Ende des 19. Jahrhunderts das *Konzept der zerebralen Dominanz*, nach welchem die LH für verschiedene höhere kognitive Funktionen – vor allem für Sprache – führend sei. Dies hatte zur Folge, dass die Rolle der rechten Hemisphäre (RH) für Kognition und Kommunikation lange unterschätzt wurde.

Mittlerweile weiß man jedoch um die Bedeutung der RH für komplexe kognitive Prozesse und die Idee der Dominanz wurde durch das *Konzept der komplementären Spezialisierung* abgelöst, nach welchem jede Hemisphäre auf jeweils andere Funktionen spezialisiert ist (Springer & Deutsch, 1998).

Vorsicht sollte allerdings auch hier walten, denn mittels bildgebender und anderer Verfahren können immer nur diejenigen Hirnareale mit der gerade stärksten Aktivität bei einer Aufgabe dargestellt werden – das bedeutet nicht, dass das übrige Gehirn derweil nichts tut. Vielmehr arbeiten linke und rechte Hemisphäre stets zusammen und ergänzen einander. Von einer „logisch-analytischen“ linken Hemisphäre und einer „emotional-ganzheitlichen“ rechten Hemisphäre zu sprechen ist daher nicht mehr als eine grobe Annäherung (Hausmann & Bayer, 2014).

1.8.1 Welche Aufgaben hat die rechte Hemisphäre?

Beobachtet man Schlaganfallpatienten, dann fällt auf, dass Patienten nach linkshemisphärischen Läsionen oft gedrückter Stimmung sind (unabhängig vom Schweregrad ihrer Beeinträchtigungen), während Patienten nach rechtshemisphärischen Läsionen meist gut gelaunt bis unangemessen euphorisch sind (auch wenn sie funktional stark beeinträchtigt sind).

Ursache hierfür ist eine Lateralisierung der Emotionen: Die LH ist primär für die Verarbeitung positiver, die RH für die *Verarbeitung negativer Emotionen* zuständig, d. h. für deren Identifikation und Bewertung (Springer & Deutsch, 1998). Außerdem ist die RH für den willkürlichen und unwillkürlichen *Ausdruck von Gefühlen* sowie für die bewusste und unbewusste (durch das autonome Nervensystem gesteuerte) Resonanz bedeutsam, z. B. für den mimischen Ausdruck von Angst, Trauer, Ärger oder Abscheu.

In den letzten Jahren wurde zudem ein rechtshemisphärisches Netzwerk identifiziert, welches für *Aufmerksamkeitsintensitätsprozesse* bedeutsam ist: für Arousal, multimodale Daueraufmerksamkeit und die Aufrechterhaltung intrinsischer Alertness. Dieses Netzwerk umfasst den Thalamus, den Hirnstamm, den rechten AZK, den rechten DLPFK und den rechten inferioren Parietalkortex (Longoni et al., 2000). Auch hier besteht ein enger Zusammenhang mit der Verarbeitung negativer Emotionen: Diese sind nämlich meistens mit einem höheren Grad an Arousal verbunden als positive Emotionen (Wut macht wacher als Glücksseligkeit) und die RH ist für die Erzeugung einer entsprechenden emotionalen Erregung zuständig (Hartje, 2001).

Auch für die *Perzeption emotionaler Prosodie* ist ein großes rechtshemisphärisches fronto-temporales Netzwerk zuständig, welches auch die Basalganglien umfasst (Nucleus subthalamicus, Globus pallidus, Nucleus caudatus). Dieses Netzwerk verarbeitet allerdings nicht nur negative, sondern auch positive Emotionen unabhängig von der sensorischen Modalität und bildet damit die Grundlage für das Verstehen und Produzieren emotional gefärbter Sprache (Péron et al., 2017; Witteman, van Heuven & Schiller, 2012; Code, 1987).

Neben emotionaler Verarbeitung ist die RH auch für zahlreiche *sprachliche Funktionen* im engeren Sinne kompetent: Sie verfügt über Sprachverständnisfähigkeiten für hochfrequente, gut räumlich vorstellbare und konkrete Wörter (Auto, Gurke, Dackel ...), kann semantische Assoziationen zwischen diesen über eine nicht-phonologische Route verarbeiten und über einen direkten lexikalischen (ganzheitlichen) Abruf lesen.

Zudem ist die RH involviert in die *Verarbeitung automatischer, nicht-propositionaler Sprache*, zu der bspw. das Singen bekannter Lieder, das Sprechen von Reihen („Montag, Dienstag …"), das Rezitieren auswendig gelernter Gedichte, soziale Begrüßungsfloskeln, Konversationsfüller („Weißt du … / Also ... / Junge, Junge, nee …") sowie Phrasen und stereotype Äußerungen gehören – also im Prinzip alles das, was ein Patient mit schwerer Aphasie nach linkshemisphärischer Läsion mittels seiner RH an Sprache produzieren und verstehen kann.

Limitiert ist die RH hinsichtlich des Verarbeitens von Phonologie, Syntax und abstrakter Wörter (Code, 1987).

1.8.2 Pathophysiologie rechtshemisphärischer Läsionen

Das sogenannte *rechtshemisphärische Syndrom* ist ein Oberbegriff für zahlreiche Symptome nach Läsionen der RH. Je nach Lokalisation der Schädigung gehören hierzu u. a. *Störungen der Pragmatik* (rechtsfrontal), *Agnosien* (rechtsparieto-okzipital) oder *Neglektphänomene* (rechtstemporo-parieto-subkortikal).

1.8.3 Sprachverarbeitungsrelevante Störungen nach rechtshemisphärischen Läsionen

Brownell (1988) formulierte es so: Während Patienten nach linkshemisphärischer Läsion ein Problem *innerhalb* von Sätzen haben (mikrolinguistische Ebene), bestehen bei Patienten nach rechtshemisphärischer Läsion Probleme *zwischen* den Sätzen (makrolinguistische Ebene) und bei der Erzeugung eines adäquaten mentalen Textmodells (Marini et al., 2005 – vgl. Abb. 24). Solche makrolinguistischen Leistungen werden den *pragmatischen Funktionen* zugeordnet und zeigen sich nach Läsion der RH bspw. beim Erzählen oder Wiedergeben von Geschichten. Hierbei haben die Patienten oft Schwierigkeiten, das Thema durch die Integration von Propositionen (Aussageinhalten) aufrechtzuhalten, so dass *lokale Kohärenz* verloren geht (d. h. Sätze nicht mehr stimmig miteinander verknüpft werden können, was essenziell für das Verstehen ist).

Auch die *globale Kohärenz* kann beeinträchtigt sein, die zwar nicht zwingend zum unmittelbaren Verstehen erforderlich ist (bspw. Vorhersagen über die Gefühle und Handlungen anderer), aber durchaus für das Verstehen der Gesamtgeschichte bedeutsam sein kann (Lehman Blake & Lesniewicz, 2005; Barker, Young & Robinson, 2017).

Oft bestehen *Defizite im Paraphrasieren* und die Patienten wiederholen anstelle einer semantisch abstrahierten Geschichte (wie Gesunde es tun) Details teilweise wörtlich, können schwer die Moral extrahieren oder die Pointe erfassen und konfabulieren die Gefühle von Personen, da ihnen die Interpretation emotionaler Elemente schwerfällt (Wapner, Hamby & Gardner, 1981). Oft ziehen sie logische Inferenzen darüber, wie jemand sich verhalten *könnte*, aber nicht, wie er sich tatsächlich in einer Geschichte verhalten *hat* (Code, 1987).

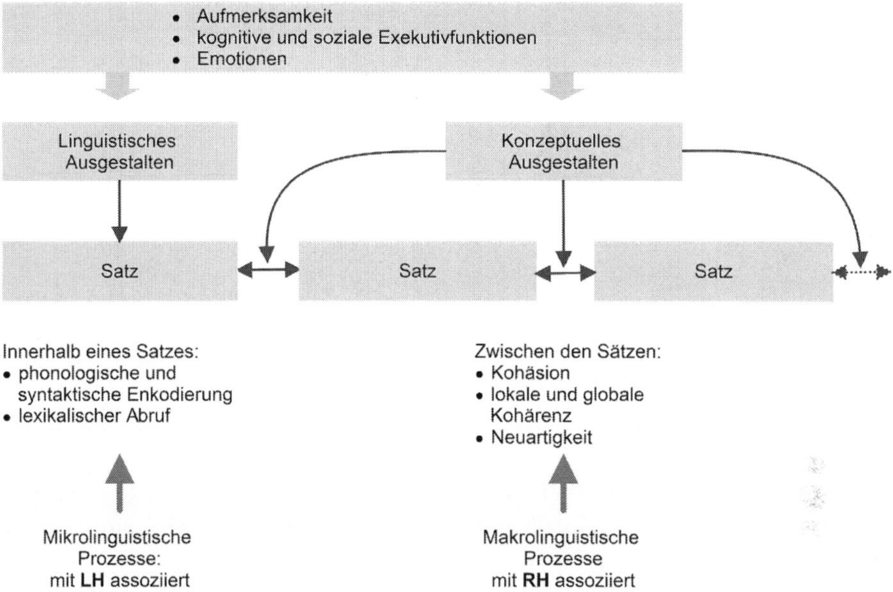

Abb. 24: Linguistische Störungen auf Mikroebene nach Läsionen der LH und auf Makroebene nach Läsionen der RH (Barker, Young & Robinson, 2017).

1.8.3.1 Gestörte Aufmerksamkeitsfunktionen

Eine fronto-parietale Schädigung der RH führt zu teils ausgeprägten Störungen der *Aufmerksamkeitsintensität.* Die Patienten sind nicht mehr in der Lage, für einen längeren Zeitraum Daueraufmerksamkeit aufrechtzuerhalten und können sich nur noch schwer von innen heraus aktivieren.

Auch die visuelle und auditive *räumliche selektive Ausrichtung der Aufmerksamkeit* kann beeinträchtigt sein, was gravierende Auswirkungen auf Kommunikationsprozesse im Sinne Kognitiver Dysphasien attentionaler Genese hat: In einer visuell und akustisch sehr dynamischen Umgebung müssen wir ständig unsere Aufmerksamkeit hin zu relevanten Reizen verschieben und konkurrierende Reize ausblenden. Bereits ein normales Gespräch verlangt den ständigen willentlichen Aufmerksamkeitswechsel zwischen verschiedenen Partnern, die an unterschiedlichen Stellen im Raum stehen und zwischen linkem und rechtem Ohr (Bareham et al., 2018). Gelingt diese Ausrichtung nicht mehr, gehen wichtige Kontextinformationen verloren und das Sprachverständnis wird „löchrig“.

1.8.3.2 Gestörte Exekutivfunktionen

Makrolinguistische Probleme spiegeln zu großen Teilen gestörte kognitive und soziale Exekutivfunktionen wider, wobei als ein Hauptproblem die *Integration* sozialer, prosodischer, fazialer und verbaler Informationen angenommen wird (Cutica, Bucciarelli & Bara, 2006; Dara & Pell, 2006).

Edwards-Lee & Saul (1999) unterscheiden nach Läsion des rechten PFK drei Störungskomplexe (vgl. Kap. 2.2.3.1, Allg. Teil), die zu Kognitiven Dysphasien dysexekutiver Genese führen können:

- Läsionen des *rechten DLPFK* führen zu Problemen beim Verstehen von Sarkasmus, Witz und Ironie (also allem, was Kommunikation letztlich irgendwie „interessant" macht). Verursachend ist eine Störung bei der Integration kognitiver und affektiver Informationen (desorganisiertes dysexekutives Syndrom).
- Läsionen des *rechten medialen PFK* führen zur Reduktion der expressiven Sprache (Logopenie) und zur Verflachung der Prosodie (apathisches dysexekutives Syndrom).
- Läsionen des *rechten anterioren Frontalkortex* (inklusive basalem Vorderhirn, frontalem Pol, SMA und zingulärem Gyrus) führen zu Verhaltensstörungen mit Fehlhandlungen (z. B. impulsiven oder sozial unangemessenen Handlungen), Konfabulationen, Verlust affektiver Prosodie (unmoduliertem Stimmklang, Mikrophonie), reduzierter sozialer Awareness und sozialer Unangemessenheit, z. B. rüder Ausdrucksweise oder Witzelsucht (enthemmtes dysexekutives Syndrom).

1.8.3.3 Gestörte Gedächtnisfunktionen

Während nach temporalen Läsionen der LH sprachliches Material von mnestischen Störungen betroffen ist, haben Patienten nach rechtstemporalen Läsionen Schwierigkeiten bei der Enkodierung und Konsolidierung von *nichtsprachlichem* Material in das LZG, d. h. bei Reizen, die sprachlich schwer zu benennen sind wie abstrakte Muster und andere visuell-räumliche Informationen (Springer & Deutsch, 1998).

1.8.3.4 Gestörte Wahrnehmungsfunktionen

Visuo-perzeptive Funktionen sind nach Läsionen der RH häufig beeinträchtigt und führen zu Kognitiven Dysphasien perzeptueller Genese.

Nach Läsionen der RH (vor allem in den Basalganglien und im superioren Temporalkortex) haben rund 80% der Patienten einen unilateralen visuell-räumlichen *Neglekt*, der meist schwerer ausgeprägt ist als nach Läsionen der LH (Spagna et al., 2016 - vgl. Kap. 2.3.3.3, Allg. Teil). Diese Patienten sind generell kognitiv mehr beeinträchtigt als Patienten ohne Neglekt, da sie weniger aufmerksam sind, weniger wach, weniger in der Lage, Daueraufmerksamkeit aufrechtzuerhalten und weniger fähig, selektiv Aufmerksamkeit auf Informationen zu lenken. Somit können sie auch kontextuelle Informationen schlechter aufnehmen, bewerten und weniger effektiv Inferenzen ziehen, was ihr Sprachverständnis beeinträchtigen kann (Myers, 2005).

Agnosien manifestieren sich meist nach bilateralen parieto-okzipitalen Läsionen (vgl. Kap. 2.3.3.1, Allg. Teil). Allein die *Astereognosie* (auch: *taktile Agnosie*) wird ausschließlich durch parietale Läsionen der RH hervorgerufen, die an die somato-sensorischen Projektionsfelder grenzen. Hierdurch wird die taktile Formerkennung (Stereognosie) beeinträchtigt, so dass der Patient vertraute Objekte nicht mehr durch Berühren oder Abtasten identifizieren kann. Auch eine *Prosopagnosie für unvertraute Gesichter* kann nach isolierten posterioren Schädigungen der RH auftreten (Springer & Deutsch, 1998).

1.8.4 Zusammenfassung

Die RH spielt eine Schlüsselrolle bei der räumlichen Orientierung und Aufmerksamkeitsausrichtung, bei Aufmerksamkeitsintensitätsleistungen (Alertness, Vigilanz), beim Verarbeiten figurativer Sprache (Metaphorik, Sarkasmus) und bei emotionalen Funktionen, z. B. bei der Affektregulation, beim Ausdrücken und Interpretieren von Gefühlen oder bei der Verarbeitung von Prosodie (Anaki, Faust & Kravetz, 1998; Palmerini & Bogousslavsky, 2012).

Vor allem die Bewertung von Gefühlen anderer ist bedeutsam bei der Organisation des Soziallebens und bei Prozessen wie *Theory of Mind* oder Empathie. Eine echte Verbindung zwischen Gesprächspartnern entsteht erst, wenn diese ihre Gefühle miteinander teilen. Dafür bedarf es nicht nur der Fähigkeit, unterschiedliche Emotionen zu erkennen und zu beurteilen, sondern auch „Wissen" darüber, wie diese in unterschiedlichen Kommunikationssituationen ausgedrückt werden (Martin, 2004).

Die RH reguliert viele solcher Fähigkeiten, bspw. die räumliche Synthese aller Reize, die auf uns einströmen, so dass ein- und ausgehende Informationen mit aktuell relevantem Weltwissen in Beziehung gesetzt werden können (McDonald, 2000).

Neben Kognitiven Dysphasien attentionaler Genese (infolge defizitärer Aufmerksamkeitsintensitätsleistungen) und Kognitiven Dysphasien perzeptueller Genese (bei Neglekt und/oder Agnosie) bestehen nach Läsionen der RH vor allem Kognitive Dysphasien dysexekutiver Genese, bei denen makrolinguistisch-pragmatische Funktionen beeinträchtigt sind.

1.9 Kognitive Dysphasien bei Multipler Sklerose

In den letzten Jahren wurden zahlreiche relevante Autoantikörper entdeckt, die zu immunvermittelten entzündlichen Erkrankungen des ZNS führen. Diese binden sich an sogenannte Antigene (= *antibody generating*), bei denen es sich um Proteine, Lipide und Kohlenhydrate handelt. In einem gesunden Immunsystem produzieren B-Zellen Antikörper und T-Zellen tragen Rezeptoren für Antigene, mit deren Hilfe sie die Membranzusammensetzung von Zellen überprüfen. Wird bei einer Zelle eine veränderte Oberflächenmembranzusammensetzung registriert, werden die T-Zellen aktiviert. Im Rahmen dieser T-Zell-vermittelten Reaktion werden kranke Zellen direkt zerstört und andere Immunzellen mit Hilfe der Ausschüttung von Zytokinen angelockt, die bei der Immunreaktion helfen sollen. Eine solche normalerweise für die Abwehr sehr wichtige Immunreaktion richtet sich bei Multipler Sklerose (MS, auch *Encephalomyelitis disseminata*) fälschlicherweise gegen körpereigenes Gewebe des ZNS.

1.9.1 Was ist eine Multiple Sklerose?

Die MS ist eine pathogenetisch sehr heterogene, chronisch verlaufende Autoimmunerkrankung, bei der das Immunsystem Myelinproteine als körperfremd behandelt. T-Lymphozyten werden vermutlich durch Infekte aktiviert, überwinden die Blut-Hirn-Schranke und docken an Myelinprotein-Antigene an. Hierdurch werden zahlreiche Botenstoffe ausgeschüttet, die wiederum Makrophagen (Riesenfresszellen des zellulären Immunsystems) aktivieren. Dies führt zu einer massiven Entzündungsreaktion, welche die Myelinscheiden und die Axone schädigt. Die Demyelinisierung führt zu einer gestörten bzw. verlangsamten Impulsübertragung (Friedrich, 2008; Toth et al., 2019).

Die Ursachen der MS sind unklar, vermutet wird ein Zusammenspiel mehrerer Faktoren, wie ererbte Disposition, Alter, Geschlecht, Wohnort in bestimmter geographischer Lage, Klima, Virusinfektionen, Immundefekte, Störungen des Myelinstoffwechsels, Vitamin D-Mangel, Traumata, Stress oder psychische Belastungssituationen (Friedrich, 2008; Flachenecker, 2014).

Unterschieden werden aktuell **drei Verlaufsformen**:

- **Schubförmig-remittierende MS:** Dies ist die häufigste Form, von der rund 80% der Patienten betroffen sind. Als *Schub* bezeichnet man nach Ausschluss physiologischer Schwankungen (z. B. Verschlechterungen durch Hitzeeinwirkung) akute, ohne assoziierte Infekte oder Fieber auftretende neurologische Ausfälle, die mindestens 24 Stunden lang anhalten (Gold et al., 2005). Schübe treten plötzlich auf, wobei bereits bekannte oder neue Symptome über Tage oder Wochen persistieren und sich wieder zurückbilden können. Zwischen den Schüben kommt es zu keiner weiteren Krankheitsprogression.
- **Sekundär progrediente MS:** Circa 40 % der Patienten mit schubförmig-remittierender MS entwickeln im weiteren Verlauf eine sekundär progrediente Verlaufsform. Hier schreitet die Erkrankung auch zwischen den gelegentlich auftretenden Schüben über mindestens sechs Monate mit geringfügigen Remissionen kontinuierlich voran.
- **Primär progrediente MS:** Diese betrifft nur etwa 10% der MS-Patienten und ist charakterisiert durch eine zunehmende Verschlechterung von Beginn an, wobei leichte Remissionen möglich sind. Vor allem eine Beteiligung des Kleinhirns zu Erkrankungsbeginn ist mit einer raschen Progression assoziiert (Wilkins, 2017).

Diese Verlaufsformen bleiben nicht konstant: Nach 10-15 Jahren gehen rund 40% der anfangs schubförmig-remittierenden Formen in (sekundär) progrediente Formen über, nach 20 Jahren sogar 90% (Flachenecker, 2014).

1.9.2 Pathophysiologie der Multiplen Sklerose

Charakteristisch für MS sind diffus und multipel lokalisierte entmarkte Plaques, die auf der Basis einer entzündlichen Reaktion entstehen. Die Diagnose stützt sich auf den Nachweis örtlicher und zeitlicher Dissemination (Streuung) der fokal-neurologischen Defizite (Aktas et al., 2018).

Betroffen sind der Kortex, das periventrikuläre Marklager, die Basalganglien, der Thalamus, das Kleinhirn, diverse Hirnstammkerne und das Rückenmark (Gold et al., 2005; Friedrich, 2008; Comi et al., 1993; Pugnetti et al., 1993). Bereits früh im Krankheitsverlauf zeigen sich Erweiterungen der Ventrikel, hirnatrophische Prozesse (vor allem im Thalamus) sowie irreversible axonale Schädigungen, die zu einer zunehmenden neurologischen Verschlechterung führen (Brück, 2005; Simon et al., 1999; Penner, 2017).

Die Ursachen kognitiver Dysfunktionen werden vor allem in mikrostrukturellen Schädigungen strategisch relevanter Faserverbindungen der weißen und grauen Substanz vermutet, die zu einer gestörten Konnektivität führen. MS wird daher als *Netzwerkerkrankung* verstanden (Paul, 2017), wofür der Terminus **multiples Diskonnektionssyndrom** vorgeschlagen wurde (Calabrese & Penner, 2007): Ein räumlich disseminiertes und zeitlich aufeinander folgendes kortexnahes Entmarkungsmuster führt hierbei langfristig zu multiplen Diskonnektionen von kortiko-kortikalen Verbindungen und stört die netzwerkartige Informationsverarbeitung. Eine Kompensation ist nur bis zu einem bestimmten Läsionsausmaß möglich (Calabrese, 2003).

Die *kognitiven Kernsymptome* liegen in den Bereichen kognitives Tempo (reduzierte Informationsverarbeitungsgeschwindigkeit, verlangsamter Wortabruf etc.), selektive Aufmerksamkeit („Konzentrationsprobleme"), kognitive Exekutivfunktionen (reduzierte mentale Flexibilität, z. B. auch in der Wortflüssigkeit) und Gedächtnisfunktionen (Enkodierung und Abruf). Auch visuell-räumliche Funktionen können beeinträchtigt sein (Toth et al., 2019).

MS-typische kognitive Veränderungen gibt es allerdings nicht, da das organische Schädigungsmuster sehr vielgestaltig ist. Art und Ausmaß kognitiver Beeinträchtigungen werden durch die Verlaufsform, die Lokalisation und den Umfang der sklerotischen Herde, die Erkrankungsdauer, die Krankheitsaktivität (Schub versus Remissionsphase) und die neurotoxischen Effekte löslicher inflammatorischer Produkte bestimmt (Mucke, 1992; DeSousa, Albert & Kalman, 2002).

Bei rund 30% der MS-Patienten mit schubförmig remittierendem und chronisch progredientem Verlauf münden kognitive Defizite in ein *dementielles Syndrom* (auch: *subkortikale Diskonnektionsdemenz* oder *polysklerotische Demenz)* mit schwerer Kognitiver Dysphasie (Huber et al., 1987; Schulz et al., 2006; Piras et al., 2003).

1.9.3 Sprachverarbeitungsrelevante Störungen bei Multipler Sklerose

Circa 60% der MS-Patienten haben schon in frühen Erkrankungsphasen leichte bis mittelschwere kognitive Defizite, die einen hohen Vorhersagewert für die Alltagsbewältigung haben (Lyon-Caen et al., 1986; Amato et al., 1995; Amato et al., 2001).

1.9.3.1 Gestörte Aufmerksamkeitsfunktionen

Über die Hälfte der MS-Patienten leidet schon in frühen Phasen der Erkrankung unter Defiziten bei Anforderungen an die geteilte und fokussierte Aufmerksamkeit (Engel, Greim & Zettl, 2005). Diese können zu einer reduzierten visuellen und auditiven Informationsverarbeitungsgeschwindigkeit führen, die als Schlüsseldefizit der MS gilt und zu den frühesten Symptomen gehört (Demaree et al., 1999).

Aufmerksamkeitsdefizite stehen außerdem in engem Zusammenhang mit *Fatique* (rascher motorischer und kognitiver Erschöpfbarkeit), welche unabhängig von neurologischen Beeinträchtigungen von 80% der MS-Patienten angegeben wird (Calabrese, 2009). Anders als „normale Müdigkeit" tritt Fatique häufig plötzlich ohne direkte Ursache auf und kann durch hohe Umgebungstemperaturen verstärkt werden. Im Bereich der Aufmerksamkeit zeigt sich kognitive Fatique bspw. darin, dass diese nicht lange auf dem gleichen Niveau gehalten werden kann und nach einer gewissen Zeit einbricht (Penner, 2017).

1.9.3.2 Gestörte Exekutivfunktionen

Bereits früh im Verlauf zeigen viele MS-Patienten Kognitive Dysphasien dysexekutiver Genese mit Defiziten bei semantischen Wortflüssigkeitsaufgaben (Lembach & Adler, 2013).

Nach längerer Krankheitsdauer (>10 Jahre) bestehen oft manifeste Beeinträchtigungen bei der exekutiven Kontrolle von Sprache und im verbalen Arbeitsgedächtnis, welches besonders anfällig für multifokale Demyelinisierungen ist (Mendozzi et al., 1993; Henry & Beatty, 2006; Pelosi et al., 1997).

Bei chronisch progredienter MS kommt eine reduzierte Informationsverarbeitungskapazität hinzu, die bedeutsam ist für die Leichtigkeit, mit der neues verbales Material in vorausgehende Passagen integriert werden kann (Grigsby et al., 1994).

1.9.3.3 Gestörte Gedächtnisfunktionen

40-60% der MS-Patienten zeigen bereits im Frühstadium Gedächtnisdefizite, vor allem des *episodischen LZG* mit Enkodierdefiziten (beeinträchtigtes Neulernen) durch hippokampale Läsionen sowie Abrufdefiziten durch beeinträchtigte exekutiv vermittelte strategische Abrufprozesse (Engel, Greim & Zettl, 2005; Lembach & Adler, 2013; O´Brien et al., 2008).

Das *semantische LZG* kann ebenfalls betroffen sein, insbesondere der freie Abruf (Thornton & Raz, 1997; Beatty, 2004). Symptomatisch können sich Wortabrufstörungen und semantische Paraphasien zeigen.

1.9.3.4 Aphasische Störungen

Kortikale Aphasien können bei MS-Patienten auftreten, wenn Läsionen in den linkshemisphärischen perisylvischen Arealen auftreten. Unterschieden werden muss hinsichtlich akuter Aphasien im Rahmen eines Schubes und chronischer Aphasien bei einer Symptomdauer von mehr als einem Jahr (Huber, Poeck & Springer, 2006).

Akute kortikale Aphasien sind rar: Lacour et al. (2004) konnten bei 2700 Patienten gerade 0,81% akute Aphasien nachweisen, die meist eine gute und rasche Remission zeigten (Achiron et al., 1992; Devere, Trotter & Cross, 2000).

Auch *chronische Aphasien* haben eine geringe Prävalenz (0,1-3%), was insofern nicht verwundert, als die Plaques überwiegend subkortikal angesiedelt sind (Jaffe et al., 2003).

Häufig sind hingegen Kognitive Dysphasien dysexekutiver Genese als Folge fronto-subkortikaler Diskonnektionen (Heidler, 2008b).

1.9.4 Zusammenfassung

Bei Autoimmunerkrankungen wie der MS richten sich Immunreaktionen fatalerweise gegen das körpereigene ZNS-Gewebe mit entsprechenden Folgen für Kognition und Sprachverarbeitung.

Charakteristisch für MS ist die sich im Verlauf ständig verändernde Symptomatik sowohl hinsichtlich motorischer als auch kognitiver Leistungen. Patienten mit einer chronisch progredienten Form haben deutlich öfter kognitive Störungen als Patienten mit schubförmigem Verlauf. Nach einem Schub haben kognitive Beeinträchtigungen wiederum ein unterschiedliches Remissionspotenzial: Während akute Aufmerksamkeitsstörungen oft reversibel sind (weil sie durch transiente entzündliche Veränderungen verursacht werden), bleiben mnestische Defizite meist bestehen, da sie auf irreversiblen Axon- und Myelinverlusten beruhen (Foong et al., 1998). Viele Patienten zeigen Kognitive Dysphasien dysexekutiver, attentionaler und mnestischer Genese in unterschiedlicher Ausprägung.

1.10 Kognitive Dysphasien bei Epilepsie

5% aller Menschen erleiden im Laufe ihres Lebens einen epileptischen Anfall – ein einziger Anfall ist jedoch noch keine Epilepsie. Von dieser spricht man erst, wenn wiederholt Anfälle auftreten. Insgesamt sind hiervon 0,5-1% aller Menschen betroffen, in Deutschland rund 400.000, weltweit 70 Millionen (Schindler et al., 2010).

Epilepsien können in jedem Alter auftreten, relevante Zeiträume sind jedoch vor allem die ersten Lebensjahre sowie das höhere Lebensalter (Bacher, 2011; Mayer, 2011).

1.10.1 Was ist eine Epilepsie?

Epilepsien sind gekennzeichnet durch das kontinuierliche Auftreten von Anfällen als Reaktion auf eine Schädigung oder Funktionsstörung des Gehirns. Im Gegensatz zu *akuten Gelegenheitsanfällen* bei zerebraler Affektion (z. B. im Rahmen von hohem Fieber, Alkoholentzug, Kreislaufkollaps oder extremem Schlafentzug) werden diese nicht durch eine erkennbare Ursache provoziert (Mayer, 2011).

1.10.2 Pathophysiologie der Epilepsie

Epileptische Anfälle beruhen auf einer Steigerung und Synchronisation elektrischer Entladungen, wenn Nervenzellmembranen labil werden und eine erhöhte Neigung zur Depolarisation entwickeln (Lemke & Rennert, 1987). Gemeinsames elektrophysiologisches Merkmal epileptischer Anfälle ist daher eine plötzliche, übermäßige, gleichzeitige Entladung größerer Neuronengruppen, wobei sich die pathologische Erregung von der anfallsgenerierenden Region auf andere Regionen ausbreiten kann (Mayer, 2011).

Die **Einteilung der Epilepsien** ist sehr uneinheitlich und mit fließenden Übergängen zwischen den Unterformen. Am häufigsten erfolgt eine Klassifikation im Hinblick auf die *Art des Anfalls* bzw. des Ausbreitungsmechanismus (fokal versus generalisiert), der *Ätiologie* (idiopathisch versus symptomatisch bzw. nach neuester Terminologie genetisch versus strukturellmetabolisch), der *Topographie* (betroffene Funktionseinheiten des Gehirns) und des *Anfallbeginns* (kindliche versus Altersepilepsie).

1.10.2.1 Einteilung der Epilepsien nach der Art der Anfälle

Fokale Anfälle

Hier bildet eine bestimmte Hirnregion im Neokortex oder im limbischen System den Ausgangspunkt – bei 60% der Patienten die Hippokampusformation im Temporallappen. Unterschieden werden einfache und komplex-fokale Anfälle.

- **Einfache fokale Anfälle**: Je nach beteiligter Hirnregion manifestieren sich unwillkürliche oder abnorme motorische Aktivitäten von Körperteilen (Myoklonien, Lähmungen etc.), Wahrnehmungsstörungen (visuelle und akustische Halluzinationen, verzerrte Geruchs- und Geschmackswahrnehmungen), vegetative Symptome (Herzklopfen, Speichelfluss) und psychische Symptome (Veränderungen des Zeiterlebens, „Offenbahrungsempfindungen", Zwangsgedanken). Das Bewusstsein bleibt erhalten.
- **Komplex-fokale Anfälle** (auch: **dyskognitive** Anfälle): Diese können einfach fokal beginnen und sich ausbreiten. Der Patient ist nicht bewusstlos, aber nur eingeschränkt in der Lage, Umweltreize adäquat wahrzunehmen. Zu diesen gehören: *Temporallappenanfälle* (auch: *psychomotorische* Anfälle) mit orofazialen Automatismen, komplexen „sinnlosen" Handlungen, Kognitiver Dysphasie mit nicht situationsbezogenen Sprachäußerungen und ungerichtet-diffusen Reaktionen auf Ansprache (vgl. Kap. 1.10.3.2, Spez. Teil), *Frontallappenanfälle* mit automatisierten Bewegungsmustern, heftigen Rumpf- und Extremitätenbewegungen und lauten Äußerungen, *Parietallappenanfälle* mit somatosensorischen und sensiblen Symptomen, visuellen Halluzinationen und Körperschemastörungen) sowie *Okzipitallappenanfälle,* mit einfachen oder komplexen visuellen Phänomenen.

Generalisierte Anfälle

Zu diesen gehören Absencen, myoklonische, tonische, atonische und tonisch-klonische (Grand-Mal-)Anfälle. Die epileptische Aktivität umfasst von Anfang an das gesamte Gehirn bzw. beide Hemisphären. Ausgangspunkt ist häufig der Thalamus bzw. thalamo-kortikale Netzwerke. Das Bewusstsein ist aufgehoben (Mayer, 2011).

1.10.2.2 Einteilung der Epilepsien nach Krankheitsbeginn

Epilepsien im Kindesalter

Ein früher Krankheitsbeginn und eine schwere Epilepsie in vulnerablen Phasen der Funktionsreifung können zu dauerhaften kognitiven und sprachlichen Störungen mit Kognitiver Dysphasie führen.

Dies zeigt sich z. B. deutlich bei Kindern mit **Rolando-Epilepsie**. Diese Epilepsieform macht 14-20% aller kindlichen Epilepsien aus und beginnt zwischen dem 4.-10. Lebensjahr. Die epileptogenen Zonen sind bilaterale Kortexareale um die Rolandofurche und perisylvische Areale (Verly et al., 2017). Folglich zeigen sich Defizite in den Bereichen Sprache, Aufmerksamkeit, visuelles und verbales Gedächtnis, Exekutivfunktionen (divergentes Denken, Problemlösefähigkeit, Planen und Strukturieren), psychomotorische Geschwindigkeit und Visuokonstruktion.

Eine andere Erkrankung ist das **Landau-Kleffner-Syndrom**. Bei diesem auch als „Erworbene Aphasie mit Epilepsie" bezeichneten Syndrom kommt es bei 2-7Jährigen innerhalb von Tagen oder Monaten zu einem Verlust expressiver und vor allem rezeptiver Sprachleistungen, vermutlich auf der Basis einer auditiven Agnosie, weshalb häufig „Schwerhörigkeit" als erste Diagnose gestellt wird (vgl. Kap. 2.3.4.1, Allg. Teil). Der zeitliche Zusammenhang zwischen dem Beginn epileptischer Anfälle und dem Sprachverlust ist variabel, d. h. das eine kann dem anderen um ein paar Monate bis zu zwei Jahren vorausgehen. Verursachend sind primär genetische Faktoren, die zu metabolischen Veränderungen im Temporallappen führen (Neuhäuser, 2005; Tacke et al., 2017).

Die sprachlich-kognitiven Symptome umfassen eine gestörte Lautdiskriminierung, ein stark reduziertes phonologisches KZG, einen eingeschränkten Wortschatz, Wortfindungsstörungen, semantische und phonematische Paraphasien, Neologismen, Echolalie, Perseverationen, Dysgrammatismus und Dyslexie. Zudem sind Einschränkungen im Richtungshören und eine verzögerte Verarbeitungszeit für akustische Reize problematisch für Sprachverständnisprozesse (Baur, 1996; Metz-Lutz, 1999).

Daneben zeigen 30-50% der Kinder mit Landau-Kleffner-Syndrom massive Verhaltensauffälligkeiten in Form von Aggressivität, geringer Frustrationstoleranz, reduzierter Impulskontrolle, emotionaler Labilität, oppositionellen Reaktionen, erschwerter Umstellfähigkeit sowie stereotypen autistisch-mutistischen Verhaltensweisen. Die Prognose im Hinblick auf die Sprachstörung ist fast immer ungünstig (Neuhäuser, 2005).

Als drittes seien die **idiopathisch generalisierten Epilepsien** (auch: *genetisch generalisierte Epilepsien*) genannt, die häufig zu kognitiven Defiziten führen. Die häufigste Form ist hier die *juvenile myoklonische Epilepsie*, die typischerweise mit der Pubertät beginnt. Andere Formen wie die *kindliche Absence-Epilepsie* oder die *benigne myoklonische Epilepsie des Kleinkindalters* treten bereits früher auf.

Studien zu kognitiven Funktionen zeigen vor allem beeinträchtigte Exekutivfunktionen durch eine Dysfunktion thalamo-frontokortikaler Netzwerke. Sprachlich dominiert daher eine Kognitive Dysphasie dysexekutiver Genese.

Epilepsien im Alter

Epilepsien treten beim älteren Menschen bis zu dreimal häufiger auf als bei jüngeren. Die Inzidenz steigt mit zunehmendem Alter und ist am höchsten >80 Jahre. Dies liegt an den Ursachen der Epilepsien im Alter - in erster Linie zerebrovaskuläre Ereignisse (Schlaganfälle), Schädel-Hirn-Traumata, Meningitis, metabolische Enzephalopathien im Rahmen von Zucker- oder Elektrolytentgleisungen, Urämie, Leberversagen und verschiedene demenzielle Syndrome.

1.10.3 Sprachverarbeitungsrelevante Störungen

Kognitive Störungen bei Epilepsien sind nicht obligat, aber sehr häufig. Beschrieben werden sowohl beeinträchtige Aufmerksamkeits-, Gedächtnis- als auch Exekutivfunktionen in Abhängigkeit von der Lokalisation und Ausbreitung der epileptischen Aktivität, des Erkrankungsbeginns, der Dauer und Schwere der Epilepsie, der Medikation und den individuellen Ressourcen (vgl. Abb. 25). Kognitive Dysphasien attentionaler, mnestischer und dysexekutiver Genese können daher leichtgradig oder gravierend, vorrübergehend oder beständig sein.

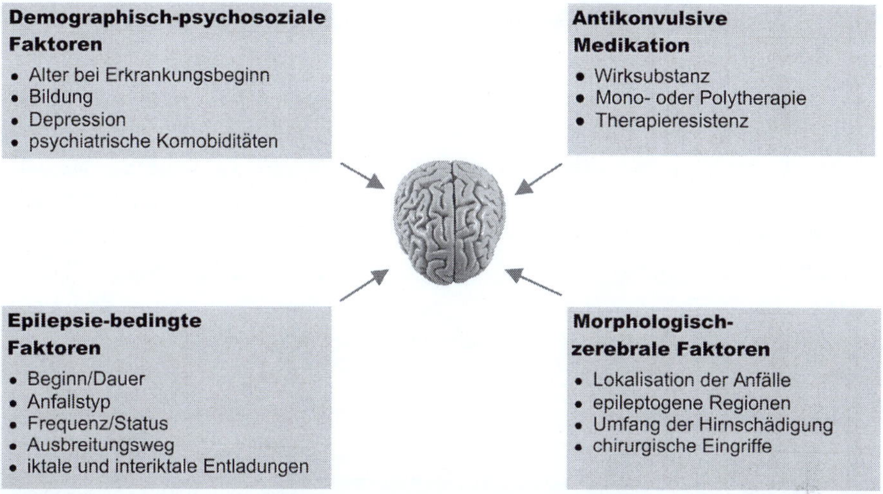

Abb. 25: Faktoren, die zu kognitiven Beeinträchtigungen bei Epilepsie beitragen können (Kwan & Brodie, 2001; Lehner-Baumgartner, 2009).

1.10.3.1 Ursachen der epileptischen Enzephalopathie

Generell muss unterschieden werden zwischen den Effekten der vorbestehenden Hirnläsion (interiktale Effekte), den Effekten durch die während des Anfalls auftretenden elektrischen Entladungen (iktale Effekte), den Effekten nach dem Anfall (postiktale Effekte), den Effekten antiepileptischer Medikation sowie (falls erfolgt) den operativen Folgen nach chirurgischer Ausschaltung eines epileptischen Fokus (Lang, 1989).

Derzeit wird kontrovers diskutiert, ob epileptische Anfälle Hirnschäden verursachen oder bereits bestehende nur verstärken. So könnten epileptische Funktionsstörungen in der frühen Kindheit die Entwicklung und Ausreifung des Gehirns und damit auch zahlreicher kognitiver Fähigkeiten beeinträchtigen, gleichzeitig aber auch Plastizitäts- und Reorganisationsprozesse anstoßen (Stefan & Pauli, 2008).

Auch die Frage, ob eine chronische Epilepsie zu progressiven kognitiven Beeinträchtigungen führt, konnte bislang nicht zufriedenstellend beantwortet werden. Viele Epilepsiepatienten haben bereits zu Beginn ihrer Erkrankung neuropsychologische Defizite, die dann über die ersten 5-10 Jahre relativ stabil bleiben. Im Langzeitverlauf scheint das Voranschreiten kognitiver Störungen eher langsam zu sein und eine erfolgreiche medikamentöse

Therapie kann die Progression grundsätzlich aufhalten oder sogar umkehren (Lehner-Baumgartner, 2009).

Unbestritten ist der Zusammenhang zwischen generalisierten Anfällen (Grand-Mal) und der Entwicklung neuropsychologischer Störungen: Es gibt Hinweise darauf, dass eine hypersynchrone Aktivierung generell die Entwicklung von Synapsen beeinträchtigt und strukturelle Schädigungen verursachen kann.

Einen großen Einfluss auf die Kognition (vor allem auf Enkodierungsprozesse) haben postiktale Effekte, die neuronale Entladungen bei der Langzeit-Potenzierung während des Lernens unterbrechen (Kwan & Brodie, 2001). Eine Kognitive Dysphasie mnestischer Genese ist aber meist transient.

Auch Antikonvulsiva haben Auswirkungen auf kognitive Funktionen, die nach dem Absetzen durchaus nicht immer reversibel sind. Potenziell kann jedes Antiepileptikum negativ-psychotrope Wirkungen entfalten, wovon vor allem die zentrale Informationsverarbeitungsgeschwindigkeit, das psychomotorische Tempo, die Daueraufmerksamkeit und geteilte Aufmerksamkeitsleistungen betroffen sein können. Durch moderne Antikonvulsiva kann die kognitive Leistungsfähigkeit in zwei Richtungen beeinflusst werden: Antiepileptika, die durch eine Verstärkung inhibitorischer Netzwerke die GABAerge Neurotransmission verbessern sollen, wirken sedativ-dämpfend und *verlangsamend*. Neuere Medikamente, die dämpfend auf die glutaminerge Neurotransmission wirken, sind hingegen allgemein aktivierend und potenziell *überstimulierend* (Lehner-Baumgartner, 2009; Haag et al., 2012). Natürlich können Medikamente kognitive Leistungen aber auch indirekt durch die Senkung der Anfallsrate verbessern (Kwan & Brodie, 2001).

1.10.3.2 Kognitive Dysphasien bei Frontal- und Temporallappenepilepsie

Temporallappenepilepsie (TLE)

Die TLE ist mit rund 60% die häufigste Form der fokalen Epilepsie und kann die LH, die RH oder die Temporallappen beider Hemisphären betreffen.

Die häufigste Epilepsieform im Erwachsenenalter überhaupt ist die mesiale TLE, bei der es zu strukturellen Veränderungen im Bereich des

Hippokampus (Sklerose) und des entorhinalen Kortex kommt, d. h. in Schlüsselregionen für das deklarative Gedächtnis verbunden mit Kognitiver Dysphasie mnestischer Genese (Jokeit & Grunwald, 2003). Bei linkshemisphärischer mesialer TLE bestehen Störungen des verbalen Gedächtnisses, bei rechtshemisphärischer Störungen des visuell-räumlichen Gedächtnisses, welches z. B. für das Lernen neuer Gesichter und für komplexe Orientierungsleistungen erforderlich ist (vgl. Tab. 8 für die Symptomatik der TLE).

Lokalisation	**Häufige kognitive und perzeptuelle Defizite**
Linkshemisphärische TLE	• reduzierte Phonemdiskriminationsfähigkeit • gestörte semantische Verarbeitung • Defizite im Nachsprechen • Sprachverständnisprobleme • Wortfindungs- und Benennstörungen • orofaziale Apraxie • *Speech arrest* (vorübergehender Sprechverlust) • paranoide Denkstörungen • akustische und visuelle Halluzinationen • homonyme Hemianopsie • bei mesialer TLE Defizite im verbalen Gedächtnis (Enkodierung, Konsolidierung)
Rechtshemisphärische TLE	• reduzierte Diskriminationsfähigkeit für Geräusche, Tonhöhen und (emotionale) Klangfarben • visuelle Wahrnehmungsstörungen • Hypergraphie, Graphomanie, Graphorrhoe • homonyme Hemianopsie • bei mesialer TLE Defizite im nonverbalen, figural-räumlichen und visuellen Gedächtnis (Enkodierung, Konsolidierung)
Beidseitige TLE	• visuelle und/oder auditive Agnosie • Klüver-Bucy-Syndrom (vgl. Kap. 2.4.2.1, Spez. Teil) • bei mesialer TLE schwere anterograde Amnesie

Tabelle 8: Häufige Symptome bei Temporallappenepilepsie (Lang, 1989; Jensen et al., 2011).

Frontallappenepilepsie (FLE)

Die FLE ist nach der TLE die zweithäufigste Form fokaler Epilepsien. Charakteristisch ist, dass ihre Dauer in der Regel sehr kurz ist (<60 Sekunden), die Anfallsfrequenz hingegen hoch sein kann.

Oft beginnen sie mit einer unspezifischen Aura (z. B. „Zwangsdenken"), das Bewusstsein ist meistens nicht eingeschränkt und je nach Anfallstyp sind sie schlafgebunden oder treten aus dem Schlaf heraus auf.

Man unterscheidet bei der FLE folgende Anfallstypen:

- *Fokale motorische Anfälle* (auch: *fokale klonische Anfälle*, *Jackson-Anfälle*, *somatomotorische Anfälle*): Diese beginnen meist mit unilateralen Kloni in den zum epileptogenen Fokus kontralateralen Extremitäten oder in der kontralateralen Gesichtshälfte. Wenn das Broca-Areal mit betroffen ist, resultieren aphasische Symptome.
- *Bilaterale asymmetrische und symmetrische tonische Anfälle* (auch: *supplementär sensomotorische Anfälle*, *posturale Anfälle*, *Adversivanfälle*): Diese beginnen oft mit einer Aura unspezifischer Körperempfindungen. Bei einem mittelliniennahen Anfall tritt plötzlich eine asymmetrische tonische Haltung der Extremitäten auf, gefolgt von Bewegungsschablonen mit Anheben des kontralateralen Arms, Abduktion im Schultergelenk und Bewegung des Kopfes in Richtung dieses Arms. Weitere Symptome sind Sprechhemmung und unwillkürliche Lautäußerungen (Vokalisationen).
- *Komplexe motorische Anfälle* (auch: *hypermotorische Anfälle*, *frenetische*, *bizzare hyperaktive Anfälle* oder *orbitofrontale* und *dorsolaterale Anfälle*): Diese beginnen mit komplexen und bizarren Verhaltensautomatismen von Rumpf und Extremitäten (z. B. Radfahr- oder Schwimmbewegungen) oder mit Schreien oder Schlagen (Kellinghaus & Lüders, 2004).
- *Frontale Absencen:* Häufig sind die Patienten desorientiert und stark verlangsamt. Für den Anfallszeitraum besteht meist eine vollständige Amnesie. Frontale Absencen können ein paar Sekunden, aber auch Stunden bis Tage anhalten im Sinne eines nicht konvulsiven Status epilepticus. Der Ursprung liegt im orbitalen, polaren oder dorsalen Frontalkortex.
- *Mastikatorische Anfälle* (auch: *operkuläre Anfälle*): Diese beginnen mit Kaubewegungen, vermehrtem Schlucken und ausgeprägtem Speichelfluss. Bei Anfällen auf der sprachdominanten Seite kommt es zu einer Dysarthrie. Das Bewusstsein bleibt erhalten.

- *Nächtliche Frontallappenepilepsie:* Anfälle treten ausschließlich nachts auf, bspw. hypermotorische Anfälle, bilaterale asymmetrische tonische Anfälle und epileptisches Nachtwandeln. Als kognitive Folge des fragmentierten Schlafes kann es zu einer erhöhten Tagesmüdigkeit mit Kognitiver Dysphasie attentionaler Genese kommen (Vogt, 2007).

Im Gegensatz zur TLE ist das kognitive Profil bei FLE weniger charakteristisch. Neben iktalen Auffälligkeiten zeigen viele Patienten gestörte *Aufmerksamkeitsleistungen* und beeinträchtigte *kognitive Exekutivfunktionen*, z. B. eine reduzierte Informationsverarbeitungsgeschwindigkeit, eingeschränkte selektive Aufmerksamkeitsleistungen, eine erhöhte Interferenzanfälligkeit, Probleme bei der Handlungsplanung, der Inhibition, der Konzeptbildung und in der motorischen Koordination (Schacher & Jokeit, 2004). Es dominieren Kognitive Dysphasien attentionaler und dysexekutiver Genese.

1.10.3.3 Kognitive Dysphasien bei Epilepsie aufgrund affektiver und psychotischer Erkrankungen

Bei Patienten mit Epilepsie korreliert die Häufigkeit von *Depressionen* mit der Anfallskontrolle: Sie liegt zwischen 3-9% bei gut kontrollierter Epilepsie und zwischen 20-55% bei Patienten mit therapieresistenten Epilepsien (Baumgartner & Lehner-Baumgartner, 2008).

Für die Kognition problematisch ist, dass eine Depression die kognitive Leistungsfähigkeit (z. B. Gedächtnisfunktionen) über die epileptische Enzephalopathie hinaus deutlich beeinträchtigen kann (Haag et al., 2012; Jokeit & Grunwald, 2003) und ihrerseits zu Kognitiven Dysphasien führen kann (vgl. Kap. 2.2.7, Spez. Teil).

Die Prävalenz *psychotischer Störungen* bei Epilepsiepatienten liegt zwischen 2-8%, wobei unterschieden wird in *episodische* Psychosen (präiktale, iktale und postiktale), die in einem zeitlichen Bezug zum Anfallsgeschehen stehen und *chronische* Psychosen (interiktale) ohne zeitlichen Bezug zu den Anfällen (Baumgartner & Lehner-Baumgartner, 2008).

Interiktale Psychosen machen 70% der epileptischen Psychosen aus, sind besonders häufig bei linkshemisphärischer TLE und haben symptomatisch starke Ähnlichkeit mit einer Schizophrenie aufgund von illusionären Verkennungen, religiösen Offenbahrungserlebnissen und paranoid-halluzinatorischen Symptomen.

Iktale Psychosen sind die klinische Manifestation eines nicht-konvulsiven Status epilepticus (einfacher fokaler Status, komplex-fokaler Status oder Absencenstatus). Symptomatisch bestehen Wahnvorstellungen, illusionäre Verkennungen und Halluzinationen, zudem können affektive Symptome (Angst, Depression) sowie fluktuierende Bewusstseinstörungen auftreten (Baumgartner, Lehner-Baumgartner & Pirker, 2013).

Postiktale Psychosen machen 25% der epileptischen Psychosen aus, dauern 3-14 Tage an und sind durch psychotische und affektive Symptome charakterisiert (z. B. paranoide Wahninhalte wie Eifersuchtswahn oder religiöse Wahnideen). Am häufigsten sind sie bei TLE (Baumgartner & Lehner-Baumgartner, 2008). Die resultierenden Kognitiven Dysphasien sind vor allem dysexekutiver und mnestischer Genese (vgl. Kap. 2.2.3, Spez. Teil).

1.10.4 Zusammenfassung

Eine grundsätzliche Eigenschaft von Neuronen ist, dass sie (wenn sie überleben) als Reaktion auf eine Schädigung epileptisch werden können und dies dann auch ein Leben lang bleiben (Bacher, 2011). Je nach Ursprungsort der epileptischen Aktivität kann sich ein Anfall in bestimmten sensorischen, motorischen und kognitiven Funktionsstörungen äußern (Mayer, 2011).

Kognitive Störungen sind für viele Epilepsiepatienten ein gravierendes Problem und werden von zahlreichen Faktoren beeinflusst. Zu diesen gehören morphologische Faktoren (Lokalisation und Art der epileptogenen Läsion), klinische und demographische Faktoren (Alter zu Erkrankungsbeginn, Erkrankungsdauer, Anfallsfrequenz, Anfallsschwere), antikonvulsive Medikation mit Nebenwirkungen auf Aufmerksamkeits- und Exekutivfunktionen sowie psychiatrische Komorbiditäten (Depressionen, Psychosen), die bei Epilepsiepatienten häufiger als in der Allgemeinbevölkerung oder bei anderen chronischen Erkrankungen auftreten (Uhlmann, Widmann & Baier, 2011).

Die schwersten kognitiven Störungen sind mit tonisch-klonischen (Grand mal) und komplex-fokalen Anfällen assoziiert (Schacher & Jokeit, 2004). Bei letzteren ist die betroffene Region entscheidend: Während TLE vor allem zu anterograden Störungen des deklarativen Gedächtnisses und zu Wortfindungsstörungen führen (Kognitive Dysphasien mnestischer Genese), stehen bei FLE gestörte kognitive Exekutivfunktionen mit Kognitiver Dysphasie dysexekutiver Genese im Vordergrund (Giovagnoli et al., 2011).

2 Kognitive Dysphasien bei psychiatrischen Erkrankungen

2.1 Kognitive Dysphasien bei Delir

Während stationärer Behandlungen werden delirante Episoden bei rund 15% der älteren Patienten beobachtet, nach operativen Eingriffen sogar bei 50%. Das Delir kann dabei wenige Stunden oder Tage, aber auch mehrere Monate andauern (Bickel & Förstl, 2009).

Prinzipiell ist das Delir eine vorübergehende Störung und bildet sich bei adäquater Behandlung der zugrunde liegenden Ursache oft innerhalb einiger Tage zurück. Je länger ein Delir und seine Spätkomplikationen jedoch bestehen, desto geringer ist die Wahrscheinlichkeit für eine vollständige Rückbildung, da das Delir selbst das Gehirn irreversibel schädigen kann (Marcantonio, 2009). Der veraltete Terminus „Durchgangssyndrom" ist daher nicht immer zutreffend, da bei rund 25% der Patienten kognitive Defizite bestehen bleiben (Zoremba & Coburn, 2019).

2.1.1 Was ist ein Delir?

Ein Delir (lat. *delirare*: „aus der Furche geraten", „Irresein") ist ein ätiologisch unspezifisches *akutes Hirnversagen,* dass mit einer generellen Verlangsamung des EEGs sowie Störungen von Bewusstsein, Aufmerksamkeit, Wahrnehmung, Gedächtnis, Psychomotorik und Emotionalität verbunden ist (Lipowski, 1990).

Unabhängig von der Ursache ist ein Delir immer Ausdruck einer zerebralen Insuffizienz und damit u. U. ein lebensbedrohlicher Zustand, der als solcher erkannt und behandelt werden muss.

Die Ursachen eines Delirs sind vielfältig und umfassen organische und nicht-organische Faktoren.

Zu den *organischen Faktoren* gehören:

- Veränderte metabolische Prozesse (z. B. des Sauerstoff-, Glukose-, Aminosäuren- und Eiweißmetabolismus, Dehydration, Mangelernährung, Thiamin- und Vitamin-B_{12}-Mangel),
- zerebrale Erkrankungen (SHT, Enzephalitis, Meningitis),
- kardiovaskuläre Erkrankungen (z. B. Herzinsuffizienz),
- Substanzentzug oder Intoxikationen durch Alkohol, Drogen, Gifte oder diverse Medikamente (z. B. Überdosierung von Antibiotika, Diuretika, Benzodiazepinen, Antidepressiva, Antiepileptika, Antiparkinsonika, Kortison, Anticholinergika etc.),
- chronische und akute Infektionen (Sepsis, Pneumonie, abdominale Erkrankungen, Harnwegsinfekte) sowie
- Fieber und Hyperthermie (Brandenburg & Huneke, 2006; Wolf, 2006).

Zu den *nicht-organischen Faktoren* gehören:

- Immobilität und körperliche Inaktivität,
- psychosozialer Stress (Hospitalisierung, Umgebungswechsel),
- sensorische Deprivation oder Reizüberflutung,
- Visus- und Hörminderungen,
- Operationen (vor allem ungeplante chirurgische Eingriffe) sowie
- Angst, Schmerzen und Schlafdeprivation (Eliopoulus, 1987).

Je mehr dieser Faktoren gleichzeitig vorliegen, desto höher ist die Wahrscheinlichkeit für die Entstehung eines Delirs. Hochrisikogruppe sind multimorbide ältere Patienten (>65 Jahre) mit vorbestehender Demenz, anticholinerger Medikation, zahlreichen operativen Eingriffen, Alkohol-, Drogen- und Medikamentenabusus, geringem Bildungsniveau, niedrigem BMI sowie neurologischen und/oder kardiologischen Erkrankungen (Lindesay, Rockwood & Rolfson, 2009).

2.1.2 Pathophysiologie des Delirs

Da die charakteristischen Symptome des Delirs durch sehr unterschiedliche Faktoren ausgelöst werden, wird aktuell eine „letzte gemeinsame neuronale Endstrecke“ angenommen, die spezifische Hirnareale und Neurotransmitter umfasst. Zu den kritischen (vor allem rechtshemisphärischen) Regionen gehören der präfrontale, fusiforme, temporo-parietale und posterior-parietale Kortex, der Thalamus und die Basalganglien (Trzepacz, 1999).

Bei den Neurotransmittern sind vor allem ein Mangel an Azetylcholin und ein Überschuss an Dopamin und Serotonin bedeutsam für die *kognitiven Kernsymptome des Delirs* (Trzepacz, 2000). Ein Mangel an Azetylcholin beeinträchtigt Prozesse der Aufmerksamkeit, der Gedächtnisbildung, der visuell-räumlichen Verarbeitung und der Exekutivfunktionen und führt zu Wahnvorstellungen, Halluzinationen und Denkstörungen.

Aktuell wird das Delir als Aufmerksamkeitsstörung konzeptualisiert. Unterschieden wird zwischen einem *hyperaktiven* Delir (mit gestörter Aufmerksamkeitsselektion) und einem *hypoaktiven* Delir (mit gestörter Aufmerksamkeitsintensität, die von Somnolenz bis zum Koma reichen kann).

Allerdings ist unklar, ob es sich tatsächlich um unterscheidbare Subtypen handelt oder aber unterschiedliche Schweregrade derselben Grundstörung, da beide Formen als *gemischtes* Delir bei ein und demselben Patienten in raschem Wechsel vorkommen können (Bickel & Förstl, 2009; Hilger & Fischer, 2002).

Nun kann eine Konzeptualisierung des Delirs als globale Störung der Kognition durch Aufmerksamkeitsstörungen zwar viele, aber *nicht alle* Phänomene erklären: Zum einen besteht nicht immer ein enger Zusammenhang zwischen der Schwere des Delirs und der Schwere der Aufmerksamkeitsstörungen, zum anderen gibt es eine große Anzahl *nicht-kognitiver Symptome* (Meagher et al., 2007), eine Übersicht gibt Tabelle 9.

2.1.3 Sprachverarbeitungsrelevante Störungen bei Delir

Da bei einem Delir Aufmerksamkeitsstörungen das dominierende kognitive Defizit ist, zeigen die Patienten auf sprachlicher Ebene vor allem Kognitive Dysphasien attentionaler Genese – allerdings sind diese je nach Delirform von sehr unterschiedlicher Art.

Beim **hypoaktiv-hypoalerten (gehemmten) Delir** verursachen **Störungen der Aufmerksamkeitsintensität** eine Verlangsamung der Informationsverarbeitungsgeschwindigkeit, so dass Patienten rasch wechselnde Umgebungsreize z. B. in Gesprächen zu langsam verarbeiten.

Kernsymptome des Delirs	
Störungen des Bewusstseins und kognitive Störungen	• beim hypoaktiven Delir Beeinträchtigung der Aufmerksamkeitsintensität (von Somnolenz bis Koma) • beim hyperaktiven Delir Störung der Aufmerksamkeitsselektivität mit reduzierter Fokussierung auf interne und externe (z. B. sprachliche) Reize • gestörte Exekutivfunktionen, Verlust von Kritik- und Urteilsfähigkeit, beeinträchtigte (konfuse, unzusammenhängende, fragmentierte, inkohärente) Denkabläufe, Desorientiertheit • Gedächtnisstörungen (Enkodierungs- und Abrufstörungen) • sensorische Fehlwahrnehmungen (Wahrnehmungsverzerrungen, Verkennen von Personen und Objekten), Wahnvorstellungen, Halluzinationen
Affektive Störungen	• beim hypoaktiven Delir Apathie • beim hyperaktiven Reizbarkeit, Ängstlichkeit, Ratlosigkeit und Euphorie • fluktuierende Stimmung
Psychomotorische Störungen	• beim hypoaktiven Delir Apathie, verlangsamter Redefluss und Logopenie • beim hyperaktiven Delir psychomotorische Unruhe, Bewegungsstereotypien, Nesteln, Agitiertheit mit Selbst- und Fremdgefährdung, Bettflüchtigkeit und gesteigerter Rededrang
Vegetative Störungen	• Tachykardie, Bluthochdruck, Fieber, Erbrechen, übermäßiges Schwitzen
Neurologische Störungen	• Tremor, Myoklonien, Ataxie • Epilepsie • Inkontinenz
Schlafstörungen	• gestörter Schlaf-Wach-Rhythmus, Tag-Nacht-Umkehr
Allgemeines	• akuter Beginn (über Stunden oder Tage) • Fluktuationen (vor allem nachts stärker ausgeprägte Symptome aufgrund von Reizdeprivation) • Verbesserung oder Normalisierung nach Behandlung der Delirursache

Tabelle 9: Kognitive und nicht-kognitive Kernsymptome des Delirs (Heidler, 2011b).

Das Sprachverständnis für komplexe Informationen ist dementsprechend reduziert, da dem Patienten Zusammenhänge verloren gehen. In der Spontansprache dominieren Nullreaktionen, hohe Antwortlatenzen und Logopenie (Sprachverarmung).

Beim **hyperaktiv-hyperalerten (erregten) Delir** beeinträchtigen **Störungen der Aufmerksamkeitsselektivität** die Fähigkeit, relevante Informationen herauszufiltern (z. B. Sprachreize unter Geräuschbedingungen), irrelevante Reize auszublenden, sich von einem aktuellen Fokus zu lösen und auf einen neuen Fokus einzustellen (z. B. auf ein neues Thema oder einen anderen Gesprächspartner) und fokussierte Aufmerksamkeit über einen längeren Zeitraum aufrechtzuhalten (Levinoff et al., 2004; Posner & Petersen, 1990). Diese Defokussierung führt dazu, dass der Patient sich nicht mehr hinreichend auf die Kommunikationssituation, den Gesprächspartner oder die Mitteilungsinhalte konzentrieren kann – die Folge ist ein reduziertes Sprachverständnis sowie eine inkohärente und tangentiale Spontansprache (vgl. Tabelle 10).

Auch das *Schreiben* ist bei deliranten Patienten durch sowohl kognitive als auch psychomotorische Störungen beeinträchtigt (Adamis et al., 2006). Während sich kognitive Störungen vorrangig auf den Inhalt des Geschriebenen auswirken (z. B. inkohärente Ideen), führen psychomotorische Störungen zu einer Veränderung in der Flüssigkeit der Handschrift und beeinträchtigen die Leserlichkeit (vgl. Abb. 26).

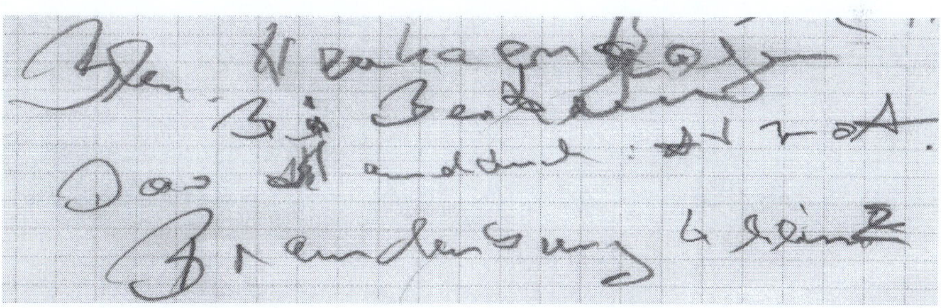

Abbildung 26: Beispiel für das spontane Schreiben eines Patienten mit hyperaktivem Delir. Der Inhalt ist inkohärent, wirr und neographisch, das Schriftbild überwiegend unleserlich. Im Kontrast ist das Schreiben nach Diktat („Brandenburg-Klinik“) nahezu adäquat.

Gespräch mit Patient M.S. (56 Jahre) mit hyperaktivem Delir (Risikofaktoren für ein Delir: Alkoholentzug, Malnutrition, mehrwöchiger Intensivaufenthalt mit Langzeitbeatmung)

T.:	Wie lange sind Sie jetzt schon hier?
M.S.:	*seit Sonntag.*
T.:	Seit Sonntag? ... Ich kucke mal eben ... Sie sind hier seit 4 Tagen, also seit Dienstag.
M.S.:	*Na ja, kommt doch hin.*
T.:	Wo waren Sie vorher?
M.S.:	*In Wandlitz.*
T.:	In Wandlitz sind Sie jetzt hier.
M.S.:	*Ja, hach das verwechsle ich immer wieder. Na, jedenfalls ... irgendwas mit C oder Knast.*
T.:	Im Knast? Da waren Sie vorher?
M.S.:	*Ja.*
T.:	Ich hätte jetzt gedacht, Sie wären vorher im Krankenhaus gewesen.
M.S.:	Nee.
T.:	Sie kommen direkt aus dem Gefängnis zu uns?
M.S.:	*Ja.*
T.:	Warum waren Sie denn im Gefängnis?
M.S.:	*Weil ich mir erlaubt habe ... das war der Ursprung ... das krieg ich nicht mehr hin. Das bekomm ich persönlich nicht mehr hin, was der Ursprung war.*
T.:	Gefängnis ist ja eine harte Strafe. Sie müssen ja irgendetwas getan haben, was das rechtfertigt.
M.S.:	*Nee, nee. Das ist eine Reha. Die nennen es auch Rehazentrum. Aber die haben andere Methoden.*
T.:	Können Sie ein paar Methoden davon beschreiben?
M.S.:	*Klar. Angekommen – Klappe auf – rein – Klappe zu – und das war es. Am nächsten Tag: Klappe auf – Sie stehen ja hier noch im Gefängnis – Klappe zu .... Und jetzt geht es weiter. Jetzt kommt das Schlimmste – mit einem Shuttle ...wo die da drin sitzen ... also die Zyprioten und Gäste und so ... so also rein ins Shuttle, die zwei-drei Hansels, die da mitfahren und dann ab nach ... müsste ich jetzt auf die Karte kucken. Und dann wurde ich verhört.*

Tabelle 10: Spontansprachenbeispiel bei hyperaktivem Delir. Die Äußerungen sind zusammenhanglos, inkohärent und konfabulatorisch (Heidler, 2011b).

2.1.4 Zusammenfassung

Ein Delir ist immer ein Notfall, der sofortiger Abklärung, Überwachung und Therapie bedarf (Brandenburg & Huneke, 2006).

Eine „ungewöhnliche" Kommunikation im Sinne einer Kognitiven Dysphasie attentionaler Genese ist häufig das erste Anzeichen für ein Delir, da sich die kognitiven Kernsymptome auf Sprachverarbeitung und Sprechmotorik auswirken. Oft sind die Äußerungen der Patienten bereits im prädeliranten Zustand auffällig, da sich auch subklinische kognitive, affektive und psychomotorische Störungen durch Fluchen, Murmeln, Ausrufen, Stöhnen, Schreien oder Zusammenhanglosigkeit manifestieren können.

Im Vollbild des *hyperaktiven* Delirs ist die Sprache dann inkohärent, tangential und weitschweifig (vor allem durch Schwierigkeiten beim Verlagern, Aufrechterhalten und Fokussieren von Aufmerksamkeit), die Sprechgeschwindigkeit ist erhöht und die Stimme makrophon.

Beim *hypoaktiven* Delir bestehen Logopenie, Redeflussverlangsamung, Mikrophonie, monotone Prosodie und eine reduzierte Artikulationsschärfe.

2.2 Kognitive Dysphasien bei Psychosen und affektiven Störungen

Als direkte Folge der anatomisch-psychologischen Forschung des 19. Jahrhunderts, als nur grobe gehirnarchitektonische Veränderungen sichtbar waren und man geistige Erkrankungen unter dem Mikroskop nicht „finden" konnte, unterteilt man auch heute vielfach noch in *organische* (exogene) Psychosen (z. B. Demenzen, alkoholtoxisch bedingte Psychosen und Delir, die hier in jeweils eigenen Kapiteln beschrieben werden) und *funktionale* (endogene) Psychosen (wie Schizophrenie, Manie und Depression, die in diesem Kapitel beschrieben werden). Unter dem Blickwinkel moderner Forschung und Bildgebung ist diese Einteilung so jedoch nicht mehr haltbar, da bei allen Psychosen und affektiven Störungen strukturelle Veränderungen im Gehirn nachweisbar sind.

2.2.1 Was ist eine Schizophrenie?

Der Begriff *Schizophrenie* wurde von Bleuler (1911) geprägt und löste damit den Terminus der *Dementia praecox* ab. Von vielen Forschern wird die Erkrankung als Artefakt betrachtet, da es sich letztlich um ein Synonym für „chronische Psychose" handelt, die weder typische Symptome, noch eine vorhersagbare Prognose hat (Wickelgren, 2012).

2.2.2 Pathophysiologie der Schizophrenie

Die Theorien über die Entstehungsmechanismen der Schizophrenie sind zahlreich. Die beste Erklärung bieten derzeit *integrative Modelle*, die eine Brücke zwischen Theorien neuronaler Entwicklungsstörungen und neurodegenerativer Prozesse schlagen: Sowohl Hirnreifungsprozesse als auch die neurochemische Balance im Neurotransmittersystem sind hiernach durch eine genetisch bedingte Vulnerabilität ein Leben lang anfällig und können daher vor allem in kritischen Perioden (wie der Pubertät) oder als Reaktion auf externe Noxen (Substanzmissbrauch, Stress) zur Psychose führen (Exner & Lincoln, 2012). Für eine Störung der Hirnentwicklung während der Embryogenese scheinen nicht nur genetische Faktoren verursachend zu sein, sondern auch pränatal erworbene Anomalien und Geburtstraumata (z. B. eine Schädigung des Hippokampus), die in ihrer Kombination das Gehirn so nachhaltig in seiner Entwicklung schädigen können, dass es zu einem späteren Zeitpunkt für eine psychische Krankheit anfällig wird (Shorter, 2003).

Nach dem *Vulnerabilitäts-Stress-Bewältigungsmodell* resultiert die Psychose aus der Interaktion von Umwelteinflüssen mit der vorbestehenden neurobiologischen Vulnerabilität. Allerdings kommt es erst dann zum Ausbruch der Erkrankung, wenn die aktuellen Bewältigungsstrategien nicht ausreichen (Wobrock, Pajonk & Falkai, 2004).

In den letzten Dekaden wurden durch Bildgebungsverfahren viele zerebrale Veränderungen bei Schizophrenie-Erkrankten gefunden. So zeigen sich neben einer leichten Reduktion des Gesamthirnvolumens (-3%) auch regionale Volumenminderungen im medialen Temporallappen (Hippokampus-Amygdala-Komplex, entorhinaler Kortex), im superioren Temporalkortex, im Frontalkortex (vor allem im DLPFK und orbitalen PFK) und im Thalamus, der eine wichtige Rolle spielt bei der Koordination des Informationsflusses zwischen verschiedenen Netzwerken (vgl. Abb. 27).

Allerdings ist nicht so sehr die Neuronenanzahl per se reduziert, sondern die Dichte der Synapsen und Nervenzellfortsätze, was auf eine veränderte Schichtung und eine reduzierte Konnektivität hinweist (Exner & Lincoln, 2012). Schizophrenie wird daher auch als *Diskonnektionssyndrom* verstanden mit vorrangig fronto-temporalen, fronto-striatalen und fronto-parietalen Diskonnektionen (Pantelis et al., 1997). Dabei spielt sowohl eine Störung der Makrokonnektivität zwischen Arealen als auch eine Störung der Mikrokonnektivität (synaptische Funktion) eine Rolle (Falkai & Maier, 2006; Schmitt, Gruber & Falkai, 2010).

Daneben wurden verschiedene Störungen im Neurotransmitterstoffwechsel identifiziert, primär von Aminosäureabkömmlingen wie Dopamin, Noradrenalin und Serotonin (Rüegg, 2001). Vor allem im Dopaminsystem scheint ein Ungleichgewicht zu bestehen mit präfrontaler tonischer Hypoaktivität und phasischer Hyperaktivität, wobei es sich jedoch nicht um ein statisches Mehr oder Weniger handelt, sondern um eine *dynamische Dysfunktion* (Wolf, Vasic & Walter, 2005).

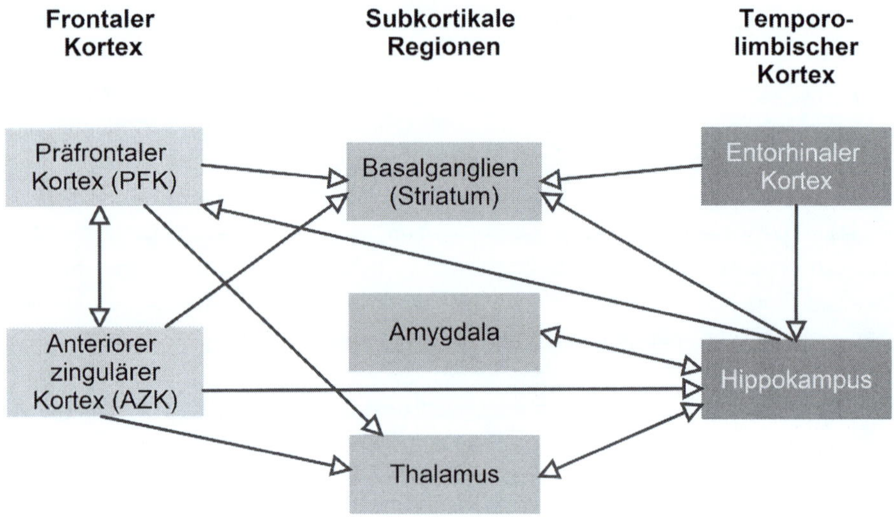

Abb. 27: Pathogenetisch bedeutsame Areale bei der Entwicklung einer Schizophrenie mit ihren engen Verschaltungen (Kalus, Falkai & Heinz, 2008).

2.2.3 Sprachverarbeitungsrelevante Störungen bei Schizophrenie

Kognitive Dysphasien werden seit vielen Jahren bei Schizophrenie-Patienten untersucht und qualitativ unterteilt in *Kommunikationsstörungen* (Ablenkbarkeit, Tangentialität, Echolalie, Maniriertheit, Zielungerichtetheit, Umständlichkeit, Perseverationen), *Sprachstörungen* (Inkohärenz, Neologismen) sowie *Denkstörungen*, wobei die Grenzen fließend sind (Andreasen, 1979). Diese sind Folge diverser kognitiver Beeinträchtigungen, die bei rund 80% der Schizophrenie-Patienten auftreten. Über alle Bereiche hinweg liegen die Leistungen im Mittel eine Standardabweichung unter dem gesunder Kontrollprobanden (Exner & Lincoln, 2012). Bislang ist jedoch ungeklärt, ob dies auf eher selektiv gestörte kognitive Funktionen oder globale Leistungsstörungen zurückgeführt werden kann. Eine solche Unterscheidung ist schwierig, denn auch wenn lediglich einzelne kognitive Funktionen beeinträchtigt sind, können diese globale Defizite vortäuschen, z. B. wenn eine Funktion bei zahlreichen kognitiven Anforderungen erforderlich ist wie bspw. das Arbeitsgedächtnis (Janik, 2004).

2.2.3.1 Gestörte Aufmerksamkeitsfunktionen

Studien zeigen, dass Schizophreniepatienten bei den verschiedensten Aufmerksamkeitsleistungen Beeinträchtigungen zeigen. Diese reichen von präattentiven Störungen der Informationsverarbeitung, über eine reduzierte Daueraufmerksamkeit und eine erhöhte Ablenkbarkeit bis hin zu einer defizitären geteilten Aufmerksamkeit und einer eingeschränkten Aufmerksamkeitsspanne (Lautenbacher & Kunz, 2010; Spring et al., 1991).

Bei Patienten mit Halluzinationen sind auch Aufmerksamkeitskontrollprozesse reduziert, da bspw. „Stimmen" Aufmerksamkeit abziehen und mit anderen Reizen konkurrieren (Alba-Ferrara et al., 2013).

2.2.3.2 Gestörte Exekutivfunktionen

Sehr häufig sind *Antriebsminderung und Enthemmungsphänomene* mit Kognitiver Dysphasie dysexekutiver Genese. Antriebsminderung führt zur Sprachverarmung bis hin zum Mutismus, allerdings berichten einige Patienten, dass „Stimmen" ihnen jegliche Bewegungen und das Sprechen verbieten würden, was von einer „echten" Apathie abgegrenzt werden muss.

Enthemmung führt zu desinhibierter Sprache. Auch Impulshandlungen (z. B. imperative Halluzinationen) können sich durch dranghaftes Sprechen äußern.

Neben Enthemmung bestehen meist weitere gestörte *soziale Exekutivfunktionen*, z. B. eine beeinträchtigte *Theory of Mind* oder Schwierigkeiten beim Erkennen von Emotionen, beim Ironieverständnis und beim mimischen Ausdruck. Zudem neigen Schizophrenie-Patienten dazu, fälschlicherweise nicht vorhandene Emotionen in Gesichter hinein zu interpretieren (Schneider et al., 2006; Varga et al. 2013).

Auch zahlreiche beeinträchtigte *kognitive Exekutivfunktionen* führen zu einer gestörten Sprachverarbeitung. Zu diesen gehören Beeinträchtigungen in der Handlungsplanung, im divergenten Denken, in der kognitiven Umstellfähigkeit oder in der Abstraktionsfähigkeit (Kircher, Leube & Habel, 2009; Lautenbacher & Kunz, 2010).

2.2.3.3 Gestörte Gedächtnisfunktionen

Oft werden Arbeitsgedächtnistörungen als Hauptursache der Psychopathologie bei Schizophrenie angesehen (Goldman-Rakic, 1994). Allerdings ist auch hier unklar, ob globale AG-Defizite bestehen oder aber einzelne Komponenten des AG gestört sind.

In jedem Fall scheinen die Arbeitsgedächtnisdefizite modalitätsunabhängig zu sein, d. h. sie betreffen sowohl visuelles als auch akustisches Material (Huguelet, Zanello & Nicastro, 2000). Zudem ist eher die Kapazität und weniger die Aufrechterhaltung beeinträchtigt, vor allem dann, wenn zusätzliche Anforderungen an die Manipulation der gespeicherten Inhalte gestellt werden.

Auch sprachliche Auffälligkeiten (desorganisierte Sprache, reduzierte Flüssigkeit, Alogie etc.) werden u. a. auf Störungen im AG zurückgeführt. Dabei scheint eine Untergruppe schizophrener Patienten spezifische Störungen im verbalen AG zu haben, welche sich auf das verbale Gedächtnis, das Lernen und die Wiedergabe verbalen Materials negativ auswirken (bei gleichzeitig normalem verbalen IQ) und die vermutlich durch Störungen im linken inferioren Frontalkortex verursacht werden (Bruder et al., 2004).

Auch das *semantische und das episodische LZG* sind beeinträchtigt, bspw. das Enkodieren episodischer Informationen, bei dem Schizophrenieerkrankte häufig Kontextinformationen (Ort, Zeit und Quelle einer Information) nicht adäquat speichern. Dies könnte eine Erklärung für einige psychotische Symptome sein, denn wenn die Informationsquelle nicht adäquat mitgespeichert wird, können Schizophrene sich auch schlechter daran erinnern, ob eine Informationen von außen stammt oder aber selbstgeneriert ist.

Das semantische Gedächtnis ist vor allem hinsichtlich seines Speicherumfangs beeinträchtigt. Logische Bezüge zwischen Inhalten werden dadurch schwächer und undifferenzierter und auch die Aktivierung semantischer Inhalte ist langsamer und fehleranfälliger.

2.2.3.4 Gestörte Wahrnehmungsfunktionen

Perzeptuelle Defizite bestehen bei zahlreichen Schizophrenie-Patienten bereits auf frühen Stufen der Reizverarbeitung. Hauptsächlich sind sensorische Filterprozesse betroffen, die zur Reizüberflutung führen (Exner & Lincoln, 2012). Durch Überlastung mit unselektierten Reizen können die Patienten dann Relevantes nicht von Irrelevantem unterscheiden (Birbaumer & Schmidt, 2006).

2.2.3.5 Formale und inhaltliche Denkstörungen

Die Besonderheiten im sprachlichen Ausdruck von Schizophrenie-Patienten werden vornehmlich als Folge schizophrener Denkstörungen betrachtet (Lemke & Rennert, 1987).

Formale Denkstörungen betreffen das Denken selbst und seinen Ablauf, inhaltliche Denkstörungen betreffen das, *was* gedacht wird. Der Übergang ist fließend.

Formale Denk- und Sprachstörungen:

Zu diesen gehören Phänomene wie

- Gedankenausbreitung (die Patienten haben das Gefühl, dass ihre Gedanken von anderen gelesen werden können),
- Gedankenentzug (dem Patienten werden von anderen die Gedanken weggenommen),
- Gedankendrängen (die Gedanken überstürzen sich, das Sprechen ist laut, schreiend, rhythmisch und mit hoher Sprechgeschwindigkeit, der Patient ist der Überzeugung, von Gedanken gehetzt zu werden),
- Gedankeneingebung (Gedanken und Vorstellungen werden als von außen beeinflusst, gelenkt oder gesteuert empfunden, z. B. durch Außerirdische im Gehirn installiert),
- Gedankenabreißen oder Denksperrung (Gedanken reißen ab, sind blockiert oder können nicht weiter gedacht werden, wobei als Erklärung oft eine Wahnidee im Sinne einer inhaltlichen Denkstörung entsteht),
- häufige Wiederholungen von Wörtern oder Phrasen,
- Vorbeireden (tangentiale Antwortreaktionen) oder
- Manieriertheit (sprachliche Äußerungen sind zwar syntaktisch korrekt, aber inhaltsleer und stilistisch geschraubt; banale Inhalte werden pathetisch dargestellt).

Die schwerste Ausprägung ist *Denkzerfahrenheit*, bei der Denken und Sprache zusammenhanglos und unverständlich sind. Die Assoziationen und Gedankenzusammenhänge sind für Außenstehende nicht mehr nachvollziehbar. Die Gedanken eilen von einem Thema zum anderen und können nicht sortiert werden (Ideenflucht). Durch inkohärentes Denken kommt es zu Veränderungen im Satzbau (z. B. zu Paragrammatismus, Sprachzerfall und Wortsalat). Begriffe verlieren ihre feste Bedeutung; es zeigen sich Neologismen (Wortneuschöpfungen) und naszierende Sprachelemente (Neologismen durch Verschmelzungen und Verdichtungen, z. B. *Glasse* aus Glas und Tasse).

Eine Sonderform stellt die *Schizophasie* dar (auch: *Sprachverwirrtheit* oder *Kataphasie*), bei der die Sprachstörung im Vordergrund der schizophrenen Symptomatik steht (Wirth, 1990). Das klinische Bild ist uneinheitlich und es zeigen sich Mischformen der oben beschriebenen Symptome, meist eine Logorrhoe mit zusammenhanglosen Satzfragmenten und Wortneubildungen.

Inhaltliche Denk- und Sprachstörungen:
Diese werden oft für die Schizophrenieerkrankung als zentraler angesehen als formale Denkstörungen (Davison & Neale, 1996), sind aber letztlich schwer von diesen zu trennen.

Hierzu gehören bizarre Einfälle und Wahnvorstellungen (Fehlbeurteilungen der Realität, an denen festgehalten wird, auch wenn sie im Widerspruch zur Wirklichkeit stehen). Versuche, den Patienten durch objektive Beweise zu überzeugen, dass ein Wahn nicht begründet ist, sind erfolglos, da er kein Bedürfnis nach einer Begründung seiner wahnhaften Meinung hat, deren Richtigkeit ihm ja unmittelbar evident ist (Bandelow, Falkai & Gruber, 2013).

Bizarre und wahnhafte Ideen sowie formale Denkstörungen manifestieren sich auch in der Schriftsprache (vgl. Abb. 28).

Letztlich zeigen Patienten mit Schizophrenie, wie eng Sprach- und Denkprozesse miteinander verwoben sind (Kindt & Schecker, 1998).

2.2.4 Was ist eine bipolare affektive Störung?

Bis in die 50er Jahre hinein wurde die bipolare affektive Störung (auch: *manisch-depressive Erkrankung*) als „zirkuläres Irresein“ bezeichnet (Kretschmer, 1956). Die Erkrankung verläuft phasisch, manische und depressive Episoden wechseln sich ab, zwischendurch gibt es krankheitsfreie Intervalle, die sich mit höherem Alter und zunehmender Krankheitsdauer verkürzen können.

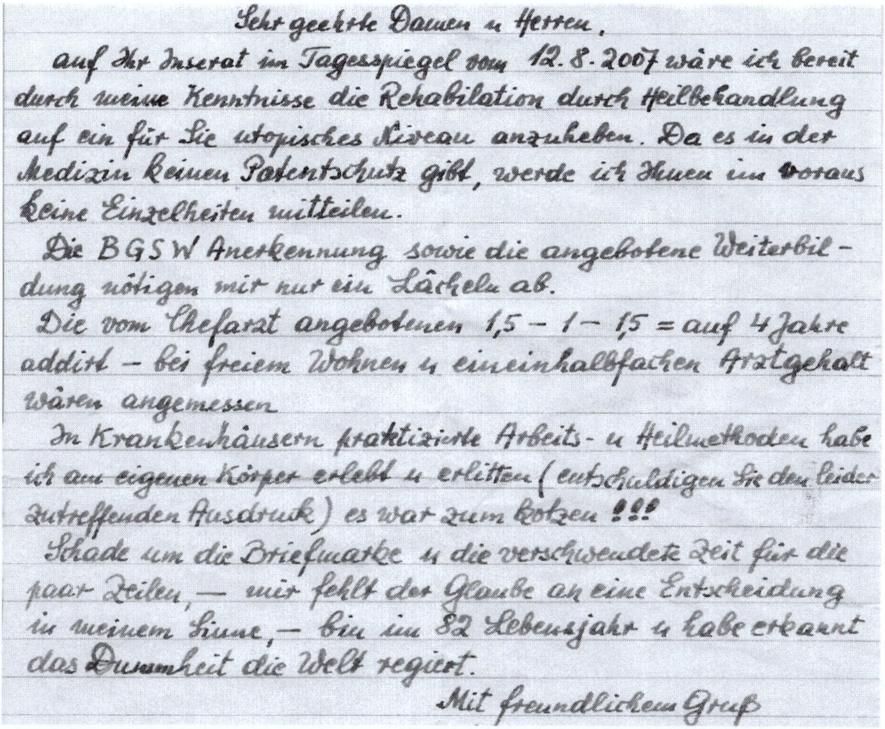

Sehr geehrte Damen u Herren,

auf Ihr Inserat im Tagesspiegel vom 12.8.2007 wäre ich bereit durch meine Kenntnisse die Rehabilitation durch Heilbehandlung auf ein für Sie utopisches Niveau anzuheben. Da es in der Medizin keinen Patentschutz gibt, werde ich Ihnen im voraus keine Einzelheiten mitteilen.

Die BGSW Anerkennung sowie die angebotene Weiterbildung nötigen mir nur ein Lächeln ab.

Die vom Chefarzt angebotenen 1,5 – 1 – 1,5 = auf 4 Jahre addirt – bei freiem Wohnen u eineinhalbfachen Arztgehalt wären angemessen.

In Krankenhäusern praktizierte Arbeits- u Heilmethoden habe ich am eigenen Körper erlebt u erlitten (entschuldigen Sie den leider zutreffenden Ausdruck) es war zum kotzen!!!

Schade um die Briefmarke u die verschwendete Zeit für die paar Zeilen, — mir fehlt der Glaube an eine Entscheidung in meinem Sinne, — bin im 82 Lebensjahr u habe erkannt das Dummheit die Welt regiert.

Mit freundlichem Gruß

Abb. 28: Bewerbung eines Schizophrenieerkrankten als Chefarzt an einer Klinik.

Der bipolare Verlauf, dem eine genetische Disposition zugrunde liegt, beginnt zwischen dem 20.-30. Lebensjahr oder in der Pubertät, der unipolare Verlauf (Depression) meist erst zwischen dem 30.-50. Lebensjahr (Schäfer & Rüthke, 2004). Liegen ausschließlich depressive Phasen vor, handelt es sich um eine „monopolare" oder „unipolare" Depression bzw. *Major Depression* (vgl. Kap. 2.2.7, Spez. Teil).

2.2.5 Pathophysiologie der bipolaren affektiven Störung

Im Gegensatz zur Schizophrenie, der möglicherweise eine *qualitative* Neurotransmitterstörung zugrundeliegt und die schubförmig verläuft, ist Ursache der phasisch verlaufenden manisch-depressiven Erkrankung wahrscheinlich eine *quantitative* Störung des Neurotransmitterhaushaltes.

Die Noradrenalin-Theorie geht davon aus, dass ein niedriger Spiegel zur Depression, ein hoher Spiegel zur Manie führt, während nach der Serotonin-Theorie ein niedriges Serotonin-Niveau sowohl Depression als auch Manie auslösen kann, da es die Aktivität in anderen neurochemischen Systemen verändert (Davison & Neale, 1996).

Außerdem wird ein Ungleichgewicht in den hormonregulierenden Regionen (Hypothalamus und Hypophyse), der Nebennierenrinde und der Schilddrüse angenommen (Schäfer & Rüther, 2004).

Bildgebende Verfahren konnten bislang kein spezifisches hirnmorphologisches Korrelat bipolarer Störungen sichtbar machen. Allerdings zeigen sich zahlreiche strukturelle Veränderungen in kortikalen und subkortikalen Arealen, bspw. eine Erweiterung der Seitenventrikel und der kortikalen Furchen (Kempton et al., 2008), eine vergrößerte Amygdala, die bei bipolaren Patienten auch in euthymen Phasen eine erhöhte Ruheaktivität und Übererregbarkeit auf emotionale Stimuli aufweist (Strakowski et al., 2012) sowie eine Demyelinisierung der Faserverbindungen von der Amygdala zum Hippokampus und zum PFK (Benedetti et al., 2011). Im PFK ist die Anzahl und Größe der Neuronen reduziert, im AZK die Anzahl der Gliazellen (vgl. Tab. 11). Auch limbisch-striatal-pallidal-thalamokortikale Verknüpfungen sind verändert und die Konnektivität zwischen kortikalen und subkortikalen emotionsrelevanten Arealen ist reduziert (Baumann, Normann & Bielau, 2003; Kasper et al., 2013).

Kognitive Funktion	Strukturelle Defizite	Funktionelle Defizite
Aufmerksamkeit	vermindertes Volumen im DLPFK	Hyperaktivierung im DLPFK; Hypoaktivierung im AZK
Exekutivfunktionen	vermindertes Volumen im DLPFK; vergrößerte Ventrikel	Hyperaktivierung im DLPFK; Hypoaktivierung im AZK, im VLPFK, im OFK und im Temporalkortex
Gedächtnis	vermindertes Volumen im DLPFK, im Hippokampus und im entorhinalen Kortex	Hyperaktivierung im DLPFK; Hypoaktivierung im AZK und im VLPFK

Tabelle 11: Zusammenhang zwischen kognitiven Defiziten mit häufigen strukturellen und funktionellen Hirnveränderungen bei Patienten mit bipolaren Erkrankungen (Grimm, 2014).

2.2.6 Sprachverarbeitungsrelevante Störungen bei bipolarer affektiver Störung

Schwere kognitive Beeinträchtigungen sind ein häufiges Symptom bei bipolaren Erkrankungen und zeigen sich bei rund 30% der Patienten (Gualtieri & Morgan, 2008). Diese bestehen nicht nur während manischer und depressiver Episoden, sondern auch nach Remission der klinischen Symptomatik (Grimm, 2014).

Besonders betroffen sind Aufmerksamkeitsfunktionen (vor allem Daueraufmerksamkeit und fokussierte Aufmerksamkeit), Exekutivfunktionen (u. a. in den Bereichen kognitive Flexibilität, Verhaltensinhibition, Verarbeitungsgeschwindigkeit, divergentes Denken, Handlungskontrolle, Planen und Problemlösen) sowie Lern- und Gedächtnisfunktionen für sowohl visuelles als auch verbales Material. Auf sprachlicher Ebene zeigen sich daher Kognitive Dysphasien attentionaler, dysexekutiver und mnestischer Genese.

Während **manischer Phasen** dominieren eine unbegründet euphorische Stimmung bis hin zur Gereiztheit, ein gesteigertes Selbstbewusstsein (*Megalomanie*), Hyperaktivität, Logorrhoe und Enthemmung. Die Patienten sind übertrieben fröhlich und reißen Witze, gelegentlich können sie aber auch aggressiv sein (besonders bei ausgeprägter Ideenflucht und paranoiden Gedanken).

Sprachlich zeigt sich ein makrophoner *manischer Rededrang*, der schwer unterbrochen werden kann und der angefüllt ist mit Wortspielen, Assoziationen, Reimen und Berichten über Ereignisse, die gerade im aktuellen Aufmerksamkeitsfokus stehen (Davison & Neale, 1996). Der Patient wechselt rasch das Thema, fühlt sich von seinen Ideen fortgerissen, ist stark ablenkbar, teilweise distanzlos und hat häufig das Gefühl des Gedankenrasens. Denkprozesse sind sprunghaft, aufgrund der erhöhten Geschwindigkeit assoziativer Prozesse eher konkret und abstraktionsarm und folgen wie bei der Schizophrenie oft einfachen phonetischen Assoziationsgesetzen.

Wahnideen (meist Größen- oder Verfolgungswahn) und akustische Halluzinationen können ebenfalls vorkommen (Bandelow, Falkai & Gruber, 2013).

In der **depressiven Phase** herrschen Antriebsminderung, Konzentrationsprobleme, Schuldgefühle, Hemmung, Anhedonie, Interessen- und Freudlosigkeit vor (Schäfer & Rüther, 2004).

Das Sprechen ist monoton, mikrophon, teilweise sind Silbenskandierungen und Stereotypien zu beobachten, Sprach-und Sprechantrieb können vollständig verlorengehen im Sinne eines „melancholischen Mutismus", Denkprozesse sind verlangsamt (Friedrich & Bigenzahn, 1995).

2.2.7 Was ist eine Depression?

Aktuell herrscht Uneinigkeit darüber, ob es sich bei bipolaren und unipolaren Depressionen (*Major Depression*) um unterschiedliche Erkrankungen handelt. Vermutlich haben sie eine genetisch unterschiedliche Grundlage (Scherk, Reith & Falkai, 2004), weshalb sie hier auch getrennt dargestellt werden.

Die Beeinträchtigungen bei der Major Depression betreffen zahlreiche kognitive Funktionen, den Affekt (Niedergeschlagenheit, Angst, Freudlosigkeit, Anhedonie), die Motorik (verlangsamte Artikulation und Psychomotorik), die Motivation und den Antrieb, diverse physische Prozesse (Inappetenz, Schlafstörungen, Magenbeschwerden) und das Sozialverhalten (Rückzug, erhöhte Abhängigkeit).

Kognitive Beeinträchtigungen persistieren oft auch nach Therapie der Depression, wobei hierfür neben strukturellen Hirnschädigungen möglicherweise auch die antidepressive Medikation mitverantwortlich sein könnte (Beblo & Lautenbacher, 2006).

2.2.8 Pathophysiologie der Depression

Eine Depression wird vor allem als *Stoffwechselstörung* des Gehirns verstanden, wobei insbesondere Noradrenalin, Serotonin und Dopamin eine Rolle spielen. Studien zeigen einen Mangel an Noradrenalin und Serotonin – letzteres reguliert neben dem Affekt bspw. auch den Appetit.

Neben einer gestörten *Neurotransmission* wird zudem eine Beteiligung des *neuroendokrinen Systems* angenommen, da depressive Patienten auch zahlreiche vegetative Symptome (z. B., Schlafstörungen) aufweisen. Es wird vermutet, dass die Verbindung zwischen Hypothalamus, Hypophyse und Nebennierenrinde überaktiv ist.

Strukturelle Hirnveränderungen bei Depressiven zeigen sich in der frontalen und temporalen grauen und weißen Substanz sowie in den Basalganglien (Putamen und Caudatum), im Kleinhirn und im Amygdala-Hippokampus-Komplex (Beblo & Lautenbacher, 2006). Zudem bestehen Volumenminderungen im DLPFK und im OFK, in denen besonders viele monoaminerge Projektionen enden, deren Neurotransmitter (Noradrenalin und Serotonin) in ihrer Synthese und Freisetzung bei depressiven Patienten verändert sind. Zudem befinden sich hier in hoher Dichte Glukokortikoidrezeptoren, die für die zentrale Regulation der hormonellen Stressreaktion verantwortlich sind. Dies ist insofern bedeutsam, als Stresshormone neurotoxisch wirken.

Eine aktuell favorisierte Hypothese zur kortikalen und subkortikalen Volumenminderung bei Patienten mit Depression geht davon aus, dass durch *krankheitsbedingten chronischen Stress* vermehrt Kortisol ausgeschüttet wird, welches hauptsächlich den PFK und den Amygdala-Hippokampus-Komplex erreicht. Vermutlich sind die strukturellen Veränderungen im Gehirn noch für eine gewisse Zeit reversibel, werden aber durch „Dauerstress" irreversibel.

Auch verschiedene neurologische Erkrankungen wie Morbus Huntington, Morbus Parkinson, Alzheimer-Demenz, Multiple Sklerose, Epilepsien oder Schlaganfälle können zu Depressionen führen (Beblo & Lautenbacher, 2006; Piber et al., 2012). Diese werden durch *fronto-striatale* und *limbisch-thalamo-kortikale Dysfunktionen* erklärt (Beblo & Herrmann, 2001).

2.2.9 Sprachverarbeitungsrelevante Störungen bei Depression

Im Vergleich zu Patienten mit einer bipolaren Depression zeigen Patienten mit *Major Depression* zwar geringere kognitive Defizite (Burt et al., 2000), dennoch sind sie im Vergleich zu gesunden Kontrollen meist deutlich beeinträchtigt.

Häufig führen kognitive Defizite bei depressiven Patienten zu einem Teufelskreis: Sie verringern die psychosoziale und berufliche Funktionsfähigkeit, wodurch die Patienten mehr Misserfolgserlebnisse haben, die wiederum die Depression verstärken. Zwar verbessern sich kognitive Störungen mit der Remission der Depression, häufig findet aber keine vollständige Rückbildung statt (Beblo, 2016; Veiel, 1997).

Bisher konnte kein einheitliches Störungsprofil bei Patienten mit Depression identifiziert werden – wahrscheinlich deshalb, weil die kognitiven Beeinträchtigungen von verschiedenen klinischen und demographischen Faktoren abhängen, bspw. vom Alter und von Komorbiditäten.

2.2.9.1 Gestörte Aufmerksamkeitsfunktionen

Zu beobachten sind vor allem Beeinträchtigungen in der selektiven und geteilten Aufmerksamkeit, die möglicherweise aber nicht auf die Depression als solche, sondern die damit verknüpften vegetativen Symptome (vor allem Schlafstörungen) zurückgeführt werden können (Kundermann et al., 2016).

Auf sprachlicher Ebene kann sich eine Kognitive Dysphasie attentionaler Genese zeigen (bspw. mit verlangsamtem und/oder paraphasischem Wortabruf).

2.2.9.2 Gestörte Exekutivfunktionen

Das zentrale kognitive Defizit bei Patienten mit *Major Depression* ist eine *beeinträchtigte kognitive Flexibilität*, was dem klinischen Bild entspricht, dass depressive Patienten rigide sind und unflexibel an negativen Einstellungen festhalten. Ihr Denken ist meist verlangsamt, umständlich und mühsam.

Daneben zeigen sich Beeinträchtigungen im Planen, bei komplexen Arbeitsgedächtnisfunktionen, in der Entscheidungsfindung, im Problemlösen, in der Konzeptualisierung und im Auffassungsvermögen (Beblo & Lautenbacher, 2006) mit resultierender Kognitiver Dysphasie dysexekutiver Genese.

2.2.9.3 Gestörte Gedächtnisfunktionen

Im Bereich des deklarativen Gedächtnisses wurden Beeinträchtigungen im verbalen und nonverbalen Lernen und Veränderungen im autobiographisch-episodischen Gedächtnis beobachtet: So erinnern depressive Patienten Lebensereignisse weniger spezifisch und berichten eher verallgemeinerte („übergeneralisierte") autobiographische Erinnerungen (Williams & Scott, 1988). Kognitive Dysphasien mnestischer Genese können demnach zum einen das Neulernen, aber auch den Abruf von semantischen und episodischen Informationen betreffen.

2.2.10 Zusammenfassung

Bei Patienten mit Psychosen und affektiven Störungen bestehen zahlreiche zerebrale Veränderungen, die zu kognitiven Funktionsbeeinträchtigungen und damit zu Kognitiven Dysphasien attentionaler, dysexektuiver und/oder mnestischer Genese führen können (Chen et al., 2014).

So zeigen Patienten mit *Schizophrenie* Volumenminderungen im Frontal- und im Temporallappen sowie eine mangelhafte funktionale Integration kortikaler und subkortikaler Regionen (Diskonnektionssyndrom).

Bei *bipolaren affektiven Störungen* wurden Hyperintensitäten in der tiefen weißen Substanz sowie eine abnorme Modulation zwischen ventralem PFK und limbischen Regionen nachgewiesen.

Bei Patienten mit *Depression* zeigen sich Veränderungen in fronto-striato-temporalen Arealen und im Hippokampus (Sliz & Hayley, 2012).

Letztlich ist eine klare Differenzierung zwischen affektiven und psychotischen Störungen schwierig. Zum einen zeigen sich viele Überlappungen hinsichtlich zerebraler Veränderungen, zum anderen bestehen meist mehrere Erkrankungen nebeneinander. Die symptomatische und ätiologische Überschneidung ist dabei so stark, dass aktuell dafür plädiert wird, von nur *einem* Störungskomplex auszugehen (Müller et al., 2013; Exner & Lincoln, 2012).

2.3 Kognitive Dysphasien bei Alkoholabhängigkeit

In Deutschland sind über 1,5 Millionen Menschen zwischen 18-59 Jahren (d. h. rund 3% der Bevölkerung) alkoholabhängig; bei 90% der Alkoholabhängigen bestehen moderate kognitive Defizite, die sich aber 3-6 Monate nach Abstinenz verbessern und weitgehend normalisieren können (vor allem in den Bereichen Exekutivfunktionen, visuell-räumliche Leistungen, Gedächtnis sowie komplexe Aufmerksamkeitsfunktionen). Bei circa 10% der Alkoholabhängigen entwickeln sich über die Zeit persistierende kognitive Defizite.

2.3.1 Was ist Alkoholabhängigkeit?

Während Alkohol*missbrauch* durch ein unangepasstes Muster von Alkoholgebrauch gekennzeichnet ist, entwickelt sich bei Alkohol*abhängigkeit* eine psychisch-physische Abhängigkeit mit Entzugssymptomen und einer sukzessiv steigenden Toleranz für die Substanz. Seit Mitte des 19. Jahrhunderts wird Alkoholabhängigkeit als Krankheit betrachtet (Huss, 1852).

2.3.2 Pathophysiologie der Alkoholabhängigkeit

Alkohol beeinflusst nahezu alle Neurotransmittersysteme. So erhöht chronischer Alkoholabusus bspw. die NMDAR-vermittelte glutamaterge synaptische Transmission (vgl. Kap. 3.2.3.2, Spez. Teil). Dies führt zu einer erhöhten Kalzium-Einströmung in die Zelle, was deren Anfälligkeit für exzitotoxische Effekte von NMDA ansteigen lässt (Lovinger & Roberto, 2013): Eine langanhaltend hohe Kalziumkonzentration aktiviert verschiedene Enzyme, die wiederum Zellstrukturen schädigen und den Zelltod auslösen können.

Zudem werden über die Freisetzung von Dopamin verstärkt frontale Areale angeregt, die auf Belohnung reagieren. Durch chronischen Alkoholabusus wird die Dopaminrezeptorendichte und -sensibilität jedoch verringert, so dass die gleiche Dosis zu einem geringeren Effekt führt.

Neben dem peripheren Nervensystem und dem Reizleitungssystem des Herzens werden durch Alkohol vor allem zwei zerebrale Systeme geschädigt: ein *zerebellär-pontin-präfrontales* und ein *präfrontal-parieto-kortiko-kortikales* (Sullivan, Rosenbloom & Pfefferbaum, 2000).

In der Bildgebung zeigen sich erweiterte Ventrikel, eine Verdickung der Hirnhäute sowie eine diffuse kortikale und subkortikale Atrophie - vor allem von gedächtnisrelevanten Arealen (Mamillarkörper, Hippokampus etc.), aber auch im Frontalkortex und im Kleinhirn. Während die Beeinträchtigungen des Kleinhirns zu Defiziten in der Stand- und Gangsicherheit führen, sind Störungen des fronto-striatalen Systems ein bedeutender aufrechterhaltender Faktor der Alkoholabhängigkeit, da ein stereotypes Alkoholkonsummuster nicht ausreichend kontrolliert werden kann (Scheurich & Brokate, 2009). Vor allem die Kombination von eingeschränkter Kontrolle über die Handlungsplanung, mangelnder Flexibilität im Verhalten (DLPFK) mit Beeinträchtigungen in der Impulskontrolle und im Handlungsbewerten (OFK) und damit eine Schwächung exekutiver Funktionen begünstigt das Rückfallmuster.

2.3.3 Sprachverarbeitungsrelevante Störungen bei Alkoholabhängigkeit

Die *akute Alkoholintoxikation* führt hauptsächlich zu beeinträchtigten Exekutivfunktionen mit reduzierter Informationsverarbeitung, gestörter Aufmerksamkeit, verminderter Inhibition und beeinträchtigtem Gedächtnisabruf. Das Arbeitsgedächtnis zeigt vor allem dann Einschränkungen, wenn sich die Anforderungen an Speicher- und Verarbeitungskapazität erhöhen, z. B. wenn mehrere abwechselnde Instruktionen beachtet oder überlernte kognitive Automatismen gehemmt werden müssen. Besonders das nonverbale Denkvermögen und die visuell-räumliche Verarbeitung sind beeinträchtigt (u. a. visuelles Scannen, mentale Rotation, räumlich-konstruktive Leistungen und figurales Gedächtnis) mit entsprechenden Auswirkungen auf schriftsprachliche Leistungen.

Daneben können *neuropsychiatrische Auffälligkeiten* bestehen (Scheurich & Brokate, 2009), z. B.:

- *Entzugssyndrom:* Bei 40% der Patienten manifestiert sich dieses durch einen Tremor der Hände, der Zunge oder der Augenlider, Tachykardie, Hypertonie, Übelkeit, Erbrechen, Angst, psychomotorische Unruhe, Schwitzen, Schlaflosigkeit, Halluzinationen, selten auch durch epileptische Anfälle.
- *Alkoholentzugsdelir* (auch: *Delirium tremens*): Zusätzlich zum Entzugssyndrom bestehen Störungen der Aufmerksamkeit, der Orientierung und des Bewusstseins. Das Delir beginnt meist 1-4 Tage nach Abstinenzbeginn und dauert in der Regel 3-4 Tage an.
- *Alkoholhalluzinose:* Einige Patienten haben (überwiegend akustische) Halluzinationen circa zwei Tage nach Abstinenzbeginn.
- *Wernicke-Enzephalopathie:* Die Patienten zeigen die charakteristische Symptomtrias aus *1) Bewusstseinsstörungen* mit beeinträchtigter Orientierung, Apathie und Amnesie, *2) Gang- und Standataxie* sowie *3) Ophthalmoplegie* (Augenmuskellähmungen). Die Enzephalopathie tritt plötzlich auf und ist ohne Behandlung tödlich. Auslöser sind die alkoholtoxischen neuronalen Schädigungen, Mangelernährung und Störungen im Thiaminstoffwechsel (Vitamin B1). Durch eine längere Unterversorgung mit Thiamin (welches u. a. Koenzym für die Verstoffwechselung von Glukose ist) kommt es zur Atrophie und Nekrose der Thalamuskerne, des Hypothalamus, der Mamillarkörper, des Hirnstamms und des Kleinhirns (Kuhn et al., 2004; Evangelidou & Dengler, 2009). Die Therapie erfolgt durch Gabe von Vitamin B1 und Alkoholabstinenz. Kommt es hierunter nicht zu einer kompletten Remission, sondern zu persistierenden Gedächtnisdefiziten, spricht dies für ein bereits bestehendes *Korsakow-Syndrom* (vgl. Kap. 2.3.3, Spez. Teil).
- *Hepatische Enzephalopathie:* Das Spektrum alkoholbedingter Lebererkrankungen reicht von einer weitgehend asymptomatischen Fettleber (Steatosis) über Hepatitis (Entzündung der Leber) und Fibrose (Vermehrung des Bindegewebes) bis hin zur Leberzirrhose und zu Krebserkrankungen. Die kognitive Leistungsfähigkeit wird erst dann beeinträchtigt, wenn die Leber neurotoxische Substanzen (Ammoniak, Mangan, Phenole etc.) nicht mehr abbauen kann, diese in die Blutbahn gelangen und Hirnzellen schädigen. Die Symptome umfassen

Bewusstseinstrübung (bis hin zum Koma), Schlafstörungen, Angst, Depression, visuo-konstruktive Defizite, herabgesetzte Reaktionszeiten sowie Gedächtnis- und Aufmerksamkeitsstörungen. Am häufigsten betroffen sind Exekutivfunktionen – vor allem Umstellfähigkeit, kognitive Flexibilität und psychomotorische Geschwindigkeit. Eine aktuelle Bildgebungsstudie zeigte bei Patienten mit Leberzirrhose eine deutlich reduzierte funktionelle Konnektivität zwischen rechtshemisphärischem DLPFK und zahlreichen kognitionsrelevanten temporalen und parietalen Regionen infolge der metabolischen Dysfunktion (Yang et al., 2018).

Ab circa 60g Alkohol pro Tag über einige Jahre hinweg (bei Frauen: 40g) kommt es zu nachweisbaren kognitiven Defiziten (Man beachte: Ein Liter Bier enthält 40g Alkohol!).

Aktuelle Studien zeigen, dass vor allem *Rauschtrinken* (d. h. vier oder mehr Getränke mit 10g Reinalkohol bei Frauen und fünf oder mehr Getränke bei Männern) bei Jugendlichen und jungen Erwachsenen zu chronischen kognitiven Beeinträchtigungen führen kann. Strukturelle Schäden sind vorrangig in frontalen und temporalen Regionen (Hippokampus) nachweisbar (Thayanukulvat & Harding, 2015).

Die Regenerationsfähigkeit des Gehirns ist jedoch erstaunlich: Bereits nach fünf Wochen Abstinenz legt es wieder an Volumen zu – der Abbauprozess ist also durchaus in Maßen reversibel (Scheurich & Brokate, 2009). Nach sechs Monaten Abstinenz und Ausschleichen der Entgiftungsmedikamente verbessern sich sämtliche kognitive Leistungen meist bis in den unteren Normalbereich hinein, wobei exekutive und visuell-räumliche Störungen am häufigsten persistieren (vgl. Abb. 29). Auch bei Patienten mit langjährigem Alkoholabusus ist eine Verbesserung kognitiver Funktionen innerhalb eines Vierteljahres mit Hilfe einer geeigneten Therapiemethode durchaus möglich (z. B. mittels eines sozial-kommunikativen Kognitiven Trainings). Vor allem Wortfindung und Exekutivfunktionen profitieren hiervon schnell, Gedächtnisfunktionen benötigen länger, bessern sich jedoch ebenfalls (Quiring et al., 2018).

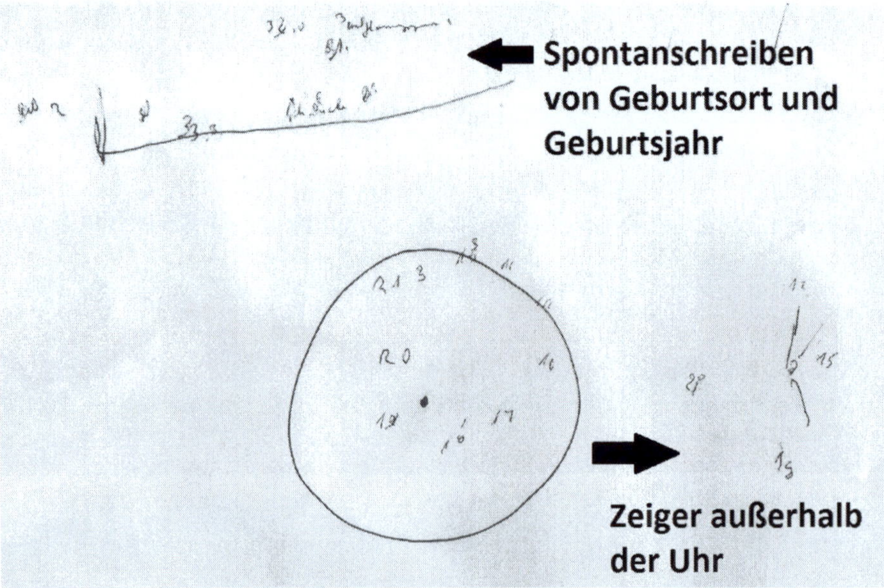

Abb. 29: Spontanschreiben sowie Zeichnen einer Uhr (vorgegebene Uhrzeit 12.15 Uhr) eines vier Wochen abstinenten Patienten; ausgeprägte visuell-räumlich-konstruktive Defizite, konzeptuelle Störungen sowie Mikrographie. Nach 4 Monaten nahezu vollständige Rückbildung der Symptomatik.

Bei der Diagnostik kognitiver Störungen ist die Dauer der Abstinenz ein wichtiger Faktor: Während des Entzugs ist aufgrund zahlreicher vegetativer Symptome mit besonders schlechten Leistungen zu rechnen. Um einen direkten Einfluss der Entzugssymptomatik auf die Testbefunde auszuschließen, sollten die Patienten frühestens drei Wochen nach dem Entzug untersucht werden (Rist, 2010).

Nach chronischem Alkoholmissbrauch können sich Krankheitsbilder mit typischer Symptomatik entwickeln:

Marchiafava-Bignami-Syndrom

Diese Erkrankung ist eine Folge von entweder chronischem Alkoholabusus (toxische Ätiologie), Mangelernährung inklusive häufigem Erbrechen (nutritive Ätiologie) oder beidem (Hillbom et al., 2014).

Verursachend sind eine alkoholinduzierte Stoffwechselstörung der Vitamin-B12-Resorption, eine demyelinisierende Wirkung durch Zyanide (Salze und andere Verbindungen der Blausäure) sowie Störungen der Blut-Hirn-Schranke.

Es kommt zur extrapontinen Myelinolyse mit Marklagerläsionen, Demyeliniserung zentraler Anteile des Balkens sowie axonaler Degeneration der transkallosalen Fasern (daher auch: *Corpus-callosum-Atrophie*).

Die Symptomatik ist variabel. Es dominieren typische Balkensymptome wie Reizbarkeit, Enthemmung, veränderte Bewusstseinszustände, Verwirrtheit, Gangstörungen, pyramidale Zeichen, Gedächtnisdefizite, Epilepsie und Dysarthrie (Scheurich & Brokate, 2009).

Durch die Therapie mit Thiamin, Vitamin B12 und Steroiden ist die Erkrankung heutzutage nicht mehr zwingend irreversibel (Hillbom et al., 2014).

Korsakow-Syndrom

Patienten mit Korsakow-Syndrom leiden unter der bereits von Bonhoeffer (1901) beschriebenen Trias aus 1) Gedächtnisstörungen, 2) Desorientierung und 3) Konfabulationen. Die Erkrankung wird daher auch als *amnestisch-konfabulatorisches Syndrom* bezeichnet – d. h. eine spezifische sprachlich-kommunikative Problematik (Konfabulationen) ist fester Bestandteil der Definition (Marneros, 1980).

Verursacht wird das Korsakow-Syndrom durch chronischen Alkoholkonsum, der mit Mangelernährung und langanhaltendem Thiaminmangel einhergeht (Scheurich & Brokate, 2009).

Dies schädigt vor allem Hirnareale, die für die *Speicherung und den Abruf von Gedächtnisinhalten* verantwortlich sind, d. h. dienzephale Strukturen (u. a. die Mamillarkörper), die hippokampal-anterior-thalamische Achse sowie frontale Regionen (Harding et al., 2000). Daneben bestehen schwere Defizite in den *Exekutivfunktionen,* vor allem in der Handlungsplanung, bei der Inhibition, im divergenten Denken (z. B. in der Wortflüssigkeit) und bei komplexen Arbeitsgedächtnisleistungen. Die Patienten sind örtlich-geographisch sowie zeitlich-kalendarisch desorientiert und anosognostisch. Ein wesentliches kognitives Defizit ist ihr *fehlendes Zeitbewusstsein*, so dass sie autobiographische Gedächtnisinhalte nicht mehr chronologisch abspeichern und in einem adäquaten zeitlich-räumlichen Kontext repräsentieren können (Markowitsch, 2002).

Konfabulationen betreffen daher am häufigsten episodisch-autobiographische Gedächtnisinhalte (Borsutzky et al., 2008), die Kognitive Dysphasie bei Korsakow-Patienten ist vor allem mnestisch-dysexekutiver Genese.

2.3.3.1 Konfabulationen

Konfabulationen wurden erstmals umfassend von Korsakow (1889) beschrieben und sind bis heute ziemlich unscharf definiert, was u. a. darin begründet liegt, dass sie von sehr unterschiedlicher Art sein können: Einige Konfabulationen beziehen sich auf vergangene Erlebnisse, andere beinhalten mögliche Szenarios und wieder einige (aber eben nicht alle) haben einen phantastischen Inhalt (z. B. dass der Patient das Wochenende auf einem Kettenkarussell in Schweden verbracht hat).

Die Minimaldefinition von Konfabulationen lautet, dass diese entweder *falsche Erinnerungen* oder *falsche Überzeugungen* sind, die von jemandem als wahr angesehen werden trotz klar präsentierter Evidenz des Gegenteils (Turnbull, Jenkins & Rowley, 2004).

Mittlerweile wurden zahlreiche **Formen von Konfabulationen** beschrieben (vgl. Abb. 30), wobei nach wie vor ungeklärt ist, ob es sich dabei um verschiedene Schweregrade derselben Grundstörung handelt oder um unterschiedliche Störungen.

Episodische versus semantische Konfabulationen

Konfabulationen können nur das episodisch-autobiographische oder das semantische Gedächtnis betreffen (Nedjam, Dalla Barba & Pillon, 2000).

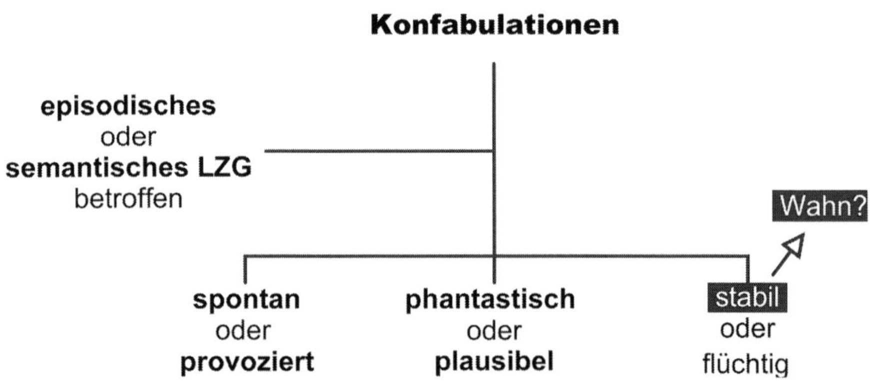

Abbildung 30: Formen von Konfabulationen (Heidler, 2010).

Spontane versus provozierte Konfabulationen

Provozierte Konfabulationen werden auch als „momentane" oder „reaktive" Konfabulationen bezeichnet, da sie in einer aktuellen Situation durch Fragen provoziert werden. Sie können durchaus aus realen Erinnerungen bestehen, die in einem falschen zeitlich-räumlichen Kontext platziert werden und sind meistens plausibel (Berlyne, 1972).

Spontane Konfabulationen haben häufig (aber nicht immer) einen phantastischen Inhalt und sind (im Gegensatz zu provozierten) durch Hirnschäden bedingt, die anteriore limbische Strukturen umfassen (Schnider & Ptak, 1999). Diese Areale stellen einen Realitätskontrollmechanismus zur Verfügung, der Erinnerungen mit aktueller Relevanz selektiert, irrelevante Erinnerungen unterdrückt und zwischen Realität und Phantasie sowie zwischen Gegenwart und Vergangenheit unterscheiden kann.

Ist dieser Mechanismus beeinträchtigt, resultieren spontane Konfabulationen als verbale Manifestation einer Denkstörung, da die Patienten auf der Basis von Gedankeninhalten agieren, die wenig Bezug zur aktuellen Realität haben (Schnider, 2001).

Phantastische versus plausible Konfabulationen

Ungeklärt ist, ob es sich hier um verschiedene Schweregrade desselben Störungsmechanismus oder unterschiedliche Mechanismen handelt. In jedem Fall sind phantastische Konfabulationen („*Ich wurde gestern von Klingonen zum Eisessen abgeholt.*") Ausdruck einer schweren Hirnschädigung.

Stabile versus flüchtige Konfabulationen

Die Unterscheidung von stabilen und flüchtigen Konfabulationen bezieht sich auf die Persistenz falscher Behauptungen. Die meisten Konfabulationen sind im Gegensatz zu Wahnvorstellungen flüchtiger Natur (Burgess & McNeil, 1999).

2.3.4 Zusammenfassung

Hirnmorphologische und funktionelle Veränderungen bei Alkoholabhängigen betreffen vor allem frontale Regelkreise, besonders den DLPFK (kognitive Exekutivfunktionen) sowie den OFK, der emotionale Aspekte geplanter Handlungen und die situationsadäquate Veränderung von Verhaltensreaktionen steuert (soziale Exekutivfunktionen). Beide Regionen spielen eine bedeutsame Rolle bei der Aufrechterhaltung der Abhängigkeit, der Automatisierung des Alkoholkonsums und der emotionalen Bewertung negativer Konsequenzen (Hermann, Heinz & Mann, 2002).

Chronischer Alkoholkonsum in Kombination mit Mangelernährung kann zu einer schweren Schädigung des Gehirns führen. So ist bspw. beim Korsakow-Syndrom neben dem PFK der Papez'sche Kreis des Gedächtnisses beeinträchtigt, was zu Konfabulationen führt (Kognitive Dysphasien mnestisch-dysexekutiver Genese).

Konfabulationen sind verbal geäußerte unwahre Inhalte, deren Inkorrektheiten dem Patienten nicht bewusst sind. Sie können autobiographische Ereignisse, semantisches Wissen, Vergangenheit, Gegenwart und Zukunft betreffen und sind fabrizierte, verzerrte oder missinterpretierte Erinnerungen oder Wahrnehmungen ohne bewusste Täuschungsabsicht (Heidler, 2010).

2.4 Kognitive Dysphasien bei demenziellen Syndromen

2.4.1 Was sind demenzielle Syndrome?

Demenz ist ein Oberbegriff für zahlreiche verschiedene erworbene Erkrankungen, bei denen es durch einen Abbau oder Verlust ehemals vorhandener kognitiver Fähigkeiten zu einer erheblichen Einschränkung der Alltagskompetenzen kommt (DGPPN & DGN, 2016). Dieser Verlust kann durch einen degenerativen (d. h. irreversiblen) Prozess hervorgerufen werden, aber auch reversibel sein (Heidler, 2011a).

2.4.2 Pathophysiologie und sprachverarbeitungsrelevante Störungen bei verschiedenen demenziellen Syndromen

2.4.2.1 Degenerative kortikale Demenzen

Zu den degenerativen kortikalen Demenzen gehören die Alzheimer-Demenz (AD) sowie verschiedene Fronto-Temporale Demenzen (FTD). Sprachstörungen sind hier besonders häufig, da u. a. linkshemisphärische Areale betroffen sind.

Alzheimer-Demenz (AD)

Bei dieser Demenzform lagert sich innerhalb von Neuronen krankhaft verändertes Tau-Protein ab, welches normalerweise für Transportprozesse innerhalb der Zelle von Bedeutung ist. Außerhalb der Zellen verklumpen unlösliche Bestandteile von β-Amyloid. Diese pathologischen Veränderungen beginnen in zwei Gebieten des Hirnstamms: in den dorsalen Raphekernen und im Locus coeruleus, d. h. in Regionen, die für Affekt, Steuerung der Augenmuskulatur und den Schlaf-Wach-Rhythmus zuständig sind (was erklärt, warum viele Patienten mit AD bereits im Prodromalstadium über Depression, Schlaf-, Herz-Kreislauf- und Augenbewegungsstörungen klagen). Von dort breitet sich die Erkrankung in die Großhirnrinde aus und infiltriert den Hippokampus, den entorhinalen Kortex, temporale, parietale und frontale Regionen sowie subkortikale Strukturen wie den Nucleus basalis Meynert (Rüb, 2016; Salmon & Bondi, 1997).

Zu **kognitiven Störungen** kommt es, da die Hirnveränderungen Schädigungen neokortikaler Verschaltungen zwischen tieferen und höheren Assoziationsarealen, einen Verlust synaptischer Verbindungen sowie eine cholinerge Denervation des Neokortex zur Folge haben (Falchook et al., 2014).

Früh- und Leitsymptom der AD sind *Störungen in der Enkodierung neuer Gedächtnisinhalte*, wofür neben der Hippokampusatrophie auch die Abnahme von Azetylcholin verantwortlich ist, welches hippokampal-neokortikale Kreise unterstützt (vgl. Kap. 2.4.1.1, Allg. Teil).

Das Ausmaß der Hippokampusatrophie ist ein robuster Indikator im zeitlichen Verlauf der AD, da der Abbau deutlich rascher voranschreitet (bis $8mm^3$ pro Monat) im Vergleich zu gesunden Älteren (bis $3mm^3$ pro Monat). Das Volumen des Hippokampus ist dabei bereits im frühen Erkrankungsstadium der AD durchschnittlich 10-15% kleiner im Vergleich zu Gesunden, im mittleren Stadium 15-30% und im schweren Stadium 30-40%. In allen Phasen korrelieren die neuropsychologischen und Verhaltensauffälligkeiten mit der Atrophie im temporalen, temporo-okzipitalen, parietalen und frontalen Kortex (Aphasie, Kognitive Dysphasie, Agnosie, Akalkulie, Verlust von Wort- und Konzeptwissen, beeinträchtigte Exekutivfunktionen etc. - vgl. Tabelle 12).

Nicht oder wenig betroffen sind der sensorische und der motorische Kortex, der primär-visuelle Kortex, das Kleinhirn, die Basalganglien und große Teile des Hirnstamms (Boelmans & Buchert, 2013), so dass automatisierte motorische Funktionen (Nahrungsaufnahme, Laufen etc.) meist bis zum Schluss erhalten sind und für ein kompetenzerhaltendes Training (USOT) genutzt werden können.

Störungen der Sprachverarbeitung sind bereits *im Frühstadium* einer AD vorhanden. Die Patienten zeigen infolge von beginnender temporaler Atrophie fluktuierende sprachliche Leistungen mit gelegentlichen Wortfindungs- und Erinnerungsfindungsstörungen, stereotypen Wiederholungen von Wörtern und Floskeln und einer Reduktion der Syntax auf weniger komplexe Strukturen (Maxim & Bryan, 1994). Aufgrund zahlreicher Satzabbrüche werden Äußerungen „fragmentarisch“ (Kessler, Kalbe & Heiss,

2003). Im *mittelschweren Stadium* ist das Neugedächtnis schwer beeinträchtigt (temporale Atrophie). Der Patient hat Probleme beim Verfolgen von Gesprächsabläufen und verwendet vermehrt Prototypen und unpräzise Wortformen. Infolge einer zunehmenden apperzeptiven Agnosie (parietale Atrophie) werden visuelle und akustische Umgebungsreize verkannt und können folglich nicht mehr korrekt benannt oder benutzt werden (vgl. Kap. 2.3.3.1, Allg. Teil). Progressive visuell-räumliche Defizite führen zu Störungen des Lesens und Schreibens sowie zu Zahlenverarbeitungsstörungen (vgl. Abb. 31). Die Spontansprache wird zunehmend echolalisch und konfabulatorisch (frontale Atrophie). Im *Spätstadium* ist das Sprachvermögen der Patienten reduziert auf simple Phrasen und einfache Wörter bzw. sinnlose Äußerungen bis hin zu neologistischen Wortketten und „leeren" Dialogen. Das Sprachverständnis ist schwer beeinträchtigt, kohärente Sprachverwendung geht verloren. Automatenhafte stereotype motorische Abläufe dominieren das gesamte Verhalten, z. B. in Form von Logoklonien (monotones, rhythmisches Wiederholen von Lauten, Silben oder Wörtern), stereotypen Wischbewegungen, Nesteln, Zupfen oder Kopfpendelbewegungen (Poeck & Hacke, 2006).

Seit einigen Jahren werden zudem zwei **Sonderformen der AD** beschrieben, die histopathologisch Alzheimer-typische Veränderungen zeigen. Zu diesen gehört die **Posteriore Kortikale Atrophie (PKA)**, bei der eine bilaterale parieto-okzipitale Atrophie zu visueller Objektagnosie, Prosopagnosie und zu schwerer peripherer Dyslexie und Dysgraphie führt (Pantel & Schröder, 1996). Die zweite Sonderform ist die **Logopenische Progressive Aphasie (LPA)**, bei der die Patienten durch Degeneration von linkem inferioren Parietallappen, BA 37 und posteriorem Temporalkortex (Gyrus angularis) unter einer zunehmenden Logopenie (Spracharmung) und Verlangsamung des Sprachflusses leiden. Ursache hierfür ist ein progredienter Abbau phonologisch-lexikalischer Fähigkeiten (Machulda et al., 2013). Hinzu kommt eine zunehmend reduzierte auditiv-verbale Merkfähigkeitsspanne (Gorno-Tempini, 2008).

Klinische und neuropathologische Stadien der Alzheimer Demenz		
	Prädemenzphase und leichte AD	**Mittelschwere und schwere AD**
Neuropathologie	Zerstörung der entorhinalen Rinde; Isolation des Hippokampus; temporale Veränderungen (limbisches System inklusive Amygdala)	Neurofibrillen in nahezu allen Teilen der Hirnrinde; Verlust kortikaler Projektionsneurone, temporale und frontale Atrophie
Gedächtnis und Lernen	erst diskrete, dann deutliche Enkodierungsstörung	hochgradige Enkodierungsstörung (Kognitive Dysphasie mnestischer Genese)
Aufmerksamkeit	anfangs diskrete Störung nur bei komplexen Anforderungen, bei leichter AD zunehmend rasche Ermüdbarkeit und Ablenkbarkeit	deutliche Beeinträchtigung aller Aufmerksamkeitskomponenten (Kognitive Dysphasie attentionaler Genese)
Exekutivfunktionen	diskrete Reduktion der Flexibilität, dann zunehmend Planungsstörungen	schwer gestörte kognitive Exekutivfunktionen (Kognitive Dysphasie dysexekutiver Genese)
Sprache	leichte Wortfindungs- und Benennstörungen, unpräziser Ausdruck	Paraphasien, Perseverationen, Floskeln, dann zunehmend Echolalie und Logoklonie (Aphasie und Kognitive Dysphasie)
Visuell-räumliche Funktionen	erst unbeeinträchtigt, dann visuo-konstruktive Defizite	schwer beeinträchtigte visuell-räumliche Orientierung
Gnosie	prädemenziell unbeeinträchtigt, dann apperzeptive Objekt- und Prosopagnosie	schwere apperzeptive Objekt- und Prosopagnosie, Balint-Syndrom (Kognitive Dysphasie perzeptueller Genese)
Praxie	erst unbeeinträchtigt, dann ideomotorische Apraxie	ideomotorische und ideatorische Apraxie

Tabelle 12: Stadien der AD: Neuropathologische Veränderungen bedingen im Verlauf typische klinische Symptome (Jahn, 2010; Heidler, 2015a).

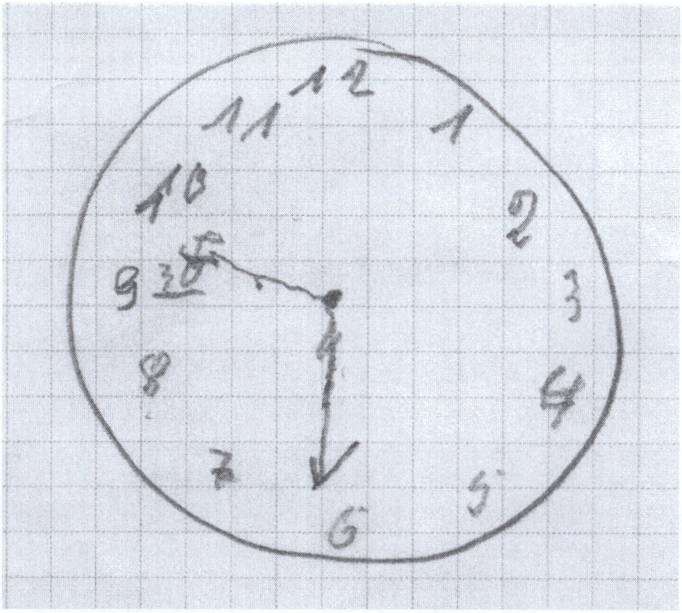

Abbildung 31: 78jähriger Patient mit leichter bis mittelschwerer Alzheimer-Demenz; einzutragende Uhrzeit: 9.30 Uhr.

Fronto-Temporale Demenzen

Fronto-Temporale Demenzen (auch *Morbus Pick*) verursachen 30-50% der demenziellen Syndrome mit präsenilem Beginn (Diehl et al., 2005). Im Gegensatz zur AD bestehen hier keine Plaque- und Fibrillenbildungen, sondern ballonartig aufgetriebene Neuronen (Pick-Zellen) und intranukleäre Einschlüsse (Pick-Körper). Makroskopisch ist die Rinde des Frontal- und Temporalkortex stark geschrumpft (Böger & Kanowski, 1995). Fast immer sind beide Hemisphären und auch die weiße Substanz betroffen – links anfangs stärker als rechts.

Subtyp I: Fronto-Temporale Demenz vom frontalen Typ

Infolge einer frontalen Atrophie bestehen bereits im Frühstadium ausgeprägte exekutive Dysfunktionen, vor allem Verhaltensstörungen, die von Apathie bis zu Enthemmung reichen und sich auf sprachlicher Ebene als Mutismus (bei Apathie) oder Echolalie, verbale Perseverationen und desinhibierte Sprachexpression (bei Enthemmung) manifestieren (Benke & Donnemiller, 2002). Wenn die Atrophie orbitofrontal beginnt, sind als erstes soziale Exekutivfunktionen betroffen und die Patienten zeigen emotionale Kälte, Impulsivität, eine geringe soziale Awareness, distanzgemindertes Verhalten und mangelhafte Empathiefähigkeit (Gregory et al., 2002).

Subtyp II: Fronto-Temporale Demenz vom temporalen Typ, Semantische Demenz, progressive flüssige Aphasie

Diese Form der FTD ist am meisten mit Sprachfunktionen assoziiert, da hier die Semantik als Kernfunktion der menschlichen Sprache vom degenerativen Abbau betroffen ist. Die bilaterale Atrophie betrifft bei der Mehrheit der Patienten zuerst den linken lateralen Temporallappen (Seeley et al., 2005), was zu einem progressiven Verlust bedeutungstragender Merkmale von Objekten und Wörtern führt. Frühsymptome sind *semantische Anomie* (Benennstörungen und semantische Paraphasien durch den Verlust konzeptuellen Wissens) und *assoziative Agnosie* (vgl. Kap. 2.3.3.1, Allg. Teil). Im *mittleren Stadium* zeigen sich Symptome von Oberflächendyslexie und -dysgraphie (z. B. „Krüsantheme“ oder „Boht“ mit phonologisch plausiblen Fehlern, wenn kein Zugriff auf die Semantik mehr möglich ist), progrediente kategorie- und wortartenspezifische Benenndefizite sowie eine zunehmende logorrhoeische und inhaltsleere Spontansprache mit einer Fokussierung auf autobiographische Inhalte (Benke & Donnemiller, 2002; Hodges et al., 1992). Ist die Atrophie im *Spätstadium* so weit fortgeschritten, dass der mediobasale Temporallappen beidseits betroffen ist, entwickelt sich ein **Klüver-Bucy-Syndrom** mit den Leitsymptomen Hyperoralität (zwanghaftes In-den-Mund-Stecken und Essen beliebiger Gegenstände), Hypersexualität, visueller Agnosie, gesteigerter Ablenkbarkeit durch enthemmte motorische Beschäftigung mit Objekten sowie zwanghaftem Greifen. Das Klüver-Bucy-Syndrom ist nicht nur eine Folge neurodegenerativer Prozesse, sondern kann auch durch bilaterale temporale Hirninfarkte, Schädelhirntraumata, beidseitige Temporallappenepilepsie, Herpes-Simplex-Enzephalitis oder hypoxische Hirnschädigungen verursacht werden. Die bilaterale Schädigung des Hippokampus führt zu schweren Neugedächtnisdefiziten und zu motorischer Hyperaktivität, die Läsion der Amygdala zum enthemmten Ess- und Sexualtrieb und zu einer abnormen Gelassenheit (Gaul et al., 2007). Dieses Endstadium endet bei semantischer Demenz oft damit, dass die Patienten aufgrund enthemmten Essverhaltens Ungenießbares (wie Seife, Kleidungsstücke, Pflanzenerde oder Plastiktüten) essen und sich vergiften oder einen Bolustod erleiden (Poeck & Hacke, 2006).

Subtyp III: Primär Progressive Aphasie, progressive nichtflüssige Aphasie
Bei diesem demenziellen Syndrom sind von der Atrophie anfangs perisylvische (links fronto-laterale) Areale betroffen, was neben exekutiven Defiziten zu einer progredienten nichtflüssigen Spontansprache, zu phonematischen Paraphasien, Wortfindungsstörungen, beeinträchtigten Sprachverständnisleistungen und (häufig) zu Agrammatismus führt (Benke & Donnemiller, 2002). Im Verlauf können neurogenes Stottern und Sprechapraxie hinzukommen, im Endstadium sind die Patienten mutistisch (Gutzmann & Brauer, 2007).

2.4.2.2 Degenerative subkortikale Demenzen

Der Begriff „subkortikale Demenz" wurde auf der Basis der Symptomkombination *Bradyphrenie plus exekutive Defizite* geprägt (Albert, Feldman & Willis, 1974). Beide Störungen werden durch beeinträchtigte fronto-subkortikale Schaltkreise verursacht, weshalb diese Demenzen auch als *fronto-subkortikale* oder *dysexekutive* Demenzen bezeichnet werden.

Am häufigsten treten diese **im Rahmen degenerativer Basalganglienerkrankungen** auf. Die Basalganglien (vgl. Kap. 1.6, Spez. Teil) und die mit ihnen verbundenen frontalen Regionen spielen neben der motorischen Kontrolle eine wichtige Rolle bei der Regulation von Stimmung, Motivation und Kognition. Neuroanatomische Grundlage sind parallel-geschlossene kortiko-striato-thalamo-kortikale Schleifen sowie offene Schleifen, bei denen das Striatum zu kortikalen Arealen projiziert, diese aber nicht in das Striatum zurückprojizieren (Middleton & Strick, 2000). Innerhalb dieser komplexen Schleifen sind die Basalganglien bedeutsam für die Selektion und Ausführung aktuell relevanter Handlungsmuster, die Inhibition unerwünschter Aktionen, motorische Kontrollprozesse sowie für die Unterbrechung von Handlungen unter neuen Bedingungen (Marsden & Obeso, 1994). Läsionen entlang dieser Projektionen führen zu psychomotorischer Verlangsamung und affektiven Störungen, Deafferenzierungen kortiko-striato-thalamo-kortikaler Schaltkreise bedingen zahlreiche exekutive Dysfunktionen (Schmidtke et al., 2006).

Parkinson-Demenz

Nach etwa 15 Jahren entwickeln rund 50% der Patienten mit idiopathischem Parkinson-Syndrom (vgl. Kap. 1.7, Spez. Teil) eine fronto-subkortikale Demenz (Deuschl, 2008). Symptomatisch dominieren gestörte Exekutivfunktionen, vor allem ein reduzierter Antrieb (Deuschl, 2017), auf sprachlicher Ebene besteht eine Kognitive Dysphasie dysexekutiver Genese.

Die klassische subkortikale Pathologie mit Dopaminmangel kann überlagert werden von einer Atrophie des Azetylcholin-produzierenden Nucleus basalis Meynert und von kortikalen cholinergen Defiziten (Cummings, 1988). Einige Patienten zeigen also zusätzlich die histopathologischen Kennzeichen der AD, andere die der Lewy-Body-Demenz mit charakteristischen zytoplasmatischen Einschlüssen (Lewy-Körperchen) in den melaninhaltigen Nervenzellen der Substantia nigra (vgl. Kap. 2.4.2.3, Spez. Teil). Es wird daher vermutet, dass diese demenziellen Syndrome gemeinsame genetische u. a. Risikofaktoren haben (Kurz et al., 2006).

Morbus Huntington

Morbus Huntington ist eine autosomal-dominant vererbte degenerative Erkrankung, bei der es bilateral im Striatum (Nucleus caudatus und Putamen) zu neuronaler Dysfunktion und zum Zelluntergang kommt (Vonsattel et al., 1985). Die Übertragungswahrscheinlichkeit von einem erkrankten Elternteil liegt bei 50%, wobei sich die pathogene Genmutation auf dem kurzen Arm des Chromosoms 4 befindet, welches für die Bildung des Eiweißes *Huntingtin* verantwortlich ist. Dieses befindet sich in verschiedenen Hirngeweben, z. B. im Kortex, im Kleinhirn und im Nucleus caudatus (Giralt et al., 2012). Huntingtin verklebt bei Morbus Huntington, was zu neuronalem Verlust sowohl in den Basalganglien als auch im Großhirn führt. Bereits bei Erkrankungsbeginn zeigen sich Atrophieprozesse im Striatum, im zerebralen Kortex (vor allem im PFK), im Corpus callosum, im Globus pallidus, im Thalamus und in der orbito-striatalen weißen Substanz (Waldvogel et al., 2012). Degenerative Prozesse im Hypothalamus und im limbischen System führen schon früh im Verlauf zu autonomen Dysfunktionen, Schlafstörungen, Gewichtsverlust und metabolischen Veränderungen (Petersén & Gabery, 2012).

Die klinisch-neurologische Diagnosestellung erfolgt anhand der Symptome *Chorea* (unwillkürliche Bewegungen einzelner Muskelgruppen), *Brady-*

kinese, Dystonie und Dyskoordination (Tröster, 2006). Diese treten typischerweise im mittleren Erwachsenenalter auf (Bates, Harper & Jones, 2002).

Erste Symptome sind oft unkontrollierte Nestelbewegungen der Hände und Bewegungsunruhe in Armen, Beinen, Kopf und Rumpf. Von der choreatischen Hyperkinese ist auch die Gesichtsmuskulatur betroffen (Grimassieren, Schmatz- und Wälzbewegungen der Zunge).

Kognitiv-psychiatrische Störungen sind mit der Degeneration striato-kortikaler Schleifen assoziiert bzw. mit dem Verlust von weißer und grauer Substanz in kortiko-striato-thalamischen Schleifen (Giralt et al., 2012). Durch Atrophie im Nucleus caudatus (der Teil der dorsolateralen präfrontalen Schleife ist) und durch Unterbrechung der lateralen orbitalen Schleife gehören zu den ersten Symptomen impulsives, enthemmtes Verhalten, selektive Aufmerksamkeitsdefizite, Umstellerschwertheit, reduzierte kognitive Flexibilität, Gedächtnisabrufstörungen, fehlende Krankheitseinsicht, eine reduzierte verbale Flüssigkeit, Planungsstörungen sowie Persönlichkeitsveränderungen im Sinne eines *desorganisiert-enthemmten dysexekutiven Syndroms* mit Kognitiver Dysphasie dysexekutiver Genese (Sitek et al., 2014; Aylward et al., 2013; Lepron et al., 2009; Gordon & Illes, 1987). Auch *Apathie* kann bereits im Anfangsstadium auftreten (beeinträchtigte anteriore zinguläre Schleife) und einhergehen mit Passivität, Interessen- und Empathieverlust (Baudic et al., 2006). Im Verlauf kann sich eine schwere *fronto-subkortikale Demenz* entwickeln mit einer breiten Palette an kognitiven, psychiatrischen und behavioralen Auffälligkeiten, z. B. Desorientiertheit, Wahnvorstellungen, Depression, Dysphorie, Agitiertheit, Reizbarkeit, Zwangsverhalten und Angststörung (Waldvogel et al., 2012). Bei rund 80% der älteren Patienten besteht zudem eine Alzheimer-Demenz, wobei unklar ist, ob beide voneinander unabhängig vorkommen oder die Chorea-Erkrankung das Risiko zur Entstehung einer AD erhöht (Giralt et al., 2012).

Progressive Supranukleäre Blickparese

Die Progressive Supranukleäre Blickparese (auch: *Steele-Richardson-Olszewski-Syndrom*) wird durch Anhäufung von phosphoryliertem Tau in Neuronen und Gliazellen verursacht, vor allem im PFK, in den Basalganglien (Globus pallidus, Nucleus subthalamicus, Substantia nigra, Striatum), im Nucleus dentatus des Kleinhirns, im Hirnstamm (okulomotorische Kerne), in Teilen der Medulla oblongata, des Dienzephalons sowie im Nucleus basalis Meynert (Lantos, 1994). In diesen Strukturen zeigen sich neuronaler Verlust, Gliosis (erhöhte Anzahl von Gliazellen), Neurofibrillen, Demyelinisierung, Lewy-Körperchen und Tangles (Lovell & Smith, 1997). Ein beeinträchtigter Metabolismus findet sich insbesondere im frontalen und temporalen Kortex, im Mittelhirn und in striatalen und thalamischen Arealen (Herting et al., 2007). Die **neurologischen Symptome** sind vielfältig, progredient und zeigen viele Überschneidungen mit der Parkinson-Symptomatik, z. B. axiale Rigidität mit Haltungsinstabilität, Gangunsicherheit und Sturzneigung, Schwindel, Dysphagie, Dysarthrophonie, Hypokinese und fronto-subkortikale Demenz mit Kognitiver Dysphasie dysexekutiver Genese. Außerdem besteht eine progressive supranukleäre vertikale (später auch horizontale) Blickparese, die sich u. a. auf das Lesen auswirkt (Weindl, 2009). Bereits im Frühstadium zeigen sich Störungen bei willkürlichen Augenbewegungen, so dass das Verfolgen einer Zeile sowie Zeilensprünge für den Patienten schwierig sind (Lorenzl, 2008). **Beeinträchtigungen kognitiver Funktionen** bestehen recht früh (Wolf, 2006). Symptomatisch stehen eine verlangsamte Informationsverarbeitung (Bradyphrenie) und andere gestörte Exekutivfunktionen im Vordergrund. Diese werden wie bei Morbus Parkinson und Morbus Huntington durch beeinträchtigte fronto-subkortikale Schaltkreise verursacht und führen zu teils ausgeprägten Kognitiven Dysphasien dysexekutiver Genese. Bei Progressiver Supranukleärer Blickparese sind alle drei relevanten exekutiven Schaltkreise betroffen: 1) Der *dorsolaterale präfrontale Schaltkreis*, der zu gestörten kognitiven Exekutivfunktionen führt, vor allem zu erschwerter Umstellfähigkeit, beeinträchtigten divergenten Denkleistungen, vermindertem abstrakten Denkvermögen, Beeinträchtigungen beim Planen, Initiieren und Sequenzieren von (verbalen) Handlungen und zu Störungen bei der Ausrichtung der Aufmerksamkeit (Grafman, Litvan & Stark, 1995). *2)* Der *laterale orbitofrontale Schaltkreis*, der zu gestörten sozialen Exekutivfunktionen führt, zu Persönlichkeitsveränderungen und zur Enthemmung mit Echopraxie (inklusive Echolalie) und Utilisationsverhalten (zwanghafter Gebrauch von Objekten). 3) Der *anteriore zinguläre medio-fronto-limbische Schaltkreis*, der eine Antriebsminderung (Apathie) zur Folge hat (Weindl, 2009). Auch **sprechmotorische Störungen** zeigen sich früh im Verlauf und haben starke Ähnlichkeit mit denen bei Morbus Parkinson. Im Endstadium sind die meisten Patienten anarthrisch (Kluin et al., 2001), allerdings wirken sich auch progressive

Antriebsminderung und Bradyphrenie auf die Quantität der Spontansprache aus (Maxim & Bryan, 1994). Im Endstadium ist daher schwer zu beurteilen, ob die Patienten anarthrisch, mutistisch oder verlangsamt sind.

Weitere Formen degenerativer subkortikaler Demenzen

Neben Basalgangliendegenerationen können auch andere neurodegenerative Erkrankungen subkortikale Demenzen mit Kognitiven Dysphasien dysexekutiver Genese verursachen. Dazu gehören:

Multisystematrophien, bei denen mehrere Regionen von der Atrophie betroffen sind, z. B. olivo-ponto-zerebelläre oder striato-nigrale Degenerationen (Wenning et al., 2004).

Spinozerebelläre Ataxien, bei denen ein Verlust von Purkinje-Zellen im Kleinhirn zu progressiver Ataxie, Dysarthrie, Dysphagie und Augenbewegungsstörungen führt, die u. a. das Lesen beeinträchtigen (Kawai et al., 2009). Bei allen Subtypen spinozerebellärer Ataxien bestehen gestörte Exekutivfunktionen (vgl. Kap. 1.4.3.1, Spez. Teil), da der PFK über pontine Strukturen mit dem Kleinhirn verbunden ist (Bürk et al., 2003).

Thalamische Degeneration (vgl. Kap. 1.5.3.2, Spez. Teil) mit Veränderung von Antrieb und Motivation infolge fronto-thalamischer Deafferenzierung (McDaniel, 1990).

2.4.2.3 Degenerative kortiko-subkortikale Demenzen

Kortikobasale Degeneration

Die kortikobasale Degeneration ist eine neurodegenerative Erkrankung, bei der sowohl kortikale Regionen (primär der vordere Parietal- und der hintere Frontallappen) als auch subkortikale Areale (insbesondere die Substantia nigra) von der Atrophie betroffen sind. Die Symptome sind daher zum einen extrapyramidal-motorisch (Rigor und Akinese), zum anderen kortikal (z. B. Apraxie und visuell-räumliche Defizite). Im Verlauf entwickelt sich eine subkortikale Demenz mit Kognitiver Dysphasie dysexekutiver Genese (Bak et al., 2005), bei der gestörte kognitive und soziale Exekutivfunktionen die Effizienz der Sprachverarbeitung reduzieren (vgl. Kap. 2.2.3.1, Allg. Teil) und visuell-räumliche Defizite das Verstehen und Erkennen von Gesichtern beeinträchtigen (Goldmann Gross, Ash & Grossman, 2007).

Lewy-Body-Demenz

Bei der Lewy-Body-Demenz lagern sich Proteine (sogenannte *Lewy-Körperchen* bzw. *Lewy bodies*) in den Neuronen ab, verändern den zellulären Energiestoffwechsel und führen im Hirnstamm, im limbischen System und im Kortex zum Zelltod (Langosch, 2014; Trojanowski & Lee, 1998). Auch bei vielen Patienten mit Morbus Parkinson finden sich Lewy-Körperchen in der Substantia nigra, weshalb lange vermutet wurde, dass es sich um Varianten ein und derselben Erkrankung handelt. Da bei Lewy-Body-Demenz aber auch senile Plaques im Kortex bspw. im Hippokampus vorkommen, wurde diese wiederum als Unterform der Alzheimer Demenz betrachtet (Kao et al., 2009). Die hippokampale Atrophie ist bei Lewy-Body-Demenz allerdings deutlich geringer ausgeprägt als bei Patienten mit AD (Hanagasi, Bilgiç & Emre, 2013), wohingegen die Abnahme von Azetylcholin und auch von Dopamin sogar umfangreicher ist (Latoo & Jan, 2008).

Bei der Lewy-Body-Demenz sind spezifische Hirnstrukturen in einer bestimmten Reihenfolge betroffen: Substantia nigra ⇨ entorhinaler Kortex ⇨ Gyrus cinguli ⇨ Insel ⇨ Frontalkortex ⇨ Hippokampus ⇨ okzipitaler Kortex.

Typische Symptome sind neben motorischen Parkinsonsymptomen starke *Vigilanzschwankungen* (Aufmerksamkeitsintensitätsstörung) infolge einer Dysregulation zentraler cholinerger Mechanismen, die den Grad des Bewusstseins steuern, sowie wiederkehrende, szenisch ausgestaltete *visuelle Halluzinationen*, die vermutlich durch eine hohe Konzentration von Lewy-Körperchen in der Amygdala und im parahippokampalen Kortex hervorgerufen werden (McKeith et al., 2002; Latoo & Jan, 2008; Langosch, 2014). Daneben zeigen sich zahlreiche *gestörte Exekutivfunktionen* (vor allem eine beeinträchtigte kognitive Flexibilität, Enthemmungsphänomene, Antriebsminderung und eine reduzierte Informationsverarbeitungsgeschwindigkeit), die sich auf das Verstehen und die Produktion komplexer syntaktischer und narrativer Strukturen negativ auswirken (Grossman et al., 2012; Ash et al., 2011). Außerdem bestehen visuell-räumliche Defizite, Enkodierungs- und Abrufstörungen sowie *neuropsychiatrische Auffälligkeiten* wie Angststörungen, Depression und Wahnvorstellungen (Kao et al., 2009). Klinisch kann sich die resultierende Kognitive Dysphasie bspw. in starken Wortfindungsstörungen, Danebenreden und inkohärenten Äußerungen manifestieren.

2.4.2.4 Nicht-degenerative Demenzen

Demenzielle Syndrome sind nicht ausschließlich die Folge eines fortschreitenden degenerativen Prozesses, sondern können auch „plötzlich" auftreten und sich wieder zurückbilden. Die Ursachen liegen dann entweder in einer nicht degenerativen Erkrankung des Gehirngewebes (primär zerebrale nicht-degenerative Demenzen) oder in anderen Organsystemen, die Auswirkung auf das Gerhirn haben (sekundäre nicht-degenerative Demenzen). Im günstigsten Fall ist das demenzielle Syndrom komplett reversibel, wenn die zugrundeliegende Erkrankung behandelt werden kann.

Sekundäre nicht-degenerative Demenzen

Bei diesen (auch: *funktionellen*) Demenzformen ist nicht das Gehirn selbst erkrankt, sondern andere Organe oder Organsysteme außerhalb des Gehirns, die sekundär den Hirnstoffwechsel und die Hirnfunktion verändern (z. B. eine Leberinsuffizienz, die zur hepatischen Enzephalopathie führt – vgl. Kap. 2.3.3, Spez. Teil). Ein typisches klinisches Erscheinungsbild gibt es nicht, da die Ursachen sehr unterschiedlich sind. Mögliche reversible Ursachen sind Schilddrüsenerkrankungen, Stoffwechselstörungen, Elektrolytentgleisungen, chronische Intoxikationen, Infektionen, Herz- und/oder Niereninsuffizienz oder Mangelernährung (Kane et al., 2008; Müller & Zilker, 2009). Auch ZNS-wirksame Arzneimittel können reversible kognitive Störungen hervorrufen, bspw. Benzodiazepine, Opiate, Antidepressiva, Antiepileptika, Anticholinergika, Kortikosteroide oder Parkinsonmittel. Oft erholen sich kognitive Funktionen, wenn die Medikamente abgesetzt werden, allerdings können sie auch Effekte im Gehirn haben, die eine demenzielle Entwicklung beschleunigen (Schenk, 2018).

Primär zerebrale nicht-degenerative Demenzen

Im Gegensatz zu den sekundären nicht-degenerativen Demenzen ist hier das Gehirn selbst Ort der Erkrankung. Mögliche Ursachen sind Hirntumore, Schädel-Hirn-Traumata, Epilepsien, Hirninfektionen oder Liquorabflussstörungen (Hydrozephalus). Prinzipiell sind diese Demenzformen reversibel (Böger & Kanowski, 1995), was letztlich die Grundidee (und Hoffnung!) der neurologischen Rehabilitation bei Patienten mit diesen Erkrankungen ist.

Häufigste Ursache sind kortikale oder subkortikale zerebrovaskuläre Erkrankungen, die zur **Vaskulären Demenz** führen (Benkert & Hippius,

2014). Hierbei handelt es sich aber nicht um ein spezifisches Syndrom, sondern um einen Oberbegriff für verschiedene vaskuläre (die Blutgefäße betreffende) Erkrankungen, die zur Demenz führen können (Peters & Dichgans, 2010). Verursachend können umschriebene multifokale oder diffuse Gefäßerkrankungen des Gehirns sein.

Bei **zerebraler Makroangiopathie**, d. h. der meist arteriosklerotischen Veränderung großer Hirngefäße, können vaskuläre Demenzen zum einen durch ausgedehnte kortikale Territorial- und Grenzzoneninfarkte entstehen als Folge des Verschlusses großer Hirnarterien bzw. von Arterienästen oder zum anderen durch kortikale oder subkortikale Infarkte in wichtigen Regionen (z. B. im Thalamus, im Hippokampus oder im frontalen Marklager). Diese führen zu läsionsabhängigen kognitiven Defiziten wie Amnesie, Apraxie, Aphasie, Agnosie oder dysexekutiven Syndromen mit entsprechender Kognitiver Dysphasie attentionaler, dysexekutiver, mnestischer und/oder perzeptueller Genese (vgl. Kap. 1.3.3, Spez. Teil). Vaskuläre Demenzen sind zwar zunächst vom Prinzip her nicht progredient, da die zugrundeliegende Gefäßerkrankung jedoch meistens fortschreitet, besteht die Gefahr, dass durch weitere Gefäßverschlüsse die Symptomatik im Erkrankungsverlauf zunimmt.

Auf der Grundlage einer **zerebralen Mikroangiopathie,** d. h. durch Verengung und Verschluss kleiner und kleinster arterieller Gefäße, können sich ebenfalls Demenzen entwickeln. Zu diesen gehören Erkrankungen wie die sporadische zerebrale *Amyloidangiopathie* sowie *Small-Vessel-Erkrankungen.* Letztere lassen sich in zwei Kategorien unterteilen: Zum einen in Erkrankungen mit multiplen Lakunen (kleinen subkortikalen, herdförmigen Gewebsläsionen) und diffusen Marklagerschädigungen, zum anderen in die **Subkortikale Arteriosklerotische Enzephalopathie** (auch: **Multiinfarktdemenz** oder **Morbus Binswanger**), die als Folge einer länger bestehenden arteriellen Hypertonie entstehen kann. Die Demenz beruht hier auf der *ischämischen Demyelinisierung des Hemisphärenmarklagers,* wodurch sich die Informationsverarbeitung immer mehr verlangsamt und die Verbindungen zwischen kortikalen und subkortikalen Arealen unterbrochen werden (Haberl & Schreiber, 2009). In der Bildgebung zeigen sich wie bei der Multiplen Sklerose typische „weiße Flecken“ als Zeichen der Demyelinisierung (vgl. Abb. 32). Auf sprachlicher Ebene sind die Patienten sowohl bei der Sprachproduktion als auch im Verstehen verlangsamt (Kognitive Dysphasie dysexekutiv-attentionaler Genese).

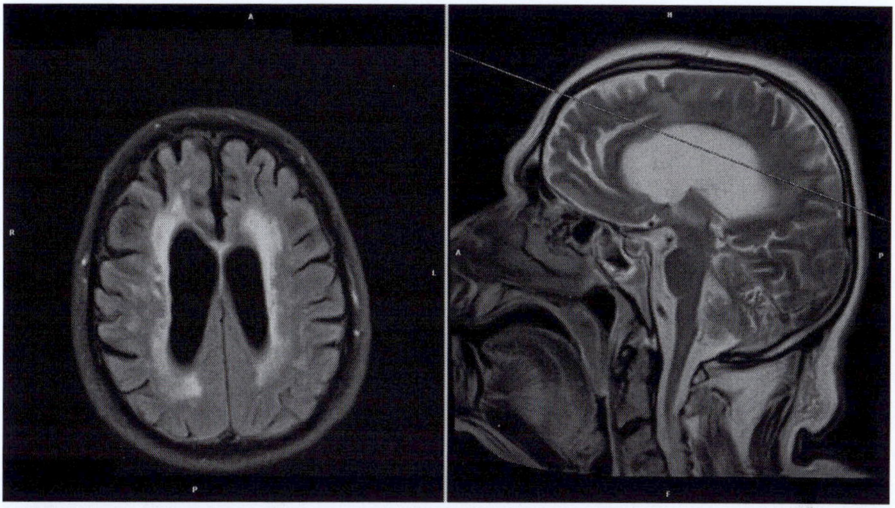

Abbildung 32: 75-jähriger Patient mit Morbus Binswanger und typischer Demyelinisierung (im Bild als weiße Flecken sichtbar).

2.4.3 Zusammenfassung

Demenzielle Syndrome bezeichnen zahlreiche verschiedene erworbene Erkrankungen, die durch einen Verlust ehemals vorhandener kognitiver Fähigkeiten zu einer deutlichen Einschränkung der Alltagskompetenz führen. Dieser Verlust kann durch eine degenerative Erkrankung des Nervengewebes selbst oder auch nicht-degenerativ enstehen und verschiedene kognitive Leistungen betreffen.

Während bei degenerativen kortikalen Demenzen wie der Alzheimer-Demenz bereits im Frühstadium u. a. Gedächtnis- und Wahrnehmungsfunktionen beeinträchtigt sind mit Kognitiver Dysphasie mnestischer und perzeptueller Genese, sind bei degenerativen subkortikalen Demenzen vor allem Exekutivfunktionen betroffen mit Kognitiver Dysphasie dysexekutiver Genese. Auf sprachlicher Ebene zeigen sich daher bspw. Einschränkungen in der sprachlichen Flexibilität, beim Wortabruf, bei der motorischen Kontrolle oder bei der Inhibition unerwünschter oder irrelevanter Äußerungen (Montoya et al., 2006).

2.5 Kognitive Dysphasien bei ADHS

Die Aufmerksamkeitsdefizit/Hyperaktivitätsstörung (ADHS) ist eine relativ häufige Entwicklungsstörung im Kindesalter mit einer Prävalenz von 1-7% (Hinshaw, 1994).

Erklärungsmodelle gehen davon aus, dass biologische und konstitutionelle Faktoren ADHS verursachen (Frühgeburtlichkeit, niedriges Geburtsgewicht, Nikotin- und Alkoholabusus während der Schwangerschaft, Umwelttoxine wie Blei) und dass psychosoziale Faktoren (frühkindliche Vernachlässigung, problematische Familiensituationen, ein geringer sozioökonomischer Status) die Ausprägung und den Verlauf beeinflussen (Hampel & Mohr, 2006; Renner et al., 2008; Banaschewski et al., 2017).

2.5.1 Was ist eine ADHS?

ADHS wird auch als *hyperkinetisches Syndrom* bezeichnet und hat drei Kernsymptome:

- *Unaufmerksamkeit* (mangelnde Aufmerksamkeitsorientierung und reduzierte Zielgerichtetheit des Verhaltens). Diese zeigt sich bspw. durch Ablenkbarkeit und daran, dass Aufgaben nicht zu Ende geführt und schlecht geplant und organisiert werden können. Kinder mit ADHS beginnen häufig mit einer Aufgabe, springen dann zur nächsten und wirken verträumt und abwesend.
- *Hyperaktivität* (desorganisierte, mangelhaft regulierte, überschießende motorische Aktivität). Diese zeigt sich darin, dass die Kinder motorisch sehr unruhig sind und bspw. nicht lange sitzen bleiben können (der klassische „Zappel-Philipp").
- *Impulsivität* (eingeschränkte Verhaltenshemmung mit unreflektiertem und vorschnellem Verhalten). Diese führt u. a. dazu, dass Kinder vorschnell antworten, Flüchtigkeitsfehler begehen, ungeduldig und wenig frustrationstolerant sind, eine Handlung beginnen, bevor sie einen Handlungsplan entwickelt haben oder sich häufiger in Gefahren begeben, weil sie diese nicht wahrnehmen (Spröber et al., 2013).

Bei der Hälfte der Betroffenen nimmt die Hyperaktivität nach der Pubertät ab, die Aufmerksamkeitsprobleme persistieren jedoch, d. h. eine ADHS

„wächst sich nicht aus", wie früher häufig angenommen wurde (Bachmann, Philipsen & Hoffmann, 2017). Sie kann auch im Erwachsenenalter zu zahlreichen sozialen, gesundheitlichen und ökonomischen Problemen führen, z. B. zu Arbeitslosigkeit als Folge einer geringen schulischen und beruflichen Qualifikation, zu dysfunktionalen Familienstrukturen, Substanzmissbrauch oder delinquentem Verhalten.

2.5.2. Pathophysiologie der ADHS

ADHS-Patienten zeigen Dysregulationen verschiedener Neurotransmittersysteme (Dopamin, Serotonin, Noradrenalin, Glutamat) und neuronaler Regelkreise (mesolimbische Projektionen, zerebellär-kortikale Verbindungen und fronto-striatale Bahnen).

Ein enger Zusammenhang besteht vor allem zwischen ADHS und gestörten *Basalganglienfunktionen* (vgl. Kap. 1.6, Spez. Teil), deren beeinträchtigte Filterfunktion zu unangemessenem Verhalten führen kann, während zugleich neue Verhaltenspläne gehemmt werden. ADHS wird daher aktuell als **Störung der Intention** verstanden und viele Symptome (z. B. das Unterbrechen anderer im Gespräch oder das Aufschieben von Handlungen) können als Defizit des Wissens darüber erklärt werden,, wann ein Verhalten gestartet, gestoppt oder unterdrückt werden muss (Koziol, Budding & Chidekel, 2013).

Weitere funktionelle Probleme umfassen einen hypoaktiven Präfrontalkortex PFK sowie eine gestörte Feinabstimmung zwischen anteriorem zingulärem Kortex, Amygdala und ventralem Striatum, was zu emotionaler Dysregulation, Verzögerungsintoleranz des Belohnungssystems und gestörten sozialen Exekutivfunktionen führt.

Konsens herrscht darüber, dass ADHS auf eine Vielzahl von Fehlfunktionen in exekutiven und motivationalen Subsystemen sowie in den Regelkreisen für Stressanpassung und Emotionsregulation zurückgeführt werden kann (vgl. Abb. 33). Es verwundert daher nicht, dass ADHS häufig mit anderen Erkrankungen und Verhaltensauffälligkeiten gekoppelt ist, die auf ähnlichen Regelkreisen basieren, z. B. Störungen des Sozialverhaltens, Lernstörungen, Lese-Rechtschreib-Schwäche, Dyskalkulie, Sprachentwicklungsverzögerungen, Tic-Störungen, Angststörungen oder Depression.

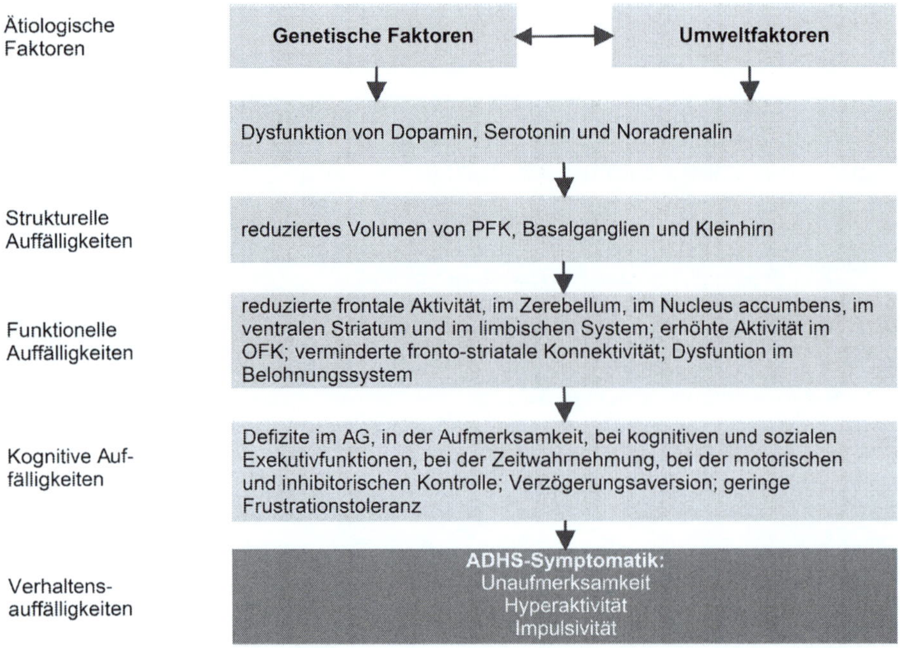

Abb. 33: Symptome und vermutete ätiologische Faktoren der ADHS (Steinmann et al., 2012; Renner et al., 2008).

85% der Kinder mit ADHS weisen eine dieser Erkrankungen als *Komorbidität* auf (Schwenck, 2016).

2.5.3 Sprachverarbeitungsrelevante Störungen bei ADHS

Obwohl sprachliche Auffälligkeiten keine Kernsymptome der ADHS sind, zeigen viele Betroffene Kognitive Dysphasien vor allem dysexekutiver und attentionaler Genese.

Wahrscheinlich führen bereits im Kindesalter Unaufmerksamkeit und Hyperaktivität dazu, dass Sprachlernangebote schlechter wahrgenommen werden können, was einen direkten Einfluss auf die Geschwindigkeit des Spracherwerbs hat.

2.5.3.1 Gestörte Exekutivfunktionen

Bei ADHS bestehen zahlreiche gestörte kognitive und soziale Exekutivfunktionen im Sinne eines **globalen exekutiven Defizits**, u. a.:

- Störungen in der Handlungsplanung,
- Perseverationsneigung,
- eine reduzierte kognitive Flexibilität,
- eine beeinträchtigte motorische und kognitive Inhibition,
- eine gestörte Impulskontrolle,
- eine verlangsamte Verarbeitungsgeschwindigkeit,
- Verzögerungsaversion (Nichtabwartenkönnen),
- oppositionelles, enthemmtes und distanzloses Verhalten sowie
- eine beeinträchtige *Theory of Mind* (Hampel & Mohr, 2006; Renner et al., 2008; Banaschewski & Rothenberger, 2000; Rucklidge & Tannock, 2002).

Die Kognitive Dysphasie dysexekutiver Genese zeigt sich klinisch bspw. durch unstrukturiertes Erzählen von Ereignissen und Geschichten, vorschnelle Äußerungen (auch mit sozial unangemessenen Inhalten) oder eine reduzierte Wortflüssigkeit.

Bei *Kindern* stellen insbesondere Schulsituationen hohe Anforderungen an kognitive Exekutivfunktionen, bspw. eine konzentrierte und organisierte Mitarbeit über Stunden, die Inhibition von Störreizen, das Unterdrücken motorischer Impulse oder das Erledigen der Hausaufgaben.

Bei *Erwachsenen* zeigen sich exekutive Defizite häufig darin, dass sie im Alltag bei verschiedenen Anforderungen schwer Prioritäten setzen können, Aufgabenstellungen nur unvollständig erfassen und Abläufe schwer strukturieren können (z. B. bei der Arbeit oder im Haushalt). Die Betroffenen sind „vergesslich" und verlieren oder verlegen häufig Alltagsgegenstände (Schlüssel, Brieftasche, Handy etc.) und können schwer Zeitpläne oder Termine einhalten (desorganisiertes Verhalten). Hyperaktivität und Impulsivität manifestieren sich u. a. durch motorische Unruhe (Wippen mit den Füßen, Zittern mit dem ganzen Bein, Kauen an den Nägeln, hektisches Rennen, Klicken mit dem Kugelschreiber), innere Anspannung bei Bürotätigkeiten, Langstreckenflügen oder Theater- und Kinobesuchen aufgrund der erzwungenen körperlichen Ruhe, eine Vorliebe für risikoreiche Sportarten, gesundheitsschädigendes Verhalten, eine reduzierte Stresstoleranz, Stimmungsschwankungen, emotionale Überreaktivität sowie eine schnelle und oft artikulatorisch unscharfe Sprechweise mit Hyperfokussierung auf bestimmte Themen und Neigung zum Monologisieren (Krause, 2009; Philipp-Wiegmann et al., 2012). Abhängig vom Erregungsniveau können auch Polter- oder Stottersymptome auftreten (Neuhaus, 2002).

2.5.3.2 Gestörte Aufmerksamkeitsfunktionen

Bereits Kinder im Alter von 3 Jahren verfügen über die Fähigkeit zur selektiven Aufmerksamkeit und zum Ausblenden von irrelevanten Reizen bspw. bei der auditiven Wahrnehmung (Sanders et al., 2006). Kinder mit ADHS können dies nicht, wobei sich Unaufmerksamkeit nicht bei Dingen zeigen muss, die ein Kind gerne tut (z. B. beim stundenlangen Puzzeln), sondern vor allem bei anstrengenden und weniger interessanten Tätigkeiten wie bspw. beim Zimmeraufräumen (Schwenck, 2016).

2.5.3.3 Gestörte Gedächtnisfunktionen

In Untersuchungen zur verbalen Lernfähigkeit schneiden Kinder mit ADHS deutlich schlechter ab als gesunde Kontrollkinder.

Allerdings sind Gedächtnisprobleme im engeren Sinne eher die Ausnahme; vielmehr wirken sich Unaufmerksamkeit, Arbeitsgedächtnisstörungen und eine geringe Inhibitionsfähigkeit auf das Lernen und die Enkodierung neuer Informationen aus.

Vor allem verbale und visuell-räumliche *Arbeitsgedächtnisdefizite* sind ein zentraler Bestandteil nahezu aller Erklärungshypothesen von sowohl Verhaltensauffälligkeiten als auch kognitiven Problemen bei ADHS (Barkley, 1997; Castellanos & Tannock, 2002; Rapport et al., 2000). So wird bspw. vermutet, dass Unaufmerksamkeit von der Unfähigkeit herrührt, mentale Repräsentationen aktiv im Arbeitsgedächtnis aufrechtzuhalten und für die Verhaltenssteuerung zu nutzen (Gathercole & Alloway, 2006).

Solche Defizite können gravierende Auswirkungen auf den schulischen und beruflichen Werdegang haben: Da das AG die Basis für Lernprozesse ist, haben Kinder mit ADHS oft ausgeprägte *Lernstörungen*.

Außerdem ist häufig ihre Verarbeitungsgeschwindigkeit reduziert, was sich auch auf die Lesegeschwindigkeit auswirkt. Eine reduzierte Lesegeschwindigkeit beeinträchtigt wiederum das Textverständnis, welches eine wichtige Voraussetzung für den schulischen Erfolg ist (Gathercole & Pickering, 2000; Martinussen & Tannock, 2006; Jacobson et al., 2011).

2.5.3.4 Gestörte Sprachverarbeitung

Obwohl sprachliche Auffälligkeiten keine Kernsymptome der ADHS sind, zeigen nahezu 50% der Kinder hierin Auffälligkeiten als Folge von Unaufmerksamkeit, Hyperaktivität und gestörten kognitiven und sozialen Exekutivfunktionen (Bruce, Thernlund & Nettelbladt, 2006).

Bereits der *Spracherwerb* ist bei vielen Kindern mit ADHS verzögert. Dies verwundert nicht, da selektive Aufmerksamkeit Voraussetzung dafür ist, spezifische (sprachliche) Informationen zu filtern. Unaufmerksamkeit beeinträchtigt das Sprachverständnis (nicht zuhören können) und führt zu einem verzögerten Erwerb von syntaktischen und semantischen Fähigkeiten, da Gesprächsangebote weniger beachtet werden.

Oft wird die Ansicht vertreten, dass nur jene Aspekte der Sprache bei ADHS beeinträchtigt seien, die unter dem Einfluss *inhibitorischer Kontrolle* stünden, z. B. das strukturierte Erzählen von Geschichten, das aktive Zuhören im Gespräch oder pragmatische Fähigkeiten wie das Beachten von Sprecherwechselsignalen oder das Hemmen eigener Äußerungen, wenn einem eine sofortige Erwiderung „unter den Nägeln brennt" (Cohen et al., 2000). Sprachfähigkeit ist aber ihrerseits von großer Bedeutung für inhibitorische Kontrolle und Selbstregulation, da durch Sprache innere Prozesse und Impulse gesteuert werden können (Grabemann, 2016). D. h. eine gute Sprachfähigkeit verbessert Exekutivfunktionen, eine beeinträchtigte Sprachfähigkeit verschlechtert sie – ein Teufelskreis nicht nur bei Kindern mit ADHS.

Zudem bedingen natürlich Hyperaktivität und Impulsivität unangemessenes und vorschnelles Verhalten in Gesprächssituationen, z. B. eine Unterbrechung der Rede anderer sowie zu umfangreiche, zusammenhanglose und irrelevante Gesprächsbeiträge (Bellani et al., 2011). Während in Spontansituationen eher zuviel Sprache produziert wird, sinkt die Produktionsrate bei Anforderungen, die ein Planen und Organisieren der verbalen Äußerungen erfordern, bspw. beim Erzählen einer vorgegebenen Geschichte oder eines Witzes (Bruce, Thernlund & Nettelbladt, 2006). Das Wissen (rezeptiver Wortschatz, Konversationsregeln) ist hierbei nicht das Problem (Kim & Kaiser, 2000), sondern die exekutiv gesteuerte *Anwendung* dieses Wissens in komplexen Kommunikationssituationen.

2.5.4 Zusammenfassung

Die Aufmerksamkeitsdefizit-Hyperaktivitätsstörung (ADHS) ist die häufigste psychiatrische Erkrankung im Kindes- und Jugendalter. Bei bis zu zwei Dritteln der Kinder bleibt sie bestehen, wobei die motorische Hyperaktivität meistens nachlässt, während selektive Aufmerksamkeitsstörungen persistieren (Retz-Junginger et al., 2008).

Dysfunktionen fronto-striataler dopaminerger und noradrenerger Schaltkreise führen bei ADHS zu gestörten kognitiven und sozialen Exekutivfunktionen, Defiziten im Arbeitsgedächtnis und gestörten selektiven Aufmerksamkeitsleistungen mit resultierenden Kognitiven Dysphasien dysexekutiver und attentionaler Genese (Himelstein et al., 2000). Neben fronto-striatalen sind fronto-parietale, fronto-zerebelläre und mesolimbische Bahnen betroffen.

Ein enger Zusammenhang besteht zwischen ADHS, Lernstörung und Sprachentwicklungsverzögerung (Bruce, Thernund & Nettelbladt, 2006). In standardisierten Sprachtests zeigen die Betroffenen allerdings weniger sprachsystematische Defizite, sondern Schwierigkeiten beim angemessenen und flexiblen Benutzen von Sprache in verschiedenen Kontexten im Sinne einer Kognitiven Dysphasie.

3 Kognitive Dysphasien bei internistischen Erkrankungen

3.1 Kognitive Dysphasien bei Sepsis

In Deutschland erleiden etwa 150.000 Menschen pro Jahr eine Sepsis, durch die das Gehirn in Form einer *septischen Enzephalopathie* (SE) geschädigt werden kann (Brozowski, 2014). Hierbei sind vor allem solche Hirnregionen betroffen, die für neuroendokrine und autonome Kontrolle, Wachheit, Awareness und Verhalten zuständig sind.

Die septische Enzephalopathie besteht bei etwa einem Viertel der septischen Patienten bereits in frühen Phasen der Entzündung und ist mit einem erhöhten Sterblichkeitsrisiko verbunden (Sprung et al., 1990). Patienten mit vorbestehender ZNS-Pathologie haben ein höheres Risiko, eine SE zu entwickeln (Semmler et al., 2008).

3.1.1 Was ist eine Sepsis?

Bei der Sepsis (auch: *Blutvergiftung*) handelt es sich um eine *systemische Entzündungsreaktion* als Antwort auf eine meist bakterielle Infektion, weshalb sie auch *Systemisches Inflammatorisches Response-Syndrom* (SIRS) genannt wird (Bone et al., 1992). Die Entzündungsreaktion führt zu kardiovaskulären Problemen (Blutdruckabfall, Herzrasen), zu Immunphänomenen (Fieber, Abnahme der weißen Blutkörperchen) und zu einer erhöhten Atemfrequenz. Im Verlauf der Sepsis kommt es zunächst zu einer überschießenden Immunantwort, dann zur Immunsystemparalyse (Adams, 2005).

Um eine *schwere Sepsis* handelt es sich, wenn außerdem Organe geschädigt werden aufgrund von unzureichender Gewebedurchblutung, zellulärer Hypoxie und metabolischer Dysfunktion (Singh & Evans, 2006). Im schlimmsten Fall kommt es zum Versagen vitaler parenchymaler Organe, z. B. der Lunge, der Nieren, der Leber oder eben des Gehirns (Hund, 2001).

Beim sogenannten *septischen Schock* ist der Kreislauf das versagende Organ mit einem starken Blutdruckabfall über mindestens 60 Minuten (Rensing, 2013).

Die Begriffe *Sepsis*, *schwere Sepsis* und *septischer Schock* sollen das Kontinuum der Reaktion des Körpers auf eine Infektion verdeutlichen (Astiz & Rackow, 1998). In Abhängigkeit vom Erreger und vom Infektionsort führt eine Sepsis bei 16% der Patienten zum Tode, eine schwere Sepsis bei 50% und ein septischer Schock bei 60%.

3.1.2 Pathophysiologie der septischen Enzephalopathie

Die septische Enzephalopathie ist eine akute, diffuse und oft reversible generalisierte zerebrale Funktionsstörung, die im Rahmen einer systemischen Entzündung auftritt, ohne dass eine Infektion des Gehirns selbst vorliegen muss (Bogdanski et al., 1999; Lindner, Kappen & Zierz, 1998). Häufig wird die SE mit einem Delir gleichgesetzt (daher auch: *sepsis-assoziiertes Delir*), andererseits wird das Delir aber auch als ein *Symptom* der SE aufgefasst.

Bereits früh im Verlauf der Sepsis kommt es durch die Bakterien im Blut zur Ausschüttung von Zytokinen (d. h. von Eiweißen, die eine wichtige Rolle im Immunsystem spielen) und anderen Botenstoffen, die für die Signalübertragung bedeutsam sind. Dies beeinträchtigt den zerebralen Aminosäure-, Glukose- und Neurotransmitterstoffwechsel. Außerdem zerstören Zytokine die Blut-Hirn-Schranke, was deren Durchlässigkeit erhöht und Mikrogliazellen aktiviert, die wiederum Entzündungsbotenstoffe freisetzen.

Durch das Zusammenspiel all dieser Faktoren kommt es zu Einblutungen und Gewebeödemen, die zu einer herabgesetzten Sauerstoff- und Nährstoffversorgung des Gehirns führen, wodurch Neurone absterben (Terborg & Müllges, 2013).

MRT-Studien zeigen, dass ein septischer Schock auch mit Veränderungen der weißen Substanz und mit *akuten zerebro-vaskulären Läsionen* verbunden sein kann. Betroffen sind vor allem der Hippokampus, der Frontalkortex, der Linsenkern, der Nucleus dentatus (größter Kleinhirnkern), die Olivenkerne (im Hirnstamm), die hypothalamischen Kerne, der Mandelkern, der

Locus coeruleus (ein Teil der Formatio reticularis) und die medullären autonomen Kerne. Die resultierenden kognitiven Störungen sind daher oft äquivalent denen nach Schlaganfällen (vgl. Kap. 1.3, Spez. Teil)

3.1.3 Sprachverarbeitungsrelevante Störungen bei Sepsis

Vor allem hippokampale Läsionen infolge entzündlicher, ischämischer oder hypoxischer Schädigungen können länger währende kognitive Defizite erklären (Sonneville et al., 2013). Aber auch cholinerge Neuronen sind vulnerabel für systemische Entzündungen und verursachen neuronalen Verlust im Hippokampus und im Präfrontalkortex (Dal-Pizzol, Tomasi & Ritter, 2014). Dies führt zu Störungen in der Enkodierung neuer deklarativer Gedächtnisinhalte (Hippokampus) sowie zu beeinträchtigten Exekutivfunktionen (PFK). Zudem moduliert das cholinerge System neben kognitiven Funktionen wie Lernen und Gedächtnis auch das Arousal – das klinische Bild der SE reicht daher von geringen Störungen der Wahrnehmung, der Konzentration, der Orientierung, der Informationsverarbeitungsgeschwindigkeit und des Gedächtnisses über Eintrübung bis hin zum Koma (Eidelman et al., 1996; Rensing, 2013 – vgl. Tab. 13). Auch Kognitive Dysphasien attentionaler Genese infolge einer beeinträchtigten Aufmerksamkeitsintensität sind daher häufig.

Schweregrad der SE	Klinisches Bild
1	selektive Aufmerksamkeitstörungen reduzierte Gedächtnisleistungen Kognitive Dysphasie attentionaler und mnestischer Genese
2	Somnolenz oder Verwirrtheit zeitliche und räumliche Desorientiertheit Kognitive Dysphasie attentionaler, dysexekutiver und mnestischer Genese
3	Stupor oder Muskelrigidität, Krampfanfälle Blicklähmungen, Hemiparese schwere Kognitive Dysphasie attentionaler Genese
4	Koma

Tabelle 13: Schweregrade der septischen Enzephalopathie.

3.1.4 Zusammenfassung

Eine Sepsis ist charakterisiert durch die systemische Ausbreitung einer Infektion, die in schweren Fällen zum Multiorganversagen führen kann als Folge einer fehlgeleiteten bzw. außer Kontrolle geratenen Immunreaktion (Borken & Rubio, 2017). Sie kann eine septische Enzephalopathie verursachen.

Die SE ist eine diffuse Hirnfunktionsstörung, die zu qualitativen und quantitativen Bewusstseinsstörungen führt, die klinisch von fluktuierender Aufmerksamkeit, über Delir bis hin zum Koma reichen können (Guidoux, Sharshar & Annane, 2007). Die resultierenden Kognitiven Dysphasien sind vielgestaltig und reichen von solchen leichten Grades bis hin zu schwersten Kognitiven Dysphasien attentionaler Genese bei massiv beeinträchtigter Aufmerksamkeitsintensität.

Auslöser der SE ist ein multifaktorielles Geschehen, zu dem eine erhöhte Aktivierung von Mikroglia, eine gestörte Hirndurchblutung, eine Blut-Hirnschranken-Dysfunktion und eine veränderte Neurotransmission beitragen. Letztlich ist die genaue Pathogenese der SE bislang unklar und eine spezifische Therapie existiert nicht.

Je nach Ausmaß und Lokalisation zerebraler Schädigungen können sich die Symptome bei Sanierung des Infektionsherdes und einer erfolgreichen organunterstützenden Therapie aber potenziell vollständig zurückbilden (Bogdanski et al., 1999).

3.2 Kognitive Dysphasien bei autoimmunen Enzephalitiden

Wie die Multiple Sklerose (vgl. Kap. 1.9, Spez. Teil) sind auch autoimmune Enzephalitiden immunvermittelte entzündliche Erkrankungen.

Autoimmune Prozesse können dabei *paraneoplastisch* bedingt sein (wenn irgendwo im Körper ein Tumor/Neoplasma heranwächst und eine immunologische Reaktion hervorruft) oder *nicht-paraneoplastisch* (wenn kein auslösender Tumor gefunden werden kann).

Häufig ist das ZNS betroffen – entweder nur ein bestimmtes zerebrales Areal (z. B. bei der limbischen Enzephalitis oder bei der Hirnstammenzephalitis) oder ein bestimmter Zelltyp (z. B. die Purkinje-Zellen des Kleinhirns). Oft sind allerdings verschiedene Areale und Zelltypen betroffen (Bauer & Bien, 2009) mit entsprechenden Auswirkungen auf kognitive und sprachliche Leistungen.

3.2.1 Was sind autoimmune Enzephalitiden?

Autoimmune Enzephalitiden sind eine heterogene Gruppe von antikörperassoziierten, nicht erregerbedingten, entzündlichen Erkrankungen der grauen Substanz (Ehrlich et al., 2012).

Sie sind potenziell lebensbedrohlich, da sie zu schweren zerebralen Dysfunktionen führen können (Sellner & Trinka, 2012).

Die meisten haben einen subakuten, rasch progredienten Verlauf über Wochen oder Monate (Vernino, 2006).

3.2.2 Pathophysiologie autoimmuner Enzephalitiden

Bei autoimmunen Enzephalitiden richten sich Immunreaktionen fälschlicherweise gegen das ZNS. In Bezug auf die Lokalisation der Antigene wird aktuell unterschieden in *Antikörper gegen intrazelluläre neuronale Antigene* (im Inneren von Hirnzellen) und *Antikörper gegen prä- und postsynaptische Oberflächenproteine*, d. h. gegen Antigene, die sich nicht im Inneren der Zelle, sondern in der Zellmembran befinden (Graus et al., 2010).

In beiden Fällen kann es zu funktionellen und/oder strukturellen neuronalen Schädigungen kommen: Funktionell können Antikörper die neuronale Aktivität beeinträchtigen, ohne dabei die Neuronen selbst zu schädigen, so dass diese ihre Funktion wiedererlangen können, wenn die Antikörper beseitigt sind.

Antikörper können jedoch auch zu strukturellen Schäden mit neuronalem Zelltod führen (Bien & Bauer, 2013).

Die Klassifikation der Antikörper hat neben ihrer diagnostischen eine wichtige prognostische Bedeutung, da autoimmune Enzephalitiden mit Antikörpern gegen Oberflächenproteine relativ gut auf eine Immuntherapie ansprechen, Enzephalitiden mit intrazellulären Antigenen hingegen nicht (Gneiss, Hegen & Deisenhammer, 2012).

3.2.3 Sprachverarbeitungsrelevante Störungen bei autoimmunen Enzephalitiden

3.2.3.1 Limbische Enzephalitis

Eine limbische Enzephalitis ist häufig mit Lungen-, Hoden- und Brustkrebs assoziiert und Folge einer Immunreaktion gegen ektop (d. h. an eine andere Stelle im Körper verlagerte) im Tumor exprimierte neuronale Proteine und einer Kreuzreaktivität gegen Antigene in Hirnstrukturen, in denen diese Proteine vorkommen (Prüß, 2013). Eine Kreuzreaktion ist die Bindung spezifischer Antikörper an Fremdsubstanzen mit ähnlichen oder identischen Oberflächenantigenen. Im Falle der limbischen Enzephalitis binden sich fatalerweise Antikörper an Antigene von Zellen der grauen Substanz limbischer Areale wie z. B. an die Hippokampusformation im medialen Temporallappen, die Amygdala, den Gyrus cinguli und an frontobasale Regionen, häufig aber auch an Zellen des Hirnstamms, der Basalganglien und des Kleinhirns (Corsellis, Goldberg & Norton, 1968; Gultekin et al., 2000).

Verdacht auf autoimmune limbische Enzephalitis besteht, wenn ein zuvor unauffälliger Patient plötzlich „limbische Symptome“ entwickelt (Camara & Chelune, 1987). Zu diesen gehören ein schweres **amnestisches Syndrom** (vgl. Kap. 2.4.3, Allg. Teil) mit Kognitiver Dysphasie mnestischer Genese, psychiatrischen Auffälligkeiten (Reizbarkeit, Halluzinationen,

Wahn, inhaltlichen und formalen Denkstörungen), zeitlich-räumlicher Desorientiertheit, Persönlichkeitsveränderungen, Irritabilität, Angstzuständen und Temporallappenepilepsie (Gultekin et al., 2000; Bak et al., 2001; Hirayama et al., 2003; Dalmau & Rosenfeld, 2008). Da auch der Frontalkortex betroffen ist, sind zudem zahlreiche kognitive und soziale Exekutivfunktionen beeinträchtigt mit resultierender Kognitiver Dysphasie dysexekutiver Genese.

Patienten mit einer schweren bilateralen Schädigung des mediobasalen Temporallappens können zudem ein **Klüver-Bucy-Syndrom** entwickeln (vgl. Kap. 2.4.2.1, Spez. Teil) mit Hyperoralität, Hypersexualität, multimodaler Agnosie und pathologischem Greifen. Neben Amnesie und schwerer Kognitiver Dysphasie besteht häufig zudem eine **Wernicke-Aphasie** (Lilly et al., 1983; Heidler, 2015b).

3.2.3.2 Anti-NMDAR-Enzephalitis

Die Anti-NMDAR-Enzephalitis (NMDAR sind *N-Methyl-D-Aspartat-Rezeptoren*) ist die häufigste immunvermittelte, meist paraneoplastische und grundsätzlich erfolgreich durch Immuntherapie behandelbare Erkrankung (Ehrlich et al., 2012).

Sie tritt oft bei jungen Frauen mit Ovarialteratomen (Eierstocktumoren) auf und ihre Diagnose erfolgt durch den Nachweis von Antikörpern gegen NMDA-Rezeptoren. Dies sind durch Glutamat gesteuerte Kationenkanäle, die eine wichtige Rolle bei der synaptischen Übertragung und Plastizität spielen. Eine Überaktivität der NMDA-Rezeptoren führt zur Exzitotoxizität – ein Prozess, bei dem Neurotransmitter so zahlreich ausgeschüttet werden, dass ein neuronaler Selbstzerstörungsmechanismus einsetzt. Eine Unteraktivität der NMDA-Rezeptoren kann Schizophrenie-Symptome mit Halluzinationen hervorrufen (Dalmau et al., 2008).

Häufig wird eine Anti-NMDAR-Enzephalitis daher zuerst als katatone Schizophrenie, schwere depressive Episode oder (aufgrund des meist geringen Alters der Patienten) als drogeninduzierte Psychose fehldiagnostiziert (Friese & Magnus, 2011).

Bei der Anti-NMDAR-Enzephalitis bestehen jedoch außer neuropsychiatrischen Auffälligkeiten noch zahlreiche weitere neurologische und vegetative Symptome und viele Patienten haben einen ähnlichen stadienhaften Verlauf (vgl. Abb. 34): 70% zeigen eine grippeähnliche Prodromalphase. In den darauffolgenden Wochen entwickeln sie kortikal assoziierte neurologische und psychiatrische Störungen wie Angstzustände, aggressives, agitiertes und bizarres Verhalten, psychotische Symptome (Wahnerleben, Paranoia, Halluzinationen, inhaltliche und formale Denkstörungen), Kognitive Dysphasie mit desorganisierter, amorpher und echolalischer Spontansprache, Akalkulie, Agraphie, stereotype Verhaltensmuster, Orientierungsstörungen sowie mnestische Defizite – vor allem episodische Neugedächtnisstörungen durch Unterdrückung der Langzeitpotenzierung im Hippokampus durch die Autoantikörper. Auch Symptome eines Klüver-Bucy-Syndroms sind möglich.

In der anschließenden Phase sind primär tiefer gelegene (subkortikale und infratentorielle) Regionen beeinträchtigt (Irani et al., 2010; Bien, 2011). Die Patienten werden zunehmend mutistischer und antriebsärmer bis hin zum Stupor, d. h. sie sind wach, reagieren aber weder auf Ansprache noch auf äußere Reize und zeigen einen erhöhten Muskeltonus (Dalmau et al., 2011).

Häufig werden sie bis zu dieser Phase vorrangig psychiatrisch betreut und erst wenn weitere neurologische Symptome wie Epilepsie, orofaziale Dyskinesen (Grimassieren, Kaubewegungen), Störungen der Wachheit (bis hin zum Koma) sowie autonome Dysfunktionen (Herzrhythmusstörungen, Asystolie, Blutdruck- und Temperaturschwankungen, Harninkontinenz und respiratorisches Versagen) auftreten, erfolgt ein intensivmedizinischer Aufenthalt (Prüß, 2013).

Die Symptome bilden sich bei adäquater Therapie in der Regel in umgekehrter Reihenfolge ihres Auftretens zurück und die Restitution erfolgt oft ohne strukturelle Defizite (Bien, 2011).

• Fieber • Respiratorische Probleme • Übelkeit • Diarrhö	• Agitiertheit • Halluzinationen • Neugedächtnisstörungen • Kognitive Dysphasie • Epileptische Anfälle • Autonome Dysfunktionen	• Tonuserhöhung • Koma • Respiratorisches Versagen
Prodromalphase	**Vollausgeprägtes Krankheitsbild**	**Klinische Verschlechterung**

⟵ bei Therapie reversibel ⟵

Abbildung 34: Typischer Krankheitsverlauf bei Patienten mit Anti-NMDAR-Enzephalitis (Dalmau et al., 2011; Heidler 2015b).

3.2.3.3 Subakute zerebelläre Degeneration

Kennzeichen der subakuten zerebellären Degeneration ist ein irreversibler Verlust von Purkinje-Zellen (Collinson et al., 2006).

Neben Ataxie, Diplopie, ataktischer Dysarthrie und Dysphagie bestehen dysexekutive und affektive Störungen im Sinne des von Schmahmann & Sherman (1998) beschriebenen *kognitiv-affektiven zerebellären Syndroms* mit gestörten kognitiven Exekutivfunktionen, visuell-räumlichen Störungen, Persönlichkeitsveränderungen sowie Kognitiver Dysphasie dysexekutiver Genese (vgl. Kap. 1.4.2, Spez. Teil).

3.2.4 Zusammenfassung

Autoimmune Enzephalitiden sind die Folge zirkulierender Autoantikörper gegen intrazelluläre oder an der Zelloberfläche liegende Antigene neuronaler Strukturen. Die immunologische Reaktion führt zu Entzündungsreaktionen in verschiedenen Hirnarealen, bspw. im mediotemporalen Teil der limbischen grauen Substanz (limbische Enzephalitis), was zu zahlreichen kognitiven, affektiven und Verhaltensauffälligkeiten mit bspw. Kognitiver Dysphasie mnestischer oder dysexekutiver Genese führt.

Auch das Kleinhirn kann betroffen sein (subakute zerebelläre Degeneration) - hier verursacht ein Verlust von Purkinje-Zellen ein zerebelläres kognitiv-affektives Syndrom mit primär Kognitiver Dysphasie dysexekutiver Genese und kognitiver Dysmetrie (Störungen bei der zeitlichen Modulation und Wahrnehmung kognitiver Prozesse).

4 Gesamtzusammenfassung und ein Blick über den Tellerrand

Eines der Hauptprobleme von Klassifikationen in der Hirnforschung ist, dass das Gehirn nichts von unseren Einteilungsprinzipien weiß und sämtliche Begriffe, Definitionen und Kategorisierungen letztlich nur Konstrukte sind, die dem aktuellen Stand des (Nicht-)Wissens entsprechen. Im aktuellen wissenschaftlichen Kontext ist es so, dass mehrere unterschiedliche Theorien nebeneinander für ein und dasselbe Gültigkeit haben können. Die Legitimierung einer Klassifikation liegt dabei vor allem in ihrer Wertigkeit als Entscheidungsgrundlage für die Wahl bestimmter Behandlungsformen und als Grundlage für Prognosen (Musalek, 2005).

So ist es aus neuronaler Sicht sehr schwierig, kognitive Funktionen wie selektive Aufmerksamkeit, kognitive Exekutivfunktionen oder Sprachverarbeitung konzeptuell deutlich voneinander zu trennen oder zu bestimmen, wo bspw. Wahrnehmung endet und Erinnerung beginnt oder welche Prozesse noch Wahrnehmung repräsentieren und welche schon Aufmerksamkeit. Zudem sind diese Funktionen nicht unabhängig vom Kontext und von den Handlungszielen einzelner Menschen, so dass auch der Handlungszusammenhang (z. B. der kommunikative Kontext) in Theorien eigentlich mit einbezogen werden müsste (Hommel & Nattkemper, 2011).

Aber nicht nur einzelne Hirnleistungen können schwer voneinander getrennt werden, auch bei Störungen gibt es *konzeptuelle Überschneidungen* und gleichwertige Theorien – so wird z. B. ein Korsakow-Syndrom einmal als exogene Psychose und ein anderes Mal als nicht-degenerative Demenz klassifiziert. Zwischen den meisten Entitäten gibt es keine klaren Trennungen und jedes theoretische Konstrukt kann Erklärungen desselben Phänomens aus einer anderen Perspektive bieten, ohne dass die eine „wahrer" wäre als die andere.

Das **Konzept der Kognitiven Dysphasien** bildet hier keine Ausnahme. Es bietet eine Erklärungsmöglichkeit für gestörte Sprachverarbeitung und die daraus resultierende abweichende Kommunikation aus einer bestimmten Perspektive und vernachlässigt dabei andere Sichtweisen. Bereits der Begriff „Sprachverarbeitung“ ist ja ein sehr schwammiger und konzeptuell nicht klar zu trennen von Funktionen wie Wahrnehmung oder Gedächtnis.

Die aktuelle **konnektionistische Sichtweise** der Kognitionswissenschaft geht davon aus, dass sämtliche höheren kognitiven Funktionen durch das komplexe Zusammenspiel in weitverzweigten neuronalen Netzwerken zustandekommen (Engel & König, 1998). Auch Sprachverarbeitung erfordert die Interaktion zahlreicher Hirnareale unter Zeitdruck, inklusive subkortikaler Regionen (Frisch, Kotz & Friederici, 2005).

Eine modulare Sichtweise ist also nicht mehr zeitgemäß, da Sprachverarbeitung in ein umfassendes, weitverzeigtes und stark überlappendes temporo-fronto-parieto-subkortikales Netzwerk eingebettet ist, welches nicht nur der Sprachverarbeitung, sondern auch der zeitlichen Organisation von Verhalten, dem motorischen Sequenzieren und diversen Arbeitsgedächtnisprozessen zu Grunde liegt (Aboitiz & Garcia, 1997; Hickok & Poeppel, 2004; Hickok & Poeppel, 2007; Mesulam, 2009).

Diese Sichtweise ändert auch die Erwartungen über die Effekte zerebraler Läsionen: Sie führen eben nicht zu isoliert schädigenden Ereignissen, sondern zu Defekten in multiplen Hirnregionen, die über den Läsionsort weit hinausreichen können (Stein, Brailowsky & Will, 2000).

Was bedeutet dies nun für das Konzept der Kognitiven Dysphasien? Vor allem: Es ist kompliziert. Eine eindeutige Diagnose kann es nicht geben. Das konventionalisierte Sprachsystem ist letztlich ein *Werkzeug zum Kommunizieren* – so wie ein Hammer ein Werkzeug zum Bauen eines Regals ist. Wenn das Werkzeug Sprache beeinträchtigt ist, kann ich vielleicht auf ein anderes, aber weniger effektives ausweichen (z. B. Gesten). Das setzt jedoch voraus, dass ich noch in der Lage bin, generell Werkzeuge zu gebrauchen und sinnvoll einzusetzen – ein häufiges Problem bei Patienten mit schwerer Aphasie. Andersherum nützt ein intaktes Sprachwerkzeug nicht viel, wenn ich nicht weiß, wie und wozu ich es einsetzen soll – ein häufiges Problem bei Patienten mit Kognitiver Dysphasie.

Eine **Einteilung Kognitiver Dysphasien** kann zum einen anhand der dominierenden *kognitiven Auffälligkeiten* erfolgen in Kognitive Dysphasien attentionaler, dysexekutiver, perzeptueller und/oder mnestischer Genese (vgl. Tab. 14 für eine zusammenfassende Darstellung), zum anderen nach der *Ätiologie* bzw. dem *Läsionsort*, z. B. in Kognitive Dysphasien bei Schädel-Hirn-Traumata, nach Hypoxie, bei Epilepsie, bei demenziellen Syndromen, nach Thalamusläsionen etc.

Wenn keine klare Ätiologie bekannt ist, empfiehlt sich eine Beschreibung der Symptome bzw. der beeinträchtigten kognitiven Funktionen auf der Basis einer neuropsychologischen Diagnostik.

Mischformen sind die Regel und nicht die Ausnahme. Ein weites Feld also …

Aufmerksamkeit	*Neuroanatomie*: • für energetische Aspekte ein rechtshemisphärisches Netzwerk (Formatio reticularis, Parietalkortex, retikuläre und intralaminäre Thalamuskerne, DLPFK) • für strukturelle Aspekte Frontalkortex, fronto-thalamische Verbindungen, Basalganglien
	Wichtig für: • Aufrechterhaltung eines tonischen Aufmerksamkeitslevels • Orientierung zu sensorischen Ereignissen • Erkennen relevanter Informationen • Voraussetzung für Lernprozesse, neuronale Plastizität und Self-Monitoring
	Bei der Sprachverarbeitung u. a. wichtig für: • frühe Informationsselektion beim Sprachverstehen • Planung und Überwachung der Sprachproduktion • Unterscheidung von relevanten versus irrelevanten Reizen im Diskurs • zielgerichteter Abruf von Wissen/Wörtern aus dem LZG
	Folgen gestörter Aufmerksamkeitsfunktionen für die Sprachverarbeitung: • Störungen der Aufmerksamkeitsintensität verlangsamen Sprachverarbeitungsprozesse • Störungen der Aufmerksamkeitsselektivität führen zu Kohärenzbrüchen beim Produzieren und Verstehen von Äußerungen ⇨ **Kognitive Dysphasien attentionaler Genese**

Exekutivfunktionen	*Neuroanatomie:* • präfrontale und subkortikale Strukturen • Verbindungen zwischen DLPFK und OFK zum limbischen System
	Wichtig für: • interne Verhaltenskontrolle, Inhibition, Planen, Sequenzieren, Kontrollieren und Flexibilisieren von Handlungen • Problemlösen • Kreativität • emotionale Regulation • sozial angemessenes Verhalten, Impulskontrolle • Antrieb
	Bei der Sprachverarbeitung u. a. wichtig für: • den gezielten Abruf von Wörtern aus dem semantischen LZG • Sprachantrieb • *Theory of Mind* • metakognitive Prozesse
	Folgen gestörter Exekutivfunktionen für die Sprachverarbeitung: • Störungen im Planen, Sequenzieren und Kontrollieren von verbalen Handlungen • unflexible Antwortreaktionen, verbale Perseverationen • fehlender Kommunikationswunsch bei reduziertem Antrieb • irrelevante/weitschweifige/tangentiale Äußerungen bei Enthemmung, sozial inadäquates Verhalten ⇨ **Kognitive Dysphasien dysexekutiver Genese**
Perzeption	*Neuroanatomie:* • für die visuelle Objektanalyse Temporallappen (Was-System), Parietallappen (Wo-Wie-Wohin-System) und Okzipitalkortex • für das auditive System Hörregionen im Temporallappen mit Projektionen zu multimodalen Assoziationsarealen, zur Inselregion und zum Frontal- und Parietalkortex
	Wichtig für: • Strukturierung der Umwelt • räumliche Orientierung • Identifizieren und Erkennen von Objekten • Ausrichtung der Aufmerksamkeit auf relevante Objekte und Personen

Perzeption (Fortsetzung)	*Bei der Sprachverarbeitung u. a. wichtig für:* • Erkennen und Identifizieren von Objekten, Gesichtern, Buchstaben, Geräuschen, Sprachlauten und sozialen Signalen
	Folgen gestörter Perzeption für die Sprachverarbeitung: • apperzeptive oder assoziative visuelle/auditive Agnosie mit resultierenden Fehlhandlungen oder -benennungen • Neglektdyslexie und -dysgraphie • Probleme beim Verstehen räumlicher Beziehungen und sozialer Signale ⇨ **Kognitive Dysphasien perzeptueller Genese**
Gedächtnis	*Neuroanatomie*: • Hippokampus • Amygdala • basales Vorderhirn • frontale Regionen • Faserverbindungen der medialen limbischen Schleife, der basolateralen limbischen Schleife und des septohippokampalen Systems • Dienzephalon
	Wichtig für: • Erwerb und Abruf von Informationen • Erzeugen einer individuellen Identität und Kontinuität
	Bei der Sprachverarbeitung u. a. wichtig für: • Spracherwerb • automatisierte grammatikalische Regelanwendung (prozedurales Gedächtnis) • Speicherung und Abruf von Welt- und Wortwissen (semantisches Gedächtnis) • Einordnung von Situationen und Generierung von Gesprächsthemen (episodisches Gedächtnis)
	Folgen gestörter Gedächtnisfunktionen für die Sprachverarbeitung: • Sprachverarmung und Konfabulationen bei Altgedächtnisstörungen • erschwerter Neuerwerb verbaler und episodischer Informationen bei Neugedächtnisstörungen • beeinträchtigtes Sprachverständnis bei gestörtem KZG ⇨ **Kognitive Dysphasien mnnestischer Genese**

Tabelle 14: Einteilung Kognitiver Dysphasien hinsichtlich dominierender kognitiver Funktionsstörungen

Literaturverzeichnis

Abel, S. (2013): Störungsspezifische Sprachtherapie für Personen mit Aphasie bei Demenz. Forum Logopädie 27: 28-33

Aboitiz, F. & Garcia, R. (1997): The evolutionary origin of the language areas in the human brain. A neuroanatomical perspective. Brain Research Reviews 25: 381-396

Achiron, A., Ziv, I., Dialdetti, R. et al. (1992): Aphasia in multiple sclerosis: Clinical and radiologic correlations. Neurology 42: 2195-2197

Ackermann, H. & Hertrich, I. (2000): The contribution of the cerebellum to speech processing. Journal of Neurolinguistics 13: 95-116

Ackermann, H., Gräber, S., Hertrich, I. et al. (1997): Categorical speech perception in cerebellar disorders. Brain & Language 60: 323-331

Ackermann, H., Mathiak, K. & Ivry, R.B. (2004): Temporal organization of "internal speech" as a basis for cerebellar modulation of cognitive functions. Behavioral and Cognitive Neuroscience Reviews 3: 14-22

Ackermann, H., Mathiak, K. & Riecker, A. (2007): The contribution of the cerebellum to speech production and speech perception: Clinical and functional imaging data. The Cerebellum 6: 202-213

Adamis, D., Reich, S., Treloar, A. et al. (2006): Dysgraphia in elderly delirious medical inpatients. Aging Clinical and Experimental Research 18: 334-339

Adams, H.-A. (2005): Septischer Schock. Zur Diagnostik und Therapie der Schockformen. Empfehlungen der Interdisziplinären Arbeitsgruppe Schock der DIVI-Teil V. Anästhesie und Intensivmedizin 46: 285-295

Aeberhard, B., Christen, S., Felder, I. et al. (2009): Abgeklärt – was jetzt? Ableitung von pädagogischen Unterstützungs- und Fördermassnahmen aus der testpsychologischen Diagnostik. Bern: Edition Soziothek

Aktas, O., Wattjes, M.P., Stangel, M. et al. (2018): Diagnose der Multiplen Sklerose: Revision der McDonalds-Kriterien 2017. Nervenarzt 89: 1344-1354

Alavash, M., Tune, S. & Obleser, J. (2019): Modular reconfiguration of an auditory control brain network supports adaptive listening behavior. Proceedings of the National Academy of Sciences 116: 660-669

Alba-Ferrara, L., de Erausquin, G.A., Hirnstein, M. et al. (2013): Emotional prosody modulates attention in schizophrenia patients with hallucinations. Frontiers in Human Neuroscience 7: Article 59

Albert, M.L., Feldman, R.G. & Willis, A.L. (1974): The 'subcortical dementia' of progressive supranuclear palsy. Journal of Neurology, Neurosurgery, and Psychiatry 37: 121-130

Alexander, G.E., Crutcher, M.D. & DeLong, M.R. (1990): Basal ganglia-thalamocortical circuits: Parallel substrates for motor, oculomotor, "prefrontal" and "limbic" functions. Progress in Brain Research 85: 119-146

Alexander, G.E., DeLong, M.R. & Strick, P.L. (1986): Parallel organization of functionally segregated circuits linking basal ganglia and cortex. Annual Review of Neuroscience 9: 357-381

Alves, J., Magalhaes, R., Thomas, R.E. et al (2013): Is there evidence for cognitive intervention in Alzheimer disease? A systematic review of efficacy, feasibility, and cost-effectiveness. Alzheimer Disease and Associated Disorders 27: 195-203

Amato, M.P., Ponziani, G., Pracucci, G. et al. (1995): Cognitive impairment in early-onset multiple sclerosis. Pattern, predictors, and impact on everyday life in a 4-year follow-up. Archives of Neurology 52: 168-172

Amato, M.P., Ponziani, G., Siracusa, G. et al. (2001): Cognitive dysfunction in early-onset multiple sclerosis. A reappraisal after 10 years. Archives of Neurology 58: 1602-1606

Anaki, D., Faust, M. & Kravetz, S. (1998): Cerebral hemispheric asymmetries in processing lexical metaphors. Neuropsychologia 36: 691-700

Andreasen, N.C. (1979): Thought language and communication disorders. Archives of General Psychiatry 36: 1315-1321

Annoni, J.-M., Khateb, A., Gramigna, S. et al. (2003): Chronic cognitive impairment following laterothalamic infarcts. Archives of Neurology 60: 1439-1443

Arbinger, R. (1984): Gedächtnis. Darmstadt: Wissenschaftliche Buchgesellschaft

Ardila, A. & Rosselli, M. (1994): Spatial alexia. International Journal of Neuroscience 76: 49-59

Ardila, A. (2010): A proposed reinterpretation and reclassification of aphasic syndromes. Aphasiology 24: 363-394

Aschenbrenner, S., Tucha, O. & Lange, K.W. (2001): RWT. Regensburger Wortflüssigkeits-Test. Göttingen: Hogrefe

Ash, S., McMillian, C., Gross, R.G. et al. (2011): The organization of narrative discourse in Lewy body spectrum disorder. Brain & Language 119: 30-41

Astiz, A.E. & Rackow, E.C. (1998): Septic shock. Lancet 351: 1501-1505

Aylward, E.H., Harrington, D.L., Mills, J.A. et al. (2013): Regional atrophy associated with cognitive and motor function in prodromal Huntington disease. Journal of Huntington's Disease 2: 477-489

Aziz-Zadeh, L., Sheng, T. & Gheytanchi, A. (2010): Common premotor regions for the perception and production of prosody and correlations with empathy and prosodic ability. Public Library of Science One 5: e8759

Bacher, M. (2011): Grundlagenwissen Epilepsie. http://docplayer.org/2757062-Grundlagenwissen-epilepsie.html

Bachmann, C.J., Philipsen, A. & Hoffmann, F. (2017): ADHS in Deutschland: Trends in Diagnose unnd medikamentöser Therapie. Deutsches Ärzteblatt 114: 141-148

Baddeley, A.D. & Hitch, G.J. (1974): Working Memory. In Bower, G.H. (Ed.): The Psychology of Learning and Motivation: Advances in Research and Theory (47-89). New York: Academic Press

Baddeley, A.D. (1992): Working memory. Science 255: 556-559

Baddeley, A.D. (2000): Short-term and Working Memory. In: Tulving, E. & Craik, F.I.M. (Eds.): The Oxford Handbook of Memory (77-92). New York: Oxford University Press

Bahar-Fuchs, A., Clare, L. & Woods, B. (2013): Cognitive training and cognitive rehabilitation for persons with mild to moderate dementia of the Alzheimer's or vascular type: A review. Alzheimer's Research & Therapy 5: 35

Bähr, M. & Frotscher, M. (2009): Neurologisch-topische Diagnostik. Anatomie – Funktion – Klinik. 9. Aufl., Stuttgart: Thieme

Bak, T.H., Antoun, N., Balan, K.K. et al. (2001): Memory lost, memory regained: Neuropsychological findings and neuroimaging in two cases of paraneoplastic limbic encephalitis with radically different outcomes. Journal of Neurology, Neurosurgery, and Psychiatry 71: 40-47

Bak, T.H., Crawford, L.M., Hearn, V.C. et al. (2005): Subcortical dementia revisited: Similarities and differences in cognitive function between progressive supranuclear palsy (PSP), corticobasal degeneration (CBD) and multiple system atrophy (MSA). Neurocase 11: 268-273

Baldo, J.V., Paulraj, S.R., Curran, B.C. et al. (2015): Impaired reasoning and problem-solving in individuals with language impairment due to aphasia or language delay. Frontiers in Psychology 6: Article 1523

Banaschewski, T. & Rothenberger, A. (2000): Medikamentöse Behandlung der Aufmerksamkeitsdefizit-Hyperaktivitätsstörung im Kindesalter unter Berücksichtigung komorbider Aspekte. Sprache – Stimme – Gehör 24: 99-105

Banaschewski, T., Becker, K., Döpfner, M. et al. (2017): Aufmerksamkeitsdefizit-/Hyperaktivitätsstörung. Eine aktuelle Bestandsaufnahme. Deutsches Ärzteblatt 114: 149-159

Bandelow, B., Falkai, P. & Gruber, O. (2013): Kurzlehrbuch Psychiatrie, 2. Aufl., Berlin: Springer

Barban, F., Mancini, M., Cercignani, M. et al. (2017): A pilot study on brain plasticity of functional connectivity modulated by cognitive training in mild Alzheimers's disease and mild cognitive impairment. Brain Sciences 7: Article 50

Barbas, H., García-Cabezas, M.Á. & Zikopoulos, B. (2013): Frontal-thalamic circuits associated with language. Brain & Language 126: 49-61

Bareham, C.A., Georgieva, S.D., Kamke, M.R. et al. (2018): Role of the right inferior parietal cortex in auditory selective attention: An rTMS study. Cortex 99: 30-38

Barker, M.S., Young, B. & Robinson, G.A. (2017): Cohesive and coherent connected speech deficits in mild stroke. Brain & Language 168: 23-36

Barkley, R.A. (1997): Behavioral inhibition, sustained attention, and executive functions: Constructing a unifying theory of ADHD. Psychological Bulletin 121: 65-94

Bartl-Storck, C. & Müller, G. (1999): Beeinträchtigung der Problemlösefähigkeit bei Broca-Aphasie. Sprache & Kognition 18: 98-112

Bates, G., Harper, P. & Jones, L. (Eds.) (2002): Huntington's Disease. 3rd Ed., New York: Oxford University Press

Baudic, S., Maison, P., Dolbeau, G. et al. (2006): Cognitive impairment related to apathy in early Huntington's disease. Dementia and Geriatric Cognitive Disorders 21: 316-321

Bauer, J. & Bien, C. (2009): Encephalitis and epilepsy. Seminars in Immunopathology 31: 537-544

Baumann, B., Normann, C. & Bielau, H. (2003): Neurobiologische Grundlagen bipolarer affektiver Erkrankungen. Nervenarzt 74: 607-625

Baumgartner, C. & Lehner-Baumgartner, E. (2008): Epilepsie und psychiatrische Erkrankungen. Journal für Neurologie, Neurochirurgie und Psychiatrie 9: 7-13

Baumgartner, C., Lehner-Baumgartner, E. & Pirker, S. (2013): Postiktale Psychose bei Epilepsie. Psychopraxis 16: 17-20

Baur, S. (1996): Landau-Kleffner-Syndrom: Sprache, Verhalten, Sprachtherapie. Berlin: Marhold

Beatty, W.W. (2004): RBANS analysis of verbal memory in multiple sclerosis. Archives of Clinical Neuropsychology 19: 825-834

Beauvois, F.M. (1982): Optic aphasia: A process of interaction between vision and language. Philosophical Transactions of the Royal Society of London B 298: 35-48

Beblo, T. & Herrmann, M. (2001): Pathophysiologische und neuropsychologische Aspekte depressiver Störungen. Zeitschrift für Neuropsychologie 12: 264-275

Beblo, T. & Lautenbacher, S. (2006): Neuropsychologie der Depression. Göttingen: Hogrefe

Beblo, T. (2016): Die Bedeutung kognitiver Beeinträchtigungen bei depressiven Patienten. Zeitschrift für Neuropsychologie 27: 69-83

Beeson, P.M., Bayles, K.A., Rubens, A.B. et al. (1993): Memory impairment and executive control in individuals with stroke-induced aphasia. Brain & Language 45: 253-275

Bellani, M., Moretti, A., Perlini, C. et al. (2011): Language disturbances in ADHD. Epidemiology and Psychiatric Sciences 20: 311-315

Bender, A. (2016): Schwere Bewusstseinsstörungen in der neurologisch-neurochirurgischen Frührehabilitation. Neurologie & Rehabilitation 22: 192-208

Bendixen, A. & Schröger, E. (2017): Auditive Informationsverarbeitung. In: Müsseler, J. & Rieger, M. (Hrsg.): Allgemeine Psychologie (51-73). 3. Aufl., Berlin: Springer

Benedetti, F., Yeh, P.H, Bellani, M. et al. (2011): Disruption of white matter integrity in bipolar depression as a possible structural marker of illness. Biological Psychiatry 69: 309-317

Benke, T. & Donnemiller, E. (2002): Die Diagnose der Frontotemporalen Demenz. Fortschritte Neurologie – Psychiatrie 70: 243-251

Benke, T., Delazer, M., Bartha, L. et al. (2003): Basal ganglia lesions and the theory of fronto-subcortical loops: Neuropsychological findings in two patients with left caudate lesions. Neurocase 9: 70-85

Benkert, O. & Hippius, H. (2014): Kompendium der Psychiatrischen Pharmakotherapie. 10. Aufl., Berlin: Springer

Benson, D.F. & Ardila, A. (1996): Aphasia. A Clinical Perspective. New York: Oxford University Press

Berisha, V., Wang, S., LaCross, A. et al. (2017): Longitudinal changes in linguistic complexity among professional football players. Brain & Language 169: 57-63

Berlyne, N. (1972): Confabulation. British Journal of Psychiatry 120: 31-39

Beyer, R. & Gerlach, R. (2011): Sprache und Denken. Wiesbaden: VS Verlag für Sozialwissenschaften

Bickel, H. & Förstl, H. (2009): Verwirrtheitszustände. In: Förstl, H. (Hrsg.): Demenzen in Theorie und Praxis (155-170). 2. Aufl., Heidelberg: Springer

Bien, C.G. & Bauer, J. (2013): Pathophysiologie antikörperassoziierter ZNS-Erkrankungen. Nervenarzt 84: 466-470

Bien, C.G. (2011): Antikörperassoziierte Erkrankungen der grauen Substanz des ZNS. Diagnostik und Therapie. Nervenarzt 82, 986-993

Bigler, E.D. (2013): Traumatic brain injury, neuroimaging, and neurodegeneration. Frontiers in Human Neuroscience 7: Article 395

Bigler, E.D., Anderson, C.V. & Blatter, D.D. (2002): Temporal lobe morphology in normal aging and traumatic brain injury. American Journal of Neuroradiology 23: 255-266

Bilda, K. (2001): Verbale und visuelle Konzeptstörungen bei Aphasie. Eine modellgeleitete Therapiestudie. Idstein: Schulz-Kirchner

Birbaumer, N. & Schmidt, R.F. (2006): Biologische Psychologie. 6. Aufl., Berlin: Springer

Biundo, R., Weis, L., Fiorenzato, E. et al. (2017): Cognitive rehabilitation in Parkinson's disease: Is it feasible? Archives of Clinical Neuropsychology 32: 840-860

Bleuler, E. (1911): Dementia praecox oder Gruppe der Schizophrenien. In: Aschaffenburg, G. (Hrsg): Handbuch der Psychiatrie, Teil 4. Deuticke: Leipzig

Blumenfeld, R.S. & Ranganath, C. (2006): Dorsolateral prefrontal cortex promotes long-term memory formation through its role in working memory organization. Journal of Neuroscience 26: 916-925

Boelmans, K. & Buchert, R. (2013): Zerebrale Bildgebung bei Demenzen: State-of-the-Art. Aktuelle Neurologie 40: 200-212

Bogdanski, R., Blobner, M., Hänel, F. et al. (1999): Die septische Enzephalopathie. Anästhesiologie, Intensivmedizin, Notfallmedizin, Schmerztherapie 34: 123-130

Böger, J. & Kanowski, S. (1995): Gerontologie und Geriatrie für Krankenpflegeberufe. 3. Aufl., Stuttgart: Thieme

Bone, R.C., Balk, R.A., Cerra, F.B. et al. (1992): Definitions for sepsis and organ failure and guidelines for the use of innovative therapies in sepsis. The ACCP/SCCM Consensus Conference Committee. American College of Chest Physicians/Society of Critical Care Medicine. Chest 101: 1644-1655

Bonhoeffer, K. (1901): Die akuten Geisteskrankheiten der Gewohnheitstrinker. Jena: Fischer

Bonini, M.V. & Radanovic, M. (2015): Cognitive deficits in post-stroke aphasia. Arquivos de Neuro-Psiquiatria 73: 840-847

Borken, F. & Rubio, I. (2017): Immunparalyse bei Sepsis. Intensiv-News 21: 7-9

Borsutzky, S., Fujiwara, E. & Markowitsch, H.-J. (2006): TEKT. Testbatterie zur Erfassung von Konfabulationstendenzen. Manual. Göttingen: Hogrefe

Borsutzky, S., Fujiwara, E., Brand, M. et al. (2008): Confabulations in alcoholic Korsakoff patients. Neuropsychologia 46: 3133-3143

Bosco, F.M., Parola, A., Sacco, K. et al. (2017): Communicative-pragmatic disorders in traumatic brain injury: The role of theory of mind and executive functions. Brain & Language 168: 73-83

Brand, M. & Markowitsch, H.-J. (2003): Gedächtnisstörungen. Sprache – Stimme – Gehör 27: 11-17

Brandenburg, H. & Huneke, M. (2006): Professionelle Pflege alter Menschen. Eine Einführung. Stuttgart: Kohlhammer

Brehmer, Y., Westerberg, H. & Bäckman, L. (2012): Working-memory training in younger and older adults: Training gains, transfer, and maintenance. Frontiers in Human Neuroscience 6: Article 63

Breitenstein, C., Grewe, T., Flöel, A. et al. (2017): Intensive speech and language therapy in patients with chronic aphasia after stroke: A randomised, open-label, blinded-endpoint, controlled trail in a health-care setting. Lancet 389: 1528-1538

Brockway, J.A. (1991): Psychosocial Disturbances after Head Injury. In: Beukelman, D.R. & Yorkston, K.M. (Eds.): Communication Disorders Following Traumatic Brain Injury. Management of Cognitive, Language, and Motor Impairments (47-55). Austin: pro-ed

Brodt, S., Gais, S., Beck, J. et al. (2018): Fast track to the neocortex: A memory engram in the posterior parietal cortex. Science 362: 1045-1048

Brownell, H.H. (1988): The neuropsychology of narrative comprehension. Aphasiology 2: 247-250

Brozowski, M. (2014): Sepsis. In: Beckers, S.K. & Rossaint, R. (Hrsg): Anästhesie, Intensivmedizin, Notfallmedizin, Schmerztherapie … in 5 Tagen (145-148). Berlin: Springer

Bruce, B., Thernlund, G. & Nettelbladt, U. (2006): ADHD and language impairment. A study of the parent questionnaire FTF (Five to Fifteen). European Child & Adolescent Psychiatry 15: 52-60

Brück, W. (2005): The pathology of multiple sclerosis is the result of focal inflammatory demyelination with axonal damage. Journal of Neurology 252: 3-9

Bruder, G.E., Wexler, B.E., Sage, M.M. et al. (2004): Verbal memory in schizophrenia: Additional evidence of subtypes having different cognitive deficits. Schizophrenia Research 68: 137-147

Buitenweg, J.I., Murre, J.M.J. & Ridderinkhof, K.R. (2012): Brain training in progress: A review of trainability in healthy seniors. Frontiers in Human Neuroscience 6: Article 183

Burgess, P.W. & McNeil, J.E. (1999): Content-specific confabulation. Cortex 35: 163-182

Bürk, K., Globas, C., Bösch, S. et al. (2003): Cognitive deficits in spinocerebellar ataxia type 1, 2, and 3. Journal of Neurology 250: 207-211

Burt, T., Prudic, J., Peyser, S. et al. (2000): Learning and memory in bipolar and unipolar major depression: Effects of aging. Neuropsychiatry, Neuropsychology and Behavioral Neurology 13: 246-253

Busch, M.A., Schienkiewitz, A., Nowossadeck, E. et al. (2013): Prävalenz des Schlaganfalls bei Erwachsenen im Alter von 40 bis 79 Jahren in Deutschland. Ergebnisse der Studie zur Gesundheit Erwachsener in Deutschland (DEGS1). Bundesgesundheitsblatt 56: 656-660

Bush, G., Luu, P. & Posner, M.I. (2000): Cognitive and emotional influences in anterior cingulate cortex. Trends in Cognitive Sciences 4: 215-222

Caine, D. & Watson, J.D. (2000): Neuropsychological and neuropathological sequelae of cerebral anoxia: A critical review. Journal of the International Neuropsychological Society 6: 86-99

Calabrese, P. & Markowitsch, H.-J. (2003): Gedächtnis und Gehirn – Neurobiologische Korrelate von Gedächtnisstörungen. Fortschritte Neurologie – Psychiatrie 71: 211-219

Calabrese, P. & Penner, I.K. (2007): Cognitive dysfunctions in multiple sclerosis – a "multiple disconnection syndrome"? Journal of Neurology 254: II18-II21

Calabrese, P. (2003): Kognitive Störungen bei Multipler Sklerose. Psychoneuro 29: 344-348

Calabrese, P. (2009): Kognitive Defizite bei Multipler Sklerose. Neurologie & Rehabilitation 15: 321

Camara, E.G. & Chelune, G.J. (1987): Paraneoplastic limbic encephalopathy. Brain, Behavior, and Immunity 1: 349-355

Caproni, S., Muti, M., Di Renzo, A. et al. (2014): Subclinical visuospatial impairment in Parkinson's disease: The role of basal ganglia and limbic system. Frontiers in Neurology 6: Article 152

Caroll, R., Meis, M., Schulte, M. et al. (2015): Development of a German Reading Span Test with dual task design for application in cognitive hearing research. International Journal of Audiology 54: 136-141

Carrera, E., Michel, P. & Bogousslavsky, J. (2004): Anteromedian, central, and posterolateral infarcts of the thalamus. Stroke 35: 2826-2831

Carter, C.S., Botvinick, M.M. & Cohen, J.D. (1999): The contribution of the anterior cingulate cortex to executive processes in cognition. Reviews in the Neurosciences 10: 49-57

Castellanos, F.X. & Tannock, R. (2002): Neuroscience of attention-deficit/hyperactivity disorder: The search for endophenotypes. Nature Reviews, Neuroscience 3: 617-628

Catani, M., Jones, D.K. & ffytche, D. H. (2005): Perisylvan language networks of the human brain. Annals of Neurology 57: 8-16

Cauldwell, R. (2002): The functional irrhythmicality of spontaneous speech: A discourse view of speech rhythms. Apples – Journal of Applied Language Studies 2: 1-24

Cazalis, F., Babikian, T., Giza, C. et al. (2011): Pivotal role of anterior cingulate cortex in working memory after traumatic brain injury in youth. Frontiers in Neurology 1: Article 158

Channon, S., Pellijeff, A. & Rule, A. (2005): Social cognition after head injury: Sarcasm and theory of mind. Brain & Language 93: 123-134

Chatterjee, A., Yapundich, R., Mennemeier, M. et al. (1997): Thalamic thought disorder: On being "a bit addled". Cortex 33: 419-440

Chein, J.M., Ravizza, S.M. & Fiez, J.A. (2003): Using neuroimaging to evaluate models of working memory and their implications for language processing. Journal of Neurolinguistics 16: 315-339

Chen, S.H.A. & Desmond, J.E. (2005): Cerebro-cerebellar networks during articulatory rehearsal and verbal working memory tasks. NeuroImage 24: 332-338

Chen, Y., Garcia, G.E., Huang, W. et al. (2014): The involvement of secondary neuronal damage in the development of neuropsychiatric disorders following brain insults. Frontiers in Neurology 5: Article 22

Chiu, H.-L., Chu, H., Tsai, J.-C. et al. (2017): The effect of cognitive-based training for the healthy older people: A meta-analysis of randomized controlled trials. Public Library of Science ONE 12: e0176742

Churchland, P.M. (2001): Die Seelenmaschine. Eine philosophische Reise ins Gehirn. Heidelberg: Spektrum

Cicerone, K.D., Dahlberg, C., Kalmar, K. et al. (2000): Evidence-based cognitive rehabilitation: Recommendations for clinical practice. Archives of Physical Medicine and Rehabilitation 81: 1596-1615

Cicerone, K.D., Langenbahn, D.M., Braden, C. et al. (2011): Evidence-based cognitive rehabilitation: Updated review of the literature from 2003 through 2008. Archives of Physical Medicine and Rehabilitation 92: 519-530

Clark, H.H. & Clark, E.V. (1977): Psychology and Language: An Introduction to Psycholinguistics. New York: Harcourt

Code, C. (1987): Language, Aphasia, and the Right Hemisphere. Chichester: John Wiley & Sons

Cohen, N.J., Vallance, D.D., Barwick, M. et al. (2000): The interface between ADHD and language impairment: An examination of language, achievement, and cognitive processing. Journal of Child Psychology and Psychiatry 41: 353-362

Collinson, S.L., Anthonisz, B., Courtenay, D. et al. (2006): Frontal executive impairment associated with paraneoplastic cerebellar degeneration: A case study. Neurocase 12, 350-354

Comi, G., Filippi, M., Martinelli, V. et al. (1993): Brain magnetic resonance imaging correlates of cognitive impairment in multiple sclerosis. Journal of the Neurological Sciences 115: 66-73

Cooke, A., DeVita, C., Gee, J. et al. (2003): Neural basis for sentence comprehension deficits in frontotemporal dementia. Brain & Language 85: 211-221

Copland, D. (2003): The basal ganglia and semantic engagement: Potential insights from semantic priming in individuals with subcortical vascular lesions, Parkinson's disease, and cortical lesions. Journal of the International Neuropsychological Society 9: 1041-1052

Copland, D.A., Chenery, H.J. & Murdoch, B.E. (2002): Hemispheric contributions to lexical ambiguity resolution: Evidence from individuals with complex language impairment following left-hemisphere lesions. Brain & Language 81: 131-143

Corsellis, J.A.N., Goldberg, G.J. & Norton, A.R. (1968): "Limbic encephalitis" and its association with carcinoma. Brain 91, 481-496

Corsi, P.M. (1972): Human Memory and the Medial Temporal Region of the Brain. Doctoral dissertation, McGill University. Dissertation Abstracts International 34: 819-B

Cortese, S., Ferrin, M., Brandeis, D. et al. (2015): Cognitive training for attention-deficit/hyperactivity disorder: Meta-analysis of clinical and neuropsychological outcomes from randomized controlled trials. Journal of the American Academy of Child & Adolescent Psychiatry 54: 164-174

Cowan, N. (1997): Attention and Memory. An Integrated Framework. New York: Oxford University Press

Cowan, N. (1998): Visual and auditory working memory capacity. Trends in Cognitive Sciences 2: 77-78

Cowan, N. (1999): An Embedded-Processes Model of Working Memory. In: Miyake, A. & Shah, P. (Eds.): Models of Working Memory: Mechanisms of Active Maintenance and Executive Control (62-101). New York: Cambridge University Press

Crick, F. (1997): Was die Seele wirklich ist. Die naturwissenschaftliche Erforschung des Bewusstseins. Reinbek: Rowohlt

Cummings, J.L. & Benson, D.F. (1984): Subcortical dementia. Review of an emerging concept. Archives of Neurology 41: 874-879

Cummings, J.L. & Miller, B.L. (2007): Conceptual and Clinical Aspects of the Frontal Lobes. In: Miller, B.L. & Cummings, J.L. (Eds.): The Human Frontal Lobes. Functions and Disorders (12-21). 2nd Ed., New York: Guilford

Cummings, J.L. (1988): Intellectual impairment in Parkinson's disease: Clinical, pathologic, and biochemical correlates. Journal of Geriatric Psychiatry and Neurology 1: 24-36

Cutica, I., Bucciarelli, M. & Bara, B.G. (2006): Neuropragmatics: Extralinguistic pragmatic ability is better preserved in left-hemisphere-damaged patients than in right-hemisphere-damaged patients. Brain & Language 98: 12-25

Dagenbach, D., Kubat-Silman, A.K. & Absher, J.R. (2001): Human verbal working memory impairments associated with thalamic damage. International Journal of Neuroscience 111: 67-87

Dagher, A., Owen, A.M., Boecker, H. et al. (2001): The role of the striatum and hippocampus in planning. A PET activation study in Parkinson's disease. Brain 124: 1020-1032

Dalmau, J., & Rosenfeld, M.R. (2008): Paraneoplastic syndromes of the CNS. Lancet Neurology 7, 327-340

Dalmau, J., Gleichman, A.J., Hughes, E.G. et al. (2008): Anti-NMDA-receptor encephalitis: Case series and analysis of the effects of antibodies. Lancet Neurology 7: 1091-1098

Dalmau, J., Lancaster, E., Martinez-Hernandez, E. et al. (2011): Clinical experience and laboratory investigations in patients with anti-NMDAR encephalitis. Lancet Neurology 10: 63-74

Dal-Pizzol, F., Tomasi, C.D. & Ritter, C. (2014): Septic encephalopathy: Does inflammation drive the brain crazy? Revista Brasileira de Psiquiatria 36: 251-258

Daneman, M. & Carpenter, P.A. (1980): Individual differences in working memory and reading. Journal of Verbal Learning and Verbal Behavior 19: 450-466

Daneman, M. & Green, I. (1986): Individual differences in comprehending and producing words in context. Journal of Verbal Learning and Verbal Behavior 19: 450-466

Dara, C. & Pell, M.D. (2006): Effects of right-hemisphere damage on explicit and implicit processing of emotional prosody. Brain & Language 99: 8-219

Davis, G.A. & Coelho, C.A. (2004): Referential cohesion and logical coherence of narration after closed head injury. Brain & Language 89: 508-523

Davison, G.C. & Neale, J.M. (1996): Klinische Psychologie. 4. Aufl., Weinheim: Beltz

De Bleser, R. (2005): Dyslexie und Dysgraphie. In: Karnath, H.-O., Hartje, W. & Ziegler, W. (Hrsg.): Kognitive Neurologie (65-71). Stuttgart: Thieme

Dean, M.P., Della Sala, S., Beschin, N. et al. (2017): Anosognosia and self-correction of naming errors in aphasia. Aphasiology 31: 725-740

Dean, P.J.A. & Sterr, A. (2013): Long-term effects of mild traumatic brain injury on cognitive performance. Frontiers in Human Neuroscience 7: Article 30

Della Sala, S. & Spinnler, H. (1986): "Indifference amnesique" in a case of global amnesia following acute brain hypoxia. European Neurology 25: 98-109

Demand, E.A. (2014): Rehabilitation nach hypoxischer Hirnschädigung: Neuropsychologische Funktionen, Alltagskompetenzen und Lebenszufriedenheit im Langzeitverlauf. Inaugural-Dissertation zur Erlangung des Doktorgrades der Hohen Medizinischen Fakultät der Rheinischen Friedrich-Wilhelms-Universität Bonn. http://hss.ulb.uni-bonn.de/2014/3611/3611.htm

Demaree, H.A., DeLuca J., Gaudino E.A. et al. (1999): Speed of information processing as a key deficit in multiple sclerosis: Implications for rehabilitation. Journal of Neurology, Neurosurgery, and Psychiatry 67: 661-663

Desmond J.E. (2001): Cerebellar involvement in cognitive function: Evidence from neuroimaging. International Review of Psychiatry 13: 283-294

DeSousa, E.A., Albert, R.H. & Kalman, B. (2002): Cognitive impairments in multiple sclerosis: A review. American Journal of Alzheimer's Disease and Other Dementias 17: 23-29

Deuschl, G. (2017): Klinik, Pathophysiologie und Therapie des Morbus Parkinson. In: Nebel, A. & Deuschl, G. (Hrsg.): Dysarthrie und Dysphagie bei Morbus Parkinson (18-28). 2. Aufl., Stuttgart: Thieme

Deutsche Gesellschaft für Psychiatrie und Psychotherapie, Psychosomatik und Nervenheilkunde (DGPPN) & Deutsche Gesellschaft für Neurologie (DGN) (2016): S3-Leitlinie „Demenzen" (Langversion – Januar 2016). https://www.awmf.org/leitlinien/detail/ll/038-013.html

Devere, T.R., Trotter, J.L. & Cross, A.H. (2000): Acute aphasia in multiple sclerosis. Archives of Neurology 57: 1207-1209

Diehl, J., Bornschein, S., Krapp, S. et al. (2005): Frontotemporale lobäre Degenerationen: Analyse medizinischer Risikofaktoren. Aktuelle Neurologie 32: 191-195

Diener, H.C., Weimar, C., Berlit, P. et al. (2012): Leitlinien für Diagnostik und Therapie in der Neurologie. Herausgegeben von der Kommission „Leitlinien" der DGN. 5. Aufl., Stuttgart: Thieme

Diez-Cirarda, M., Ojeda, N., Peña, J. et al. (2018): Long-term effects of cognitive rehabilitation on brain, functional outcome and cognition in Parkinson's disease. European Journal of Neurology 25: 5-12

Døli, H., Helland, T. & Andresen Helland, W. (2017): Self-reported symptoms of anxiety and depression in chronic stroke patients with and without aphasia. Aphasiology 31: 1392-1409

Doppler, K., Jentschke, H.-M., Schulmeyer, L. et al. (2017): Dermal phospho-alpha-synuclein deposits confirm REM sleep behavior disorder as prodromal Parkinson´s disease. Acta Neuropathologica 133: 535-545

Drechsler, R. (2007): Exekutive Funktionen: Übersicht und Taxonomie. Zeitschrift für Neuropsychologie 18: 233-248

Driver, J. (2001): A selective review of selective attention research from the past century. British Journal of Psychology 92: 53-78

Dujardin, K., Degreef, J.F., Rogelet, P. et al. (1999): Impairment of the supervisory attentional system in early untreated patients with Parkinson's disease. Journal of Neurology 246: 783-788

Dujardin, K., Sockeel, P., Devos, D. et al. (2007): Characteristics of apathy in Parkinson's disease. Movement Disorders 22: 778-784

Ebersbach, G. & Wissel, J. (2010): Parkinsonkrankheit und Dystonie. In: Frommelt, P. & Lösslein, H. (Hrsg.): NeuroRehabilitation. Ein Praxisbuch für interdisziplinäre Teams (711-738). Berlin: Springer

Edelstyn, N.M., Ellis, S.J., Jenkinson, P. et al. (2002): Contribution of the left dorsomedial thalamus to recognition memory: A neuropsychological case study. Neurocase 8: 442-452

Edwards-Lee, T.A. & Saul, R.E. (1999): Neuropsychiatry of the Right Frontal Lobe. In: Miller, B.L. & Cummings J.L. (Eds.): The Human Frontal Lobes. Functions and Disorders (304-320). New York: Guilford

Eggenberger, P., Schumacher, V., Angst, M. et al. (2015): Does multicomponent physical exercise with simultaneous cognitive training boost cognitive performance in older adults? A 6-month randomized controlled trial with a 1-year follow up. Clinical Interventions in Aging 10: 1335-1349

Ehrlich, S., Fassbender, C.M., Blaes, C. et al. (2012): Therapeutische Apherese bei autoimmuner Enzephalitis. Eine bundesweite Datenerhebung. Nervenarzt 84: 498-507

Eidelman, L.A., Putterman, D., Putterman C. et al. (1996): The spectrum of septic encephalopathy. Definitions, etiologies, and mortalities. Journal of the American Medical Association 275: 470-473

El Hachioui, H., Visch-Brink, E.G., Lingsma, H.F. et al. (2014): Nonlinguistic cognitive impairment in poststroke aphasia: A prospective study. Neurorehabilitation and Neural Repair 28: 273-281

Eliopoulos, C. (1987): A Guide to the Nursing of the Aging. Baltimore: Williams & Wilkins

Ellis, A.W. & Young, A.W. (1991): Einführung in die kognitive Neuropsychologie. Bern: Huber

Engel, A.K. & König, P. (1998): Das neurobiologische Wahrnehmungsparadigma. Eine kritische Bestandsaufnahme. In: Gold, P. & Engel, A.K. (Hrsg.): Der Mensch in der Perspektive der Kognitionswissenschaften (156-194). Frankfurt am Main: Suhrkamp

Engel, C., Greim, B. & Zettl, U.K. (2005): Kognitive Defizite bei Multipler Sklerose. Nervenarzt 76: 943-953

Engelborghs, S., Marien, P., Martin, J.J. et al. (1998): Functional anatomy, vascularisation and pathology of the human thalamus. Acta Neurologica Belgica 98: 252-265

Engelien, A. (2006): Störungen des auditiven Verarbeitens. In: Hartje, W. & Poeck, K. (Hrsg.): Klinische Neuropsychologie (435-442). 6. Aufl., Stuttgart: Thieme

Engelien, A. (2012): Auditive Agnosien. In: Karnath, H.-O. & Thier, P. (Hrsg.): Kognitive Neurowissenschaften (179-185). 3. Aufl., Berlin: Springer

Eschenfelder, C.C., Zeller, J.A. & Stingele, R. (2006): Schlaganfall. Ursachen und Klassifikation. Hämostaseologie 26: 298-308

Evangelidou, E. & Dengler, R. (2009): Akute Hirnstammsyndrome. Nervenarzt 80: 975-986

Everett, D. (2013): Die größte Erfindung der Menschheit. Was mich meine Jahre am Amazonas über das Wesen der Sprache gelehrt haben. München: Deutsche Verlags-Anstalt

Exner, C. & Lincoln, T. (2012): Neuropsychologie schizophrener Störungen. Göttingen: Hogrefe

Exner, C., Weniger, G. & Irle, E. (2001): Implicit and explicit memory after focal thalamic lesions. Neurology 57: 2054-2063

Exner, S. (1881): Untersuchungen über die Localisation der Funktionen in der Großhirnrinde des Menschen. Wien: Braumüller

Fabbro, F., Vorano, L., Fabbro, S. et al. (2002): Language disorders following lesions to the thalamus and basal ganglia. Europa Medicophysica 38: 203-213

Falchook, A.D., Heilman, K.M., Finney, G.R. et al. (2014): Neuroplasticity, neurotransmitters and new directions for treatment of anomia in Alzheimer disease. Aphasiology 28: 219-235

Falkai, P. & Maier, W. (2006): Fortschritte in der neurobiologischen Erforschung der Schizophrenie. Nervenarzt 77: S65-S76

Fels, M. & Geissner, E. (1997): Neglect-Test (NET). Ein Verfahren zur Erfassung visueller Neglectphänomene. 2. Aufl., Göttingen: Hogrefe

Fiez, J.A. & Raichle, M.E. (1997): Linguistic Processing. In: Schmahmann, J. (Ed.): The Cerebellum and Cognition (233-254). San Diego, CA: Academic Press

Filley, C.M. (2002): The neuroanatomy of attention. Seminars in Speech and Language 23: 89-98

Finegan, E., Chipika, R.H., Shing, S.L.H. et al. (2019): Pathological crying and laughing in motor neuron disease: Pathobiology, screening, intervention. Frontiers in Neurology 10: Article 260

Firbas, W., Gruber, H. & Mayr, R. (1995): Neuroanatomie. 2. Aufl., Wien: Maudrich

Firsching, R., Rickels, E., Mauer, U.M. et al. (2015): Leitlinie Schädel-Hirn-Trauma im Erwachsenenalter. http://www.awmf.org/leitlinien/detail/II/008-001.html

Fitch, R.H., Miller, S. & Tallal, P. (1997): Neurobiology of speech perception. Annual Review of Neuroscience 20: 331-353

Flachenecker, P. (2014): Multiple Sklerose im Überblick. Neuroreha 1: 8-14

Fletcher, P.C., Shallice, T. & Dolan R.J. (1998): The functional roles of prefrontal cortex in episodic memory. I. Encoding. Brain 121: 1239-1248

Fohlstein, M.F., Fohlstein, S.E. & McHugh, P.R. (1975): Mini-Mental-State: A practical method for grading the cognitive state of patients for the clinican. Journal of Psychiatric Research 12: 189-198

Fontaine, A., Azouvi, P., Remy, P. et al. (1999): Functional anatomy of neuropsychological deficts after severe traumatic brain injury. Neurology 53: 1963-1968

Foong, J., Rozewicz, L., Quaghebeur, G. et al. (1998): Neuropsychological deficits in multiple sclerosis after acute relapse. Journal of Neurology, Neurosurgery, and Psychiatry 64: 529-532

Forster, E. (2004): Neuropsychologische Aufmerksamkeitsfunktionen bei fokalen oder diffusen Hirnschädigungen. Zürich: Dissertation. http://www.dissertationen.unizh.ch/2004/forster/a-forster.pdf

Frank, W. & Konta, B. (2005): Kognitives Training bei Demenzen und andere Störungen mit kognitiven Defiziten. Köln: DAHTA@DIMDI

Freedman, R.B., Alexander, M.P. & Naeser, M.A. (1984): Anatomic basis of transcortical motor aphasia. Neurology 34: 409-417

Frieboes, R.-M., Jürgensmeyer, S. & von Cramon, D.Y. (1994): Neuropsychologische Defizite hypoxisch hirngeschädigter Patienten. Nervenheilkunde 13: 362-365

Friederici, A.D. (1984): Neuropsychologie der Sprache. Stuttgart: Kohlhammer

Friedrich, D. (2008): Multiple Sklerose – das Leben meistern. Stuttgart: TRIAS

Friedrich, G. & Bigenzahn, W. (1995): Phoniatrie. Einführung in die medizinischen, psychologischen und linguistischen Grundlagen von Stimme und Sprache. Bern: Huber

Friese, M.A. & Magnus, T. (2011): Autoimmune synaptische Enzephalopathien. Nervenarzt 82: 1239-1249

Frings, S. & Müller, F. (2014): Biologie der Sinne. Vom Molekül zur Wahrnehmung. Berlin: Springer

Frisch, S., Kotz, A.S. & Friederici, A.D. (2005): Bildgebende Verfahren und die Verarbeitung syntaktischer Informationen. Sprache – Stimme – Gehör 29: 121-129

Frommelt, P. (2010): Rehabilitation von Personen mit einem Schlaganfall. In: Frommelt, P. & Lösslein, H. (Hrsg.): NeuroRehabilitation. Ein Praxisbuch für interdisziplinäre Teams (633-672). Berlin: Springer

Funke, J. & Reuschenbach, B. (2003): Standardisierte Link'sche Probe (SLP). In: Fay, E. (Hrsg.): Tests unter der Lupe 4. Aktuelle psychologische Testverfahren – kritisch betrachtet (124-133). Göttingen: Vandenhoeck & Ruprecht

Gamito, P., Oliveira, J., Lopes, P. et al. (2014): Executive functioning in alcoholics following an mHealth cognitive stimulation program: Randomized controlled trial. Journal of Medical Internet Research 16: e102

Gathercole, S.E. & Alloway, T.P. (2006): Practitioner review: Short-term and working memory impairments in neurodevelopmental disorders: Diagnosis and remedial support. Journal of Child Psychology and Psychiatry 47: 4-15

Gatterer, G. (2008): AKT. Alters-Konzentrations-Test. 2. Aufl., Göttingen: Hogrefe
Gathercole, S.E. & Pickering, S.J. (2000): Working memory deficits in children with low achievement in the national curriculum at 7 years of age. The British Journal of Educational Psychology 70: 177-194
Gauggel, S. & Rathgeber, K. (2002): Neuropsychologie affektiver Störungen: Eine selektive Übersicht. Zeitschrift für Neuropsychologie 13: 301-312
Gaul, C., Jordan, B., Wustmann, T. et al. (2007): Klüver-Bucy-Syndrom beim Menschen. Nervenarzt 78: 821-824
Gazzaley, A. & D'Esposito, M. (2007): Unifying Prefrontal Cortex Function. Executive Control, Neural Networks, and Top-Down Modulation. In: Miller, B.L. & Cummings, J.L. (Eds.): The Human Frontal Lobes. Functions and Disorders (187-206). 2nd Ed., New York: Guilford
Ghajar, J. & Ivry, R.B. (2008): The predictive brain state: Timing deficiency in traumatic brain injury? Neurorehabilitation and Neural Repair 22: 217-227
Gilbert, B., Belleville, S., Bherer, L. et al. (2005): Study of verbal working memory in patients with Parkinson`s disease. Neuropsychology 19: 106-114
Giovagnoli, A.R., Franceschetti, S., Reati, F. et al. (2011): Theory of mind in frontal and temporal lobe epilepsy: Cognitive and neural aspects. Epilepsia 52: 1995-2002
Giralt, A., Saavedra, A., Alberch, J. et al. (2012): Cognitive dysfunction in Huntington's disease: Humans, mouse models and molecular mechanisms. Journal of Huntington's Disease 1: 155-173
Glosser, G. & Goodglass, H. (1990): Disorders in executive control functions among aphasic and other brain-damaged patients. Journal of Clinical and Experimental Neuropsychology 12: 485-501
Gneiss, C., Hegen, H. & Deisenhammer F. (2012): Autoimmune Enzephalitiden. http://universimed.com
Gold, M., Nadeau, S.E., Jacobs, D. H. et al. (1997): Adynamic aphasia: A transcortical motor aphasia with defective semantic strategy formation. Brain & Language 57: 374-393
Gold, R., Stadelmann, C., Linker, R. et al. (2005): Neue Erkenntnisse zur Pathogenese der multiplen Sklerose. Deutsches Ärzteblatt 102: A1204-A1210
Goldenberg, G. (1992): Aphasie und Gedächtnisstörungen. Sprache – Stimme – Gehör 16: 5-10
Goldenberg, G. (1998): Neuropsychologie. Grundlagen, Klinik, Rehabilitation. 2. Aufl., Stuttgart: Fischer
Goldenberg, G. (2012): Visuelle Objektagnosie und Prosopagnosie. In: Karnath, H.-O. & Thier, P. (Hrsg.): Kognitive Neurowissenschaften (161-172). 3. Aufl., Berlin: Springer
Goldmann Gross, R., Ash, S. & Grossman, M. (2007): Discourse impairment in corticobasal degeneration. Brain & Language 103: 226-227
Goldman-Rakic, P.S. (1994): Working memory dysfunction in schizophrenia. Journal of Neuropsychiatry and Clinical Neurosciences 6: 348-357
Goodglass, H. (1993): Understanding Aphasia. New York: Academic Press
Gordon, W.P. & Illes, J. (1987): Neurolinguistic characteristics of language production in Huntington's disease: A preliminary report. Brain & Language 31: 1-10
Gorno-Tempini, M.L., Brambati, S.M., Ginex, V. et al. (2008): The logopenic/phonological variant of primary progressive aphasia. Neurology 71: 1227-1234
Götze, R. (1999): Ziele. In: Götze, R. & Höfer, B. (Hrsg.): AOT – Alltagsorientierte Therapie bei Patienten mit erworbener Hirnschädigung. Eine Aufgabe für das gesamte Reha-Team (29-33). Stuttgart: Thieme
Grabemann, M. (2016): Das Essener Interview zur schulzeitbezogenen Biographie bei adulter ADHS. Wiesbaden: Springer
Grafman, J., Litvan, I. & Stark, M. (1995): Neuropsychological features of progressive supranuclear palsy. Brain & Cognition 28: 311-320
Grafman, J., Litvan, I., Massaquoi, S. et al. (1992): Cognitive planning deficit in patients with cerebellar atrophy. Neurology 42: 1493-1496
Graus, F., Boronat, A., Xifró, X. et al. (2010): The expanding clinical profile of anti-AMPA receptor encephalitis. Neurology 74: 857-859
Graybiel, A.M. & Rauch, S.L. (2000): Toward a neurobiology of obsessive-compulsive disorder. Neuron 28: 343-347
Gregory, C., Lough, S., Stone, V. et al. (2002): Theory of mind in patients with frontal variant frontotemporal dementia and Alzheimer's disease: Theoretical and practical implications. Brain 125: 752-764

Greitemann, G. & Küst, J. (2017): Kognitive Dysphasien – Anmerkungen aus aphasiologischer und neuropsychologischer Sicht. Aphasie und verwandte Gebiete 1: 10-15

Grigsby, J., Ayarbe, S.D., Kravcisin, N. et al. (1994): Working memory impairment among persons with chronic progressive multiple sclerosis. Journal of Neurology 241: 125-131

Grimm, S. (2014): Neurophysiologie und Neuropsychologie der bipolaren Störungen. Zeitschrift für Psychiatrie, Psychologie und Psychotherapie 62: 237-242

Grossman, M., Carvell, S., Stern, M.B. et al. (1992): Sentence comprehension in Parkinsons's disease: The role of attention and memory. Brain & Language 42: 347-384

Grossman, M., Gross, R.G., Moore, P. et al. (2012): Difficulty processing temporary syntactic ambiguities in Lewy body spectrum disorder. Brain & Language 120: 52-60

Grossman, M., Lee, C., Morris, J. et al. (2002): Assessing resource demands during sentence processing in Parkinson's disease. Brain & Language 80: 603-616

Grötzbach, H. (2010): Therapieziele definieren: Paternalistisch oder partizipativ? LOGOS Interdisziplinär 18: 119-126

Gruber, O., Arendt, T. & von Cramon, D.Y. (2005): Neurobiologische Grundlagen. In: Förstl, H. (Hrsg.): Frontalhirn. Funktionen und Erkrankungen (15-40). 2. Aufl., Heidelberg: Springer

Gualtieri, C.T. & Morgan, D.W. (2008): The frequency of cognitive impairment in patients with anxiety, depression, and bipolar disorder: An unaccounted source of variance in clinical trials. Journal of Clinical Psychiatry 69: 1122-1130

Guidoux, C., Sharshar, T. & Annane, D. (2007): Sepsis-Induced Brain Dysfunction. In: Abraham, E. & Singer, M. (Eds.): Mechanisms of Sepsis-Induced Organ Dysfunction and Recovery (407-414). Berlin: Springer

Gultekin, S.H., Rosenfeld, M.R., Voltz, R. et al. (2000): Paraneoplastic limbic encephalitis: Neurological symptoms, immunological findings and tumour association in 50 patients. Brain 123: 1481-1494

Gündel, H. (2005): Psychosomatische Aspekte am Beispiel der Alexithymie und chronischer Schmerzen. In: Förstl, H. (Hrsg.): Frontalhirn. Funktionen und Erkrankungen (103-128). 2. Aufl., Heidelberg: Springer

Gutbrod, B. (1991): Beeinträchtigungen im Satzverständnis und im verbalen Kurzzeitgedächtnis bei Aphasikern. Konstanz: Hartung-Gorre

Guthke, J., Böttcher, H.R. & Sprung, L. (Hrsg.) (1991): Psychodiagnostik. Ein Lehr- und Arbeitsbuch für Psychologen sowie empirisch arbeitende Humanwissenschaftler. Bd. 2. Berlin: Deutscher Verlag der Wissenschaften

Gutzmann, H. & Brauer, T. (2007): Sprache und Demenz. Diagnose und Therapie aus psychiatrischer und logopädischer Sicht. Idstein: Schulz-Kirchner

Haag, A., Hermsen, A., Knake, S. et al. (2012): Kognitive Nebenwirkungen neuer Antikonvulsiva. Zeitschrift für Epileptologie 25: 252-258

Haberl, R.L. & Schreiber, A.K. (2009): Morbus Binswanger und andere vaskuläre Demenzen. In: Förstl, H. (Hrsg.): Demenzen in Theorie und Praxis (65-84). 2. Aufl., Heidelberg: Springer

Hagendorf, H., Krummenacher, J., Müller, H.-J. et al. (2011): Wahrnehmung und Aufmerksamkeit. Berlin: Springer

Hamann, G.F., Bender, A., Voller, B. et al. (2012): Hypoxische Enzephalopathie (HE). Aktuelle Neurologie 39: 309-321

Hampel, P. & Mohr, B. (2006): Exekutive Funktionen bei Jungen mit Aufmerksamkeitsdefizit-/Hyperaktivitätsstörung. Eine Pilotstudie. Zeitschrift für Neuropsychologie 17: 155-166

Hanagasi, H.A., Bilgiç, B. & Emre, M. (2013): Neuroimaging, biomarkers, and management of dementia with Lewy bodies. Frontiers in Neurology 4: Article 151

Haque, M.E., Gabr, R.E., Hasan, K.M. et al. (2019): Ongoing secondary degeneration of the limbic system in patients with ischemic stroke: A longitudinal MRI study. Frontiers in Neurology 10: Article 154

Harding, A., Halliday, G., Caine, D. et al. (2000): Degeneration of anterior thalamic nuclei differentiates alcoholics with amnesia. Brain 123: 141-154

Hartje, W. (2001): Emotion und Hemisphärendominanz. Zeitschrift für Neuropsychologie 12: 276-290

Hausmann, M. & Bayer, U. (2014): Weibliche Symmetrie. Gehirn & Geist Dossier 1: 4-19

Hayashi, R., Ohashi, M., Watanabe, R. et al. (2003): Amnesia, confabulation and nonaphasic misnaming after left thalamic infarct. No To Shinkei 55: 530-535

Heidler, M.-D. & Eling, P. (2015): Puzzling confabulations – an overview of classifications and theories. Zeitschrift für Neuropsychologie 26: 257-270

Heidler, M.-D. (2006a): Kognitive Dysphasien. Differenzialdiagnostik aphasischer und nichtaphasischer zentraler Sprachstörungen sowie therapeutische Konsequenzen. Frankfurt am Main: Lang

Heidler, M.-D. (2006b): Genuine kognitive Störungen bei Aphasie: Relevanz einer Differenzialdiagnostik. Aphasie und verwandte Gebiete 20: 43-53

Heidler, M.-D. (2007): Kommunikationsprobleme gesunder alter Menschen: Ursachen, Erscheinungsformen und Prävention. LOGOS Interdisziplinär 15: 208-216

Heidler, M.-D. (2008a): Aufmerksamkeit und Sprachverarbeitung. Sprache – Stimme – Gehör 32: 74-85

Heidler, M.-D. (2008b): Sprachtherapie bei Multipler Sklerose. Symptomorientiertes und umgekehrt symptomorientiertes Training bei dysarthrischen, dysphagischen, aphasischen und kognitiven Beeinträchtigungen. Neurologie & Rehabilitation 14: 117-126

Heidler, M.-D. (2009a): Neglektdyslexie – Ätiologie, Diagnostik und Therapie einer vernachlässigten Störung. Zeitschrift für Neuropsychologie 20: 109-126

Heidler, M.-D. (2009b): Thalamische Aphasien. Ätiologie und Erscheinungsformen von Sprachverarbeitungsstörungen nach Thalamusläsionen. Zeitschrift für Neuropsychologie 20: 127-139

Heidler, M.-D. (2010): Konfabulationen – Alte und neue Theorien eines rätselhaften Phänomens. Fortschritte Neurologie – Psychiatrie 78: 256-268

Heidler, M.-D. (2011a): Einteilung, Diagnostik und Therapie von Demenzen und demenziell bedingten Sprachstörungen. Sprache – Stimme – Gehör 35: 111-119

Heidler, M.-D. (2011b): Sprachliche und sprechmotorische Auffälligkeiten bei Patienten mit Delir. LOGOS Interdisziplinär 19: 264-275

Heidler, M.-D. (2011c): Sprachstörungen bei Morbus Parkinson – aphasisch oder dysexekutiv? Sprache – Stimme – Gehör 35: 157-163

Heidler, M.-D. (2012a): Die Auswirkungen von Frontalhirnläsionen auf Sprachverarbeitungsprozesse – ein Überblick. Sprache – Stimme – Gehör 36: 87-93

Heidler, M.-D. (2012b): Neglektdyslexien. Modelle – Diagnostik – Therapie. Bad Honnef: Hippocampus

Heidler, M.-D. (2013a): Das Arbeitsgedächtnis – Ein Überblick für Sprachtherapeuten, Linguisten und Pädagogen. Bad Honnef: Hippocampus

Heidler, M.-D. (2013b): Die Rolle des Kleinhirns für Sprechen, Sprache, Kognition und Affekt. LOGOS Interdisziplinär 21: 197-204

Heidler, M.-D. (2013c): Affekt- und Kognitionsstörungen bei Dysarthrie oder: Warum sind eigentlich so viele Dysarthriepatienten therapieresistent? mitSPRACHE 4: 27-41

Heidler, M.-D. (2015a): Demenz. Einteilung, Diagnostik und therapeutisches Management. Idstein: Schulz-Kirchner

Heidler, M.-D. (2015b): Neuropsychologische Störungen bei Patienten mit autoimmunen Enzephalitiden. Journal für Neurologie, Neurochirurgie und Psychiatrie 16: 170-176

Heidler, M.-D. (2016): Neurologische Kurz- und Langzeitfolgen der Sepsis – eine neue Herausforderung für Sprachtherapeuten. Sprache – Stimme – Gehör 40: 147

Heilman, K.M., Scholes, R. & Wason, R.T. (1975): Auditory affective agnosia: Disturbed comprehension of affective speech. Journal of Neurology, Neurosurgery, and Psychiatry 38: 69-72

Heilmittelkatalog 2017. Heilmittel der Physikalischen Therapie inklusive der Podologischen Therapie. Ludwigsburg: IntelliMed. www.heilmittelkatalog.de

Heldmann, M., Al-Khaled, M., Hagenah, J. et al. (2014): Eine Einführung in Impulskontrollstörungen bei Morbus Parkinson. Zeitschrift für Neuropsychologie 25: 7-15

Henry, J.D. & Beatty, W.W. (2006): Verbal fluency deficits in multiple sclerosis. Neuropsychologia 44: 1166-1174

Hermann, D., Heinz, A. & Mann, K. (2002): Alkoholtoxische Hirnatrophie und Störung kognitiver Funktionen. Praxis Klinische Verhaltensmedizin und Rehabilitation 60: 264-269

Hernandez-Ontiveros, D.G., Tajiri, N., Acosta, S. et al. (2013): Microglia activation as a biomarker for traumatic brain injury. Frontiers in Neurology 4: Article 30

Herrero, M.T., Barcia, C. & Navarro, J.M. (2002): Functional anatomy of thalamus and basal ganglia. Child's Nervous System 18: 386-404

Herrmann, T. (1988): Sprachproduktion als Systemregulation. In: Blanken, G., Dittmann, J. & Wallesch, C.-W. (Hrsg.): Sprachproduktionsmodelle. Neuro- und psycholinguistische Theorien der menschlichen Spracherzeugung (19-34). Freiburg (Breisgau): Hochschulverlag

Herting, B., Beuthien-Baumann, B., Pötrich, K. et al. (2007): Prefrontal cortex dysfunction and depression in atypical Parkinson syndromes. Movement Disorders 22: 490-497

Heyman, G.M. (2010): Addiction: A Disorder of Choise. Cambridge: Harvard University Press

Hickok, G. & Poeppel, D. (2004): Dorsal and ventral streams: A framework for understanding aspects of the functional anatomy of language. Cognition 92: 67-99

Hickok, G. & Poeppel, D. (2007): The cortical organization of speech processing. Nature Reviews Neuroscience 8: 393-402

Hildebrandt, H. & Schwendemann, G. (2001): Tonische und phasische Alertness – ein oder zwei rechtshemisphärische kortiko-subkortikale Netzwerke? Aktuelle Neurologie 28: 219-227

Hildebrandt, H., Lehmann, P. & Kastrup, A. (2012): Rehabilitation von Gedächtnisdefiziten nach Hirninfarkt. Nervenheilkunde 6: 440-445

Hilger, E. & Fischer, P. (2002): Pathophysiologische Korrelate deliranter Syndrome. Journal für Neurologie, Neurochirurgie und Psychiatrie 3: 32-40

Hillbom, M., Saloheimo, P., Fujioka, S. et al. (2014): Diagnosis and management of Marchiafava-Bignami disease: A review of CT/MRI confirmed cases. Journal of Neurology, Neurosurgery, and Psychiatry 85: 168-173

Hillis, A.E. (2007): Language and Frontal Cortex. In: Miller, B.L. & Cummings, J.L. (Eds.): The Human Frontal Lobes. Functions and Disorders (306-316). 2nd Ed., New York: Guilford

Hillis, A.E., Wityk, R.J., Barke, P.B. et al. (2002): Subcortical aphasia and neglect in acute stroke: The role of cortical hypoperfusion. Brain 125: 1094-1104

Himelstein, J., Schulz, K.P., Newcorn, J.H. et al. (2000): The neurobiology of attention-deficit hyperactivity disorder. Frontiers in Bioscience 5: 461-478

Hinshaw, P. (1994): Attention Deficits and Hyperactivity in Children. London: Sage

Hirayama, K., Taguchi, Y., Sato, M. et al. (2003): Limbic encephalitis presenting with topographical disorientation and amnesia. Journal of Neurology, Neurosurgery, and Psychiatry 74: 110-112

Hochstadt, J., Nakano, H., Lieberman, P. et al. (2006): The roles of sequencing and verbal working memory in sentence comprehension deficts in Parkinson's disease. Brain & Language 97: 243-257

Hodges, J.R., Patterson, K., Oxbury, S. et al. (1992): Semantic dementia. Progressive fluent aphasia with temporal lobe atrophy. Brain 115: 1783-1806

Hojer, C. & Bewermeyer, H. (2011): Sprach- und Sprechstörungen. In: Bewermeyer, H., Fink, G.R. & Limmroth, V. (Hrsg.): Neurologische Differenzialdiagnostik. Evidenzbasierte Entscheidungsprozesse und diagnostische Pfade (81-96). München: Schattauer

Hömberg, V., Sturm, W. & Zihl, J. (1999): Kognitive Rehabilitation. In: Hopf, H.H., Deuschl, G., Diener, H.C. et al. (Hrsg.): Neurologie in Praxis und Klinik. Bd. I (1167-1186). Stuttgart: Thieme

Hommel, B. & Nattkemper, D. (2011): Handlungspsychologie. Planung und Kontrolle intentionalen Handelns. Berlin: Springer

Huber, S.J., Paulson, G.W., Shuttleworth, E.C. et al. (1987): Magnetic resonance imaging correlates of dementia in multiple sclerosis. Archives of Neurology 44: 732-736

Huber, W. (1992): Dysarthrie. In: Poeck, K. (Hrsg.): Klinische Neuropsychologie (137-164). 2. Aufl., Stuttgart: Thieme

Huber, W., Poeck, K. & Springer, L. (2006): Klinik und Rehabilitation der Aphasie. Eine Einführung für Therapeuten, Angehörige und Betroffene. Stuttgart: Thieme

Huguelet, P., Zanello, A. & Nicastro, R. (2000): A study of visual and auditory verbal working memory in schizophrenic patients compared to healthy subjects. European Archives of Psychiatry and Clinical Neuroscience 250: 79-85

Hund, E. (2001): Neurological complications of sepsis: Critical illness polyneuropathy and myopathy. Journal of Neurology 248: 929-934

Hund, E. (2007): Septische Enzephalopathie. Deutsche Medizinische Wochenschrift 132: 322-324

Huss, M. (1852): Chronische Alkoholkrankheit oder Alcoholismus chronicus. Stockholm: Fritze
Irani, S.R., Bera, K., Waters, P. et al. (2010): N-methyl-D-aspartate antibody encephalitis: Temporal progression of clinical and paraclinical observations in a predominantly non-paraneoplastic disorder of both sexes. Brain 133: 1655-1667
Ivry, R.B. (1996): The representation of temporal information in perception and motor control. Current Opinion in Neurobiology 6: 851-857
Jacobson, L.A., Ryan, M., Martin, R.B. et al. (2011): Working memory influences processing speed and reading fluency in ADHD. Child Neuropsychology 17: 209-224
Jaffe, S.L., Glabus, M.F., Kelley, R.E. et al. (2003): Acute verbal dyspraxia, a rare presentation in multiple sclerosis: A case report with MRI localization. Multiple Sclerosis 9: 630-632
Jahn, T. (2010): Neuropsychologie der Demenz. In: Lautenbacher, S. & Gauggel, S. (Hrsg.): Neuropsychologie psychischer Störungen (347-381). 2. Aufl., Berlin: Springer
Janik, H.E. (2004): Störungen der Arbeitsgedächtnisfunktionen bei ersterkrankten Neuroleptika-naiven schizophrenen Patienten in n-back Aufgaben. Inaugural-Dissertation zur Erlangung des Grades eines Doktors der Humanmedizin der Justus-Liebig-Universität Gießen. http://geb.uni-giessen.de/geb/volltexte/2006/2652/
Jellinger, K.A. (1991): Pathology of Parkinson`s disease: Changes other than the nigrostriatal pathway. Molecular and Chemical Neuropathology 14: 153-197
Jensen, E.J., Hargeaves, I.S., Pexman, P.M. et al. (2011): Abnormalities of lexical and semantic processing in left temporal lobe epilepsy: An fMRI study. Epilepsia 52: 2013-2021
Johnson, M.D. & Ojemann, G.A. (2000): The role of the human thalamus in language and memory: Evidence from electrophysiological studies. Brain & Cognition 42: 218-230
Johnson, M.K. & Raye, C.L. (1998): False memories and confabulation. Trends in Cognitive Sciences 2: 137-145
Jokeit, H. & Grunwald, T. (2003): Epilepsie und Gedächtnisbeeinträchtigungen. Zeitschrift für Epileptologie 16: 137-143
Jorgensen, M. & Togher, L. (2009): Narrative after traumatic brain injury: A comparison of monologic and jointly-produced discourse. Brain Injury 23: 727-740
Just, M.A. & Carpenter, P.A. (1992): A capacity theory of comprehension: Individual differences in working memory. Psychological Review 99: 122-149
Justus, T.C, Ravizza, S.M., Fiez, J.A. et al. (2005): Reduced phonological similarity effects in patients with damage to the cerebellum. Brain & Language 95: 304-318
Justus, T.C. & Ivry, R.B. (2001): The cognitive neuropsychology of the cerebellum. International Review of Psychiatry 13: 276-282
Kalbe, E. & Petrelli, A. (2014): Leichte kognitive Störungen und Demenz bei Patienten mit Morbus Parkinson. Zeitschrift für Neuropsychologie 25: 17-30
Kalus, P., Falkai, P. & Heinz. A. (2008): Strukturelle und funktionelle Hirnveränderungen bei schizophrenen Psychosen. Hinweis auf eine frühe neuronale Entwicklungsstörung? Nervenarzt 79: 275-287
Kane, R.L., Ouslander, J.G., Abrass, I.B. et al. (2008): Essentials of Clinical Geriatrics. 6nd Ed., New York: McGraw-Hill
Kao, A.W., Racine, C.A., Quitania, L.C. et al. (2009): Cognitive and neuropsychiatric profile of the synucleinopathies: Parkinson's disease, dementia with Lewy bodies and multiple system atrophy. Alzheimer Disease and Associated Disorders 23: 365-370
Karnath, H.-O. (2003): Neglect. In: Karnath, H.-O. & Their, P. (Hrsg.): Neuropsychologie (217-230). Berlin: Springer
Karnath, H.-O. (2012): Bálint-Holmes-Syndrom. In: Karnath, H.-O. & Thier, P. (Hrsg.): Kognitive Neurowissenschaften (293-304). 3. Aufl., Berlin: Springer
Karnath, H.-O., Ferber, S. & Himmelbach, M. (2001): Spatial awareness is a function of the temporal not the posterior parietal lobe. Nature 411: 950-953
Karnath, H.-O., Fruhmann Berger, M., Küker, W. et al. (2004): The anatomy of spatial neglect based on voxelwise statistical analysis: A study of 140 patients. Cerebral Cortex 14: 1164-1172
Karussis, D., Leker, R.R. & Abramsky, O. (2000): Cognitive dysfunction following thalamic stroke: A study of 16 cases and review of the literature. Journal of the Neurological Sciences 172: 25-29

Kasper, E., Thöne-Otto, A., Bürger, K. et al. (2016): Kognitive Rehabilitation bei Alzheimer-Krankheit im Frühstadium. Nervenarzt 87: 708-718

Kasper, S., Kapfhammer, H.P., Bach, M. et al. (2013): Bipolare Störungen. Konsensus-Statement – State of the art 2013. CliniCum neuropsy Sonderausgabe November 2013

Kauhanen, M.I., Korpelainen, J.T., Hiltunen, P. et al., (1999): Poststroke depression correlates with cognitive impairment and neurological deficits. Stroke 30: 1875-1880

Kawai, Y., Suenaga, M., Watanabe, H. et al. (2009): Cognitive impairment in spinocerebellar degeneration. European Neurology 61: 257-268

Kellinghaus, C. & Lüders, H.O. (2004): Frontal lobe epilepsy. Epileptic Disorders 6: 223-239

Kempton, M.J., Geddes, J.R., Ettinger, U. et al. (2008): Meta-analysis, database, and meta-regression of 98 structural imaging studies in bipolar disorder. Archives of General Psychiatry 65: 1017-1032

Kennedy, M.R.T. & Deruyter, F. (1991): Cognitive and Language Bases for Communication Disorders. In: Beukelman, D.R. & Yorkston, K.M. (Eds.): Communication Disorders Following Traumatic Brain Injury. Management of Cognitive, Language, and Motor Impairments (123-190). Austin: pro-ed

Kerkhoff, G. & Groh-Bordin, C. (2010): Höhere visuelle Funktionen: Neglect, Raumorientierung, Balint-Holmes-Syndrom und visuelle Agnosien. In: Frommelt, P. & Lösslein, H. (Hrsg.): NeuroRehabilitation. Ein Praxisbuch für interdisziplinäre Teams (207-222). Berlin: Springer

Kerkhoff, G. & Heldmann, B. (1999): Balint-Syndrom und assoziierte Störungen. Nervenarzt 70: 859-869

Kerkhoff, G. (2004): Neglect und assoziierte Störungen. Göttingen: Hogrefe

Kertesz, A. (1999): Language and the Frontal Lobes. In: Miller, B.L. & Cummings J.L. (Eds.): The Human Frontal Lobes. Functions and Disorders (261-276). New York: Guilford

Kessels, R.P.C. & Kopelman, M.D. (2012): Context memory on Korsakoff's syndrome. Neuropsychological Review 22: 117-131

Kessler, J., Calabrese, P., Kalbe, E. et al. (2000): DemTect. Ein neues Screening-Verfahren zur Unterstützung der Demenzdiagnostik. Psycho 6: 343-347

Kessler, J. & Kalbe, E. (2000): Gerontoneuropsychologie – Grundlagen und Pathologie. In: Sturm, W. & Wallesch, C.-W. (Hrsg.): Lehrbuch der Klinischen Neuropsychologie. Grundlagen, Methoden, Diagnostik, Therapie (648-662). Lisse: Swets & Zeitlinger

Kessler, J., Kalbe, E. & Heiss, W.-D. (2003): Sprachstörungen – Phänomenologie, Diagnostik und Therapie der Aphasie. Bremen: UNI-MED

Kim, O.H. & Kaiser, A.P. (2000): Language characteristics of children with ADHD. Communication Disorders Quaterly 21: 154-165

Kindt, H. & Schecker, M. (1998): Sprache und Schizophrenie. Working Papers in Neurolinguistics and Neuroscience. http://www.neurolabor.de/work3.htm

Kintsch, W. & van Dijk, T. (1978): Toward a model of text comprehension and production. Psychological Review 85: 363-394

Kintsch, W. (1998): Comprehension. A Paradigm for Cognition. Cambridge: Cambridge University Press

Kircher, T., Leube, D. & Habel, U. (2009): Funktionelle MRT bei Patienten mit Schizophrenie. Neurale Korrelate von Symptomen, Kognition und Emotion. Nervenarzt 80: 1103-1116

Klimesch, W. (1989): Bewußtsein und Gedächtnis: Zur Neuropsychologie kognitiver und emotionaler Kontrollprozesse. In: Roth, E. (Hrsg.): Denken und Fühlen. Aspekte kognitiv-emotionaler Wechselwirkung (146-163). Berlin: Springer

Klingberg, T. (2009): The Overflowing Brain. Information Overload and the Limits of Working Memory. Oxford: Oxford University Press

Klingenberg, G. (1997): Das Verarbeiten von Texten bei Aphasie. Untersuchungen zur modalitätsspezifischen Verarbeitung narrativer Texte. Freiburg (Breisgau): Hochschulverlag

Kluin, K., Gilman, S., Foster, N. et al. (2001): Neuropathological correlates of dysarthria in progressive supranuclear palsy. Archives of Neurology 58: 265-269

Knoch, D. (2007): Funktionelle Hemisphärenasymmetrie der Selbstkontrolle? Zeitschrift für Neuropsychologie 18: 183-192

Kohn, S.E. & Friedman, R.B. (1986): Word-meaning deafness: A phonological-semantic dissociation. Cognitive Neuropsychology 3: 291-308

Konrad, K. & Gauggel, S. (2001): Störungen der Stimmung und des Antriebs nach erworbenen Hirnschädigungen im Kindesalter. Zeitschrift für Neuropsychologie 12: 314-323

Kopelman, M.D. (2002): Disorders of memory. Brain 125: 2152-2190

Korsakow, S.S. (1889): Psychic disorder in conjunction with multiple neuritis. (English translation with commentary). Neurology (1955) 5: 394-406

Kotz, S.A. (2006): The Role of the basal ganglia in auditory language processing: Evidence from ERP lesion studies and functional neuroimaging. MPI Series in Human Cognitive and Brain Sciences 68. Leipzig: Max Planck Institute for Human Cognitive and Brain Sciences

Koziol, L.F., Budding, D.E. & Chidekel, D. (2013): ADHD as a Model of Brain-Behavior Relationships. New York: Springer

Krause, J. (2009): Aufmerksamkeitsdefizit-/Hyperaktivitätsstörung im Erwachsenenalter. Psychiatrie & Psychotherapie 2: 55-63

Kretschmer, E. (1956): Medizinische Psychologie. 11. Aufl., Stuttgart: Thieme

Kristian, T. & Siesjo, B.K. (1998): Calcium in ischemic cell death. Stroke 29: 705-718

Kruse, A. & Lehr, U. (1989): Intelligenz, Lernen und Gedächtnis im Alter. In: Platt, D. & Oesterreich, K. (Hrsg.): Handbuch der Gerontologie. Band 5. Neurologie, Psychiatrie (168-214). New York: Fischer

Kuhn, J., Friedel, V., Knitelius, H.O. et al. (2004): Iatrogenes Wernicke-Korsakow-Syndrom mit ungewöhnlichen Symptomen und MRT-Veränderungen. Nervenarzt 75: 795-800

Kumral, E., Kocaer, T., Ertübey, N.Ö. et al. (1995): Thalamic hemorrhage. A prospective study of 100 patients. Stroke 26: 964-970

Kundermann, B., Fockenberg, S., Cabanel, N. et al. (2016): Schlafqualität und deren Beziehung zu attentional-exekutiven Funktionsleistungen bei unipolar depressiven Patienten. Zeitschrift für Neuropsychologie 27: 231-243

Kunert, H.J., Herpertz, S. & Saß, H. (2005): Borderline- und antisoziale Persönlichkeitsstörung. In: Förstl, H. (Hrsg.): Frontalhirn. Funktionen und Erkrankungen (321-346). 2. Aufl., Heidelberg: Springer

Kurz, M.W., Larsen, J.P., Kvaloy, J.T. et al. (2006): Associations between family history of Parkinson's disease and dementia and risk of dementia in Parkinson's disease: A community-based, longitudinal study. Movement Disorders 21: 2170-2174

Kwan, P. & Brodie, M.J. (2001): Neuropsychological effects of epilepsy and antiepileptic drugs. Lancet 357: 216-222

Lacour, A., De Seze, J., Revenco, E. et al. (2004): Acute aphasia in multiple sclerosis. A multicenter study of 22 patients. Neurology 62: 974-977

Ladner-Merz, S. (1997): Gedächtnistraining gehört zur ganzheitlichen, aktivierenden Pflege. Pflegen Ambulant 2: 23-26

Ladner-Merz, S. (2005): Hirnleistungstraining/Kognitives Training in der Praxis: Die fünf Säulen des Kognitiven Trainings. Heilberufe 5: 42-43

Ladner-Merz, S., Löw, N., Wendt, T. et al. (2013): Langzeit-Rehabilitation nach Schlaganfall: Effekte eines Kognitiven Trainings nach Stengel in Gruppen. Die ApKog-Studie. Wissenschaftliche Schriftenreihe Kognitives Training 1, 5-19

Lang, C. (1989): Neuropsychologie der Temporallappenepilepsie. In: Stefan, H. (Hrsg.): Präoperative Diagnostik für die Epilepsiechirurgie (75-86). Berlin: Springer

Langosch, N. (2014): Die vergessene Demenz. Gehirn & Geist 10: 74-80

Lantos, P.L. (1994): The neuropathology of progressive supranuclear palsy. Journal of Neural Transmission Supplementum 42: 137-152

Latoo, J. & Jan, F. (2008): Dementia with Lewy bodies: Clinical review. British Journal of Medical Practitioners 1: 10-14

Lautenbacher, S. & Kunz, M. (2010): Neuropsychologie der Schizophrenie. In: Lautenbacher, S. & Gauggel, S. (Hrsg.): Neuropsychologie psychischer Störungen (331-346). 2. Aufl., Berlin: Springer

Lawrence, B.J., Gasson, N., Bucks, R.S. et al. (2017): Cognitive training and noninvasive brain stimulation for cognition in Parkinson's disease: A meta-analysis. Neurorehabilitation and Neural Repair 31: 597-608

Lawrence, N.S., Ross, T.J., Hoffmann, R. et al. (2003): Multiple neuronal networks mediate sustained attention. Journal of Cognitive Neuroscience 15: 1028-1038

Lee, C., Grossman, M., Morris, J. et al. (2003): Attentional resource and processing speed limitations during sentence processing in Parkinson's disease. Brain & Language 85: 347-356

Lehman Blake, M. & Lesniewicz, K.S. (2005): Contextual bias and predictive inferencing in adults with and without right hemisphere brain damage. Aphasiology 19: 423-434

Lehner-Baumgartner, E. (2009): Neuropsychologische und psychiatrische Komorbiditäten bei Epilepsien. Journal für Neurologie, Neurochirurgie und Psychiatrie 10: 30-38

Lehrl, S. & Blaha, L. (2000): KAI-N. Kurztest zur Messung des Arbeitsgedächtnisses. Göttingen: Hogrefe

Lembach, Y. & Adler, G. (2013): Kognitive Beeinträchtigungen bei Multipler Sklerose. Stand der Forschung und methodische Gesichtspunkte. Aktuelle Neurologie 40: 147-165

Lemke, R. & Rennert, H. (1987): Neurologie und Psychiatrie sowie Grundzüge der Neuropsychiatrie des Kindes- und Jugendalters. Leipzig: Barth

Lepron, E., Péran, P., Cardebat, D. et al. (2009): A PET study of word generation in Huntington's disease: Effects of lexical competition and verb/noun category. Brain & Language 110: 49-60

Lesage, E., Nailer, E.L. & Miall, R.C. (2016): Cerebellar BOLD signal during the acquisition of a new lexicon predicts its early consolidation. Brain & Language 161: 33-44

Leuninger, H. (1996): Reden ist Schweigen, Silber ist Gold. Gesammelte Versprecher. München: DTV

Levelt, W.J.M. (1991): Die konnektionistische Mode. Sprache & Kognition 10: 61-72

Levinoff, E.J., Li, K.Z.H., Murtha, S. et al. (2004): Selective attention impairments in Alzheimer's disease: Evidence for dissociable components. Neuropsychology 18: 580-588

Levy, R. & Dubois, B. (2006): Apathy and the functional anatomy of the prefrontal cortex-basalganglia circuits. Cerebral Cortex 16: 916-928

Lezak, M.D. (1995): Neuropsychological Assessment. 3rd Ed., New York: Oxford University Press

Lieberman, P. (2001): Human language and our reptilian brain. The subcortical bases of speech, syntax, and thougt. Perspectives in Biology and Medicine 44: 32-51

Lilly, R., Cummings, J.L., Benson, D.F. et al. (1983): The human Klüver-Bucy syndrome. Neurology 33: 1141-1145

Lindesay, J., Rockwood, K. & Rolfson, D. (2009): Die Epidemiologie des Delirs. In: Lindesay, J., MacDonald, A. & Rockwood, K. (Hrsg.): Akute Verwirrtheit – Delir im Alter. Praxishandbuch für Pflegende und Mediziner (71-115). Bern: Huber

Lindner, A., Kappen, K. & Zierz, S. (1998): Akute Enzephalopathie, Polyneuropathie und Myopathie des kritisch Kranken. Internist 39: 485-492

Lindsley, D.B. (1988): Activation, Arousal, Alertness, and Attention. In: Hobson, J.A. (Ed.): States of Brain and Mind (1-3). New York: Springer

Linn, J. (2011): Zerebrale Mikroangiopathien. Radiologie up2date 1: 64-87

Lipowski, Z.J. (1990): Delirium: Acute Confusional States. New York: Oxford University Press

Liu, B., Fang, F., Pedersen, N.L. et al. (2017): Vagotomy and Parkinson disease: A Swedish register-based matched-cohort study. Neurology 88: 1996–2002

Longcamp, M., Anton, J.-L., Roth, M. et al. (2003): Visual presentation of single letters activates a premotor area involved in writing. NeuroImage 19: 1492-1500

Longoni, F., Sturm, W., Weis, S. et al. (2000): Functional reorganization after training of alertness in two patients with right-hemisphere lesions. Zeitschrift für Neuropsychologie 11: 250-261

Longworth, C.E., Keenan, S.E., Barker, R.A. et al. (2005): The basal ganglia and rule-governed language use: Evidence from vascular and degenerative conditions. Brain 128: 548-596

Lorenzl, S. (2008): Ratgeber für Menschen mit Progressiver Supranukleärer Blicklähmung (PSP). http://www.psp-information.de/dokumente/PSP-Ratgeber_2008.pdf

Lovell, M.R. & Smith, S.S. (1997): Neuropsychological Evaluation of Subcortical Dementia. In: Nussbaum, P.D. (Ed.): Handbook of Neuropsychology and Aging (189-200). New York: Plenum

Lovinger, D.M. & Roberto, M. (2013): Synaptic Effects Induced by Alcohol. In: Sommer, W.H. & Spanagel, R. (Eds.): Behavioral Neurobiology of Alcohol Addiction (31-86). Berlin: Springer

Luo, J., Nguyen, A., Villeda, S. et al. (2014): Long-term cognitive impairments and pathological alterations in a mouse model of repetitive mild traumatic brain injury. Frontiers in Neurology 5: Article 12

Lyon-Caen, O., Jouvent, R., Hauser, S. et al. (1986): Cognitive function in recent-onset demyelinating diseases. Archives of Neurology 43: 1138-1141

Machulda, M.M., Whitwell, J.L., Duffy, J.R. et al. (2013): Identification of an atypical variant of logopenic progressive aphasia. Brain & Language 127: 139-144

Madureira, S., Guerreiro, M. & Ferro, J.M. (2001): Dementia and cognitive impairment three months after stroke. European Journal of Neurology 8: 621-627

Maegele, M., Lefering, R., Sakowitz, O. et al. (2019): Inzidenz und Versorgung des mittelschweren bis schweren Schädel-Hirn-Traumas. Retrospektive Analyse auf der Grundlage des TraumaRegisters der Deutschen Gesellschaft für Unfallchirurgie (TR-DGU). Deutsches Ärzteblatt 116: 167-173

Mangels, J.A., Gershberg, F.B., Shimamura, A.P et al. (1996): Impaired retrieval from remote memory in patients with frontal lobe damage. Neuropsychology 10: 32-41

Mangold-Allwinn, R. (1993): Flexible Konzepte. Experimente, Modelle, Simulationen. Frankfurt am Main: Lang

Marcantonio, E. (2009): Delir-Management. In: Lindesay, J., MacDonald, A. & Rockwood, K. (Hrsg.): Akute Verwirrtheit – Delir im Alter. Praxishandbuch für Pflegende und Mediziner (223-269). Bern: Huber

Margolis, R.L. (2006): Psychiatry of the Cerebellum. In: Jeste, D.V. & Friedman, J.H. (Eds.): Psychiatry for Neurologists. Current Clinical Neurology (241-254). Totowa, NJ: Humana Press

Marini, A., Carlomagno, S., Caltagirone, C. et al. (2005) : The role played by the right hemisphere in the organization of complex textual structures. Brain & Language 93: 46-54

Marinus, J., Zhu, K., Marras, C. et al. (2018): Risk factors for non-motor symptoms in Parkinson's disease. Lancet Neurology 17: 559-568

Markowitsch, H-J. (1999): Gedächtnisstörungen. Stuttgart: Kohlhammer

Markowitsch, H.-J. (2002): Dem Gedächtnis auf der Spur. Vom Erinnern und Vergessen. Darmstadt: Primus

Marneros, A. (1980): Alkoholisches Korsakow-Syndrom. Aktuelle Neurologie 7: 87-94

Marsden, C.D. & Obeso, J.A. (1994): The functions of the basal ganglia and the paradox of stereotaxic surgery in Parkinson's disease. Brain 117: 877-897

Martin, J.G. (1972): Rhythmic (hierarchical) versus serial structure in speech and other behavior. Psychological Review 79: 487-509

Martin, J.R. (2004): Mourning: How we get aligned. Discourse & Society 15: 321-344

Martinussen, R. & Tannock, R. (2006): Working memory impairments in children with attention-deficit hyperactivity disorder with and without comorbid language learning disorders. Journal of Clinical and Experimental Neuropsychology 28: 1073-1094

Marvel, C.L. & Desmond, J.E. (2010): The contributions of cerebro-cerebellar circuitry to executive verbal working memory. Cortex 46: 880-895

Matthes-von Cramon, G. & von Cramon, D.Y. (2000): Störungen exekutiver Funktionen. In: Sturm, W. & Wallesch, C.-W. (Hrsg.): Lehrbuch der Klinischen Neuropsychologie. Grundlagen, Methoden, Diagnostik, Therapie (392-410). Lisse: Swets & Zeitlinger

Matthes-von Cramon, G. (2006): Exekutive Dysfunktion. In: Karnath, H.-O., Brötz, D. Hartje, W. et al. (Hrsg.): Kognitive Neurologie (168-178). Stuttgart: Thieme

Maxim, J. & Bryan, K. (1994): Language of the Elderly: A Clinical Perspective. London: Whurr

Maxwell, W.L., Pennington, K., MacKinnon, M.A. et al. (2004): Differential responses in three thalamic nuclei in moderately disabled, severely disabled and vegetative patients after blunt head injury. Brain 127: 2470-2478

Mayer, H. (2011): Neuropsychologie der Epilepsien. Göttingen: Hogrefe

Mayer, J.F., Mitchinson, S.I. & Murray, L.L. (2017): Adressing concomitant executive dysfunction and aphasia: Previous approaches and the new brain budget protocol. Aphasiology 31: 837-860

Mayes, A.R., Isaac, C.L., Holdstock, J.S. et al. (2001): Memory for single items, word pairs, and temporal order of different kinds in a patient with selective hippocampal lesions. Cognitive Neuropsychology 18: 97-123

McAllister, T.W. (2011): Neurobiological consequences of traumatic brain injury. Dialogues in Clinical Neuroscience 13: 287-300

McDaniel, K.D. (1990): Thalamic degeneration. In: Cummings, J.L. (Ed.): Subcortical Dementia (132-144). New York: Oxford University Press

McDonald, S. (2000): Exploring the cognitive basis of right-hemisphere pragmatic language disorders. Brain & Language 75: 82-107
McDowell, S., Whyte, J., D'Esposito, M. (1998): Differential effect of a dopaminergic antagonist on prefrontal function in traumatic brain injury patients. Brain 121: 1155-1164
McKeith, I.G., Burn, D., O'Brien, J. et al. (2002): Dementia with Lewy Bodies. In: Davis, K.L., Charney, D., Coyle, J.T. et al. (Eds.): Neuropsychopharmacology: The Fifth Generation of Progress (1301-1315). Philadelphia: Lippincott Williams & Wilkins
McNamara, P. & Durso, R. (2003): Pragmatic communication skills in patients with Parkinson's disease. Brain & Language 84: 414-423
McNeil, M.R., Odell, K. & Tseng, C.-H. (1991): Toward the Integration of Resource Allocation into a General Theory of Aphasia. In: Clinical Aphasiology Conference (21-39). Santa Fe, NM
McPherson, S.E. & Cummings, J.L. (1997): Vascular Dementia. Clinical Assessment, Neuropsychological Features, and Treatment. In: Nussbaum, P.D. (Ed.): Handbook of Neuropsychology and Aging (177-188). New York: Plenum
Meagher, D.J., Moran, M., Raju, B. et al. (2007): Phenomenology of delirium. Assessment of 100 adult cases using standardised measures. The British Journal of Psychiatry 190: 135-141
Meinzer, M., Mohammadi, S., Flöel, A. et al. (2010): Integrity of the hippocampus and surrounding white matter is correlated with language training success in aphasia. NeuroImage 53: 283-290
Mendozzi, L., Pugnetti, L., Saccani, M. et al. (1993): Frontal lobe dysfunction in multiple sclerosis as assessed by means of Lurian tasks: Effect of age at onset. Journal of the Neurological Sciences 115: S42-S50
Menzel-Begemann, A. (2009): HOTAP. Handlungsorganisation und Tagesplanung. Testverfahren zur Erfassung der Planungsfähigkeit im Alltag. Göttingen: Hogrefe
Merten, T. (2001): Ein eingerückter Lesetext zur verhaltensnahen Erfassung von Neglect-Symptomatik. Neurologie & Rehabiliation 7: 233-236
Mesulam, M.-M. (1998): From sensation to cognition. Brain 121: 1013-1052
Mesulam, M.-M. (2009): Defining neurocognitive networks in the BOLD new world of computed connectivity. Neuron 62: 1-3
Metzinger, T. (2006): Neurobics für Anfänger. Gehirn & Geist 6: 68-70
Metzler, P. (2000): Standardisierte Link'sche Probe zur Beurteilung exekutiver Funktionen (SLP). Manual. Frankfurt: Swets Test Services
Metz-Lutz, M.-N., Seegmuller, C., Kleitz, C. et al. (1999): Landau-Kleffner syndrome: A rare childhood epileptic aphasia. Journal of Neurolinguistics 12: 167-179
Michelfelder, H. (1994): Evaluation eines Gedächtnistrainings nach Stengel. Diplomarbeit im Fach Gerontologie. Heidelberg: Ruprecht-Karls-Universität
Middleton, F.A. & Strick, P.L. (2000): Basal ganglia output and cognition: Evidence from anatomical, behavioral, and clinical studies. Brain & Cognition 42: 183-200
Miller, B.L., Seeley, W.W., Mychack, P. et al. (2001): Neuroanatomy of the self. Evidence from patients with frontotemporal dementia. Neurology 57: 817-821
Miller, E.K. & Cohen, J.D. (2001): An integrative theory of prefrontal cortex function. Annual Review of Neuroscience 24: 167-202
Miller, E.K. (1999): The prefrontal cortex: Complex neural properties for complex behavior. Neuron 22: 15-17
Miller, E.K., Freedman, D.J. & Wallis, J.D. (2002): The prefrontal cortex: Categories, concepts and cognition. Philosophical Transactions of the Royal Socienty of London B 357: 1123-1136
Miller, L.A., Caine, D., Harding, A. et al. (2001): Right medial thalamic lesion causes isolated retrograde amnesia. Neuropsychologia 39: 1037-1046
Mink, J.W. (1996): The basal ganglia: Focused selection and inhibition of competing motor programs. Progress in Neurobiology 50: 381-425
Miyake, A., Friedman, N.P., Emerson, M.J. et al. (2000): The unity and diversity of executive functions and their contributions to complex "frontal lobe" tasks: A latent variable analysis. Cognitive Psychology 41: 49-100
Molinari, M. & Leggio, M.G. (2007): Cerebellar information processing and visuospatial functions. The Cerebellum 6: 214-220

Möller, B. & Reiff, J. (2017): Auswirkungen des Morbus Parkinson auf die Lebensqualität von Patienten und Angehörigen. In: Nebel, A. & Deuschl, G. (Hrsg.): Dysarthrie und Dysphagie bei Morbus Parkinson (39-53). 2. Aufl., Stuttgart: Thieme

Möller, M.C., Nordin, L.E., Bartfai, A. et al. (2017): Fatique and cognitive fatigability in mild traumatic brain injury are correlated with altered neural activity during vigilance test performance. Frontiers in Neurology 8: Article 496

Monetta, L. & Pell, M.D. (2007): Effects of verbal working memory deficits on metaphor comprehension in patients with Parkinson's disease. Brain & Language 101: 80-89

Montoya, A., Price, B.H., Menear, M. et al. (2006): Brain imaging and cognitive dysfunctions in Huntington's disease. Journal of Psychiatry and Neuroscience 31: 21-29

Mori, E. (2002): Impact of subcortical ischemic lesions on behavior and cognition. Annals of the New York Academy of Sciences 977: 141-148

Mort, D.J., Malhotra, P., Mannan, S.K. et al. (2003): The anatomy of visual neglect. Brain 126: 1986-1997

Moulaert, V.R., Verbunt, J.A., van Heugten, C.M. et al. (2009): Cognitive impairments in survivors of out-of-hospital cardiac arrest: A systematic review. Resuscitation 80: 297-305

Mucke, H. (1992): Psychische Veränderungen und psychische Führung bei Multiple-Sklerose-Kranken. In: Schmidt, R.M. (Hrsg): Multiple Sklerose. Epidemiologie, Diagnostik und Therapie (272-287). Jena: Fischer

Mulder, T. (2007): Das adaptive Gehirn. Über Bewegung, Bewusstsein und Verhalten. Stuttgart: Thieme

Müller, R. & Zilker, T. (2009): Medikamenten-, Drogen- und Alkoholabhängigkeit. In: Förstl, H. (Hrsg.): Demenzen in Theorie und Praxis (171-191). 2. Aufl., Heidelberg: Springer

Müller, S.V. (2009): Störungen der Exekutivfunktionen – wenn die Handlungsplanung zum Problem wird. Ein Ratgeber für Angehörige, Betroffene und Fachleute. Idstein: Schulz-Kirchner

Müller, S.V. (2013): Störungen der Exekutivfunktionen. Göttingen: Hogrefe

Müller, S.V. (2017): Exekutivfunktionen und Sprache. Sprache – Stimme – Gehör 41: 179-183

Müller, V.I., Cieslik, E.C., Laird, A.R. et al. (2013): Dysregulated left inferior parietal activity in schizophrenia and depression: Functional connectivity and characterization. Frontiers in Human Neuroscience 7: Article 268

Murdock, B.B. (1970): Short- and Long-Term Memory for Associations. In: Pribram, K.H. & Broadbent, D.E. (Eds.): Biology of Memory (11-13). New York: Academic Press

Murray, L.L. (2000): The effects of varying attentional demands on the word retrieval skills of adults with aphasia, right hemisphere brain damage, or no brain damage. Brain & Language 72: 40-72

Murray, L.L., Holland, A.L. & Beeson, P.M. (1998): Spoken language of individuals with mild fluent aphasia under focused and divided-attention conditions. Journal of Speech, Language, and Hearing Research 41: 213-227

Musalek, M. (2005): Die unterschiedliche Herkunft von Schizophrenien und ihre philosophischen Grundlagen. Fortschritte Neurologie – Psychiatrie 73: S16-S24

Müsseler, J. (2017): Visuelle Informationsverarbeitung. In Müsseler, J. & Rieger, M. (Hrsg.): Allgemeine Psychologie (13-49). 3. Aufl., Berlin: Springer

Myers, P. (2005): CAC Classics Profiles of communication deficits in patients with right cerebral hemisphere damage: Implications for diagnosis and treatment. Aphasiology 19: 147-1160

Nadeau, S.E. & Crosson, B. (1997): Subcortical aphasia. Brain & Language 58: 403-409

Nagaratnam, N., McNeil, C., Gilhotra, J.S. (1999): Akinetic mutism and mixed transcortical aphasia following left thalamo-mesencephalic infarction. Journal of Neurological Sciences 163: 70-73

Nasreddine, Z.S., Phillips, N.A., Beédirian, V. et al. (2005): The Montreal Cognitive Assessment, MoCA: A brief screening tool for mild cognitive impairment. Journal of the American Geriatrics Society 53: 695-699

Nass, R., Boyce, L., Leventhal, F. et al. (2000): Aquired aphasia in children after surgical resection of left-thalamic tumors. Developmental Medicine & Child Neurology 42: 580-590

Nedjam, Z., Dalla Barba, G. & Pillon, B. (2000): Confabulation in a patient with frontotemporal dementia and a patient with Alzheimer's disease. Cortex 36: 561-577

Neuhaus, C. (2002): Das sprachauffällige ADHS-Kind. Forum Logopädie 3: 22-27

Neuhäuser, G. (2005): Krankheitsübersicht Landau-Kleffner-Syndrom. www.kindernetzwerk.de

Neumann, J., Grünes, J.U. & Seidel, K. (1986): Leitfaden der psychiatrischen Untersuchung. Leipzig: Thieme
Nicholas, M. & Tabor Connor, L. (2017): People with aphasia using AAC: Are executive functions important? Aphasiology 31: 819-836
Niedeggen, M. & Jörgens, S. (2005): Visuelle Wahrnehmungsstörungen. Göttingen: Hogrefe
Niemann, H. & Gauggel, S. (2010): Störungen der Aufmerksamkeit. In: Frommelt, P. & Lösslein, H. (Hrsg.): NeuroRehabilitation. Ein Praxisbuch für interdisziplinäre Teams (145-170). Berlin: Springer
Niemann, H. (1999): Störungen der Aufmerksamkeit. In: Frommelt, P. & Grötzbach, H. (Hrsg.): Neurorehabilitation. Grundlagen, Praxis, Dokumentation (273-292). Berlin: Blackwell
Nyberg, L., Forkstam, C., Petersson, K.M. et al. (2002): Brain imaging of human memory systems: Between-systems similarities and within-system differences. Cognitive Brain Research 13: 281-292
O'Brien, A.R., Chiaravalloti, N., Goverover, Y. et al. (2008): Evidenced-based cognitive rehabilitation for persons with multiple sclerosis: A review of the literature. Archives of Physical Medicine and Rehabilitation 89: 761-769
Oder, W. (2004): Prognosefaktoren des schweren Schädel-Hirn-Traumas. Journal für Neurologie, Neurochirurgie und Psychiatrie 5: 7-22
Olanow, C.W., Schapira, A.H.V. & Obeso, J.A. (2016): Parkinson-Krankheit und andere Bewegungsstörungen. In: Suttorp, N., Möckel, M., Siegmund, B. et al. (Hrsg): Harrisons Innere Medizin (3203-3221). 19. Aufl., Berlin: ABW
Osterrieth, P.A. (1944): Le test de copie d'une figure complexe. Neuchatel: Delachaux & Niestlé
Oswald, W.D. (2016): ZVT. Zahlen-Verbindungs-Test. 3. Aufl., Göttingen: Hogrefe
Oswald, W.D. & Fleischmann, U.M. (1997): NAI. Das Nürnberger Alters-Inventar. Göttingen: Hogrefe
Owen, A.M., Iddon, J.L., Hodges, J.R. et al. (1997): Spatial and non-spatial working memory at different stages of Parkinson`s disease. Neuropsychologia 35: 519-532
Pagonabarraga, J., García-Sánchez, C., Llebaria, G. et al. (2007): Controlled study of decision-making and cognitive impairment in Parkinson's disease. Movement Disorder 22: 1430-1435
Palmerini, F. & Bogousslavsky, J. (2012): Right-hemisphere syndromes. Frontiers of Neurology and Neuroscience 30: 61-64
Palumbo, D., Mucci, A., Piegari, G. et al. (2017): SoCIAL – training cognition in schizophrenia: A pilot study. Neuropsychiatric Disease and Treatment 13: 1947-1956
Pandya, D.N. (1995): Anatomy of the auditory cortex. Revue Neurologique (Paris) 151: 486-494
Pan-Montojo, F., Schwarz, M., Winkler, C. et al. (2012): Environmental toxins trigger PD-like progression via increased alpha-synuclein release from enteric neurons in mice. Scientific Reports 2: 898
Pantel J. & Schröder, J. (1996): „Posterior Cortical Atrophy" – ein neues Demenzsyndrom oder Sonderform des Morbus Alzheimer? Fortschritte Neurologie – Psychiatrie 64: 492-508
Pantelis, C., Barnes, T.R.E., Nelson, H.E. et al. (1997): Frontal-striatal cognitive deficits in patients with chronic schizophrenia. Brain 120: 1823-1843
París, A.P., Saleta, H.G., de la Cruz Crespo Maraver, M. et al. (2011): Blind randomized controlled study of the efficacy of cognitive training in Parkinson's disease. Movement Disorders 26, 1251-1258
Park, N.W. & Ingles, J.L. (2001): Effectiveness of attention rehabilitation after an acquired brain injury: A meta-analysis. Neuropsychology 15: 199-210
Park, N.W., Moscovitch, M. & Robertson, I.H. (1999): Divided attention impairments after traumatic brain injury. Neuropsychologia 37: 1119-1133
Parkinson, J. (1817): Essay on the Shaking Palsy. London: Whittingham & Rowland
Partiot, A., Vérin, M., Pillon, B. et al. (1996): Delayed response tasks in basal ganglia lesions in man: Further evidence for a striato-frontal cooperation in behavioural adaptation. Neuropsychologia 34: 709-721
Pascher, W., Borstel, M., Hambeck-Gaumert, G. et al. (1984): Sprachentwicklungsverzögerung und Artikulationsstörungen. In: Pascher, W. & Bauer, H. (Hrsg.): Differentialdiagnose von Sprach-, Stimm- und Hörstörungen (133-228). Stuttgart: Thieme
Passingham, R. (1995): The Frontal Lobes and Voluntary Action. Oxford: Oxford University Press
Patel, M., Coshall, C., Rudd, A.G. et al. (2001): Post stroke cognitive impairment: Clinical determinants and its associations with long-term stroke outcomes. Journal of Neurological Science 187: S23

Paul, F. (2017): Kognitive Störungen bei Multipler Sklerose und anderen autoimmunen Erkrankungen des zentralen Nervensystems. Journal für Neurologie, Neurochirurgie und Psychiatrie 18: 4-10

Paulesu, E., Frith, C.D. & Frackowiak, R.S. (1993): The neural correlates of the verbal component of working memory. Nature 362: 342-345

Pelosi, L., Geesken, J.M., Holly, M. et al. (1997): Working memory impairment in early multiple sclerosis. Evidence from an event-related potential study of patients with clinically isolated myelopathy. Brain 120: 2039-2058

Penner, I.-K. (2017): Multiple Sklerose: Kognitive Defizite haben hohe Relevanz für den Alltag. Perspektiven in der Neurologie 2017. Supplement im Deutschen Ärzteblatt: 12-14

Péron, J., Renaud, O., Haegelen, C. et al. (2017): Vocal emotion decoding in the subthalamic nucleus: An intracranial ERP study in Parkinson's disease. Brain & Language 168: 1-11

Peters, N. & Dichgans, M. (2010): Vaskuläre Demenz. Nervenarzt 81: 1245-1255

Petersén, A. & Gabery, S. (2012): Hypothalamic and limbic system changes in Huntington's disease. Journal of Huntington's Disease 1: 5-16

Petrovici, J.N. (1980): Speech disturbances following stereotaxic surgery in ventrolateral thalamus. Neurosurgical Review 3: 189-195

Peuser, G. (2000): Sprachstörungen. Einführung in die Patholinguistik. München: Fink

Pfeiffer, G., Gozdalski, J., Haase, I. et al. (2011): Kommunikationsleistungen und Kommunikationsverhalten nach schwerem Schlaganfall. Neurologie & Rehabilitation 17: 26-32

Philipp-Wiegmann, F., Retz-Junginger, P., Retz, W. et al. (2012): Neuropsychologische Befunde zur ADHS im Erwachsenenalter. Zeitschrift für Neuropsychologie 23: 215-224

Phillips, D.P. (1990): Response timing constraints on the cortical representation of sound time structure. Journal of the Acoustical Society of America 88: 1403-1411

Piber, D., Hinkelmann. K., Gold, S.M. et al. (2012): Depression und neurologische Erkrankungen. Nervenarzt 83: 1423-1433

Piras, M.R., Magnano, I., Canu, E.D. et al. (2003): Longitudinal study of cognitive dysfunction in multiple sclerosis: Neuropsychological, neuroradiological, and neurophysiological findings. Journal of Neurology, Neurosurgery, and Psychiatry 74: 878-885

Poeck, K. & Hacke, W. (2006): Neurologie. 12. Aufl., Heidelberg: Springer

Poeck, K. (1992): Neurologie. 8. Aufl., Berlin: Springer

Poggel, D. (1998): Die Behandlung von Aufmerksamkeitsstörungen. In: Kasten, E., Schmid, G. & Eder, R. (Hrsg.): Effektive neuropsychologische Behandlungsmethoden (64-90). Bonn: Deutscher Psychologen Verlag

Pohl, A., Ander, S., Chen, H. et al. (2017): Impaired emotional mirroring in Parkinson's disease – A study on brain activation during processing of facial expressions. Frontiers in Neurology 8: Article 682

Ponsford, J. & Ziino, C. (2003): Fatique and attention following traumatic brain injury. Zeitschrift für Neuropsychologie 14: 155-163

Posner, M.I. & Petersen, S.E. (1990): The attention system of the human brain. Annual Review of Neuroscience 13: 25-42

Posner, M.I., Nissen, M.J. & Ogden, W.C. (1978): Attended and Unattendend Processing Modes: The Role of Set for Spatial Location. In: Pick, H.L. & Saltzman, E. (Eds.): Modes of Perceiving and Processing of Information (137-157). Hillsdale: Lawrence Earlbaum

Prohl, J., Hundt, B. & Bodenburg, S. (2010): Hypoxisch-ischämische Enzephalopathie (HIE) nach Herz-Kreislaufstillstand (HKS) – Pathophysiologie, Prognose und Outcome eines "vernachlässigten" Krankheitsbildes. Zeitschrift für Neuropsychologie 21: 51-64

Prosiegel, M. (1998): Neuropsychologische Störungen und ihre Rehabilitation. Hirnläsionen, Syndrome, Diagnostik, Therapie. 2. Aufl., München: Pflaum

Prosiegel, M. (2002): Gedächtnisstörungen. In: Prosiegel, M., Paulig, M., Böttcher, S. et al.: Klinische Hirnanatomie. Funktion und Störung zentralnervöser Strukturen (177-195). München: Pflaum

Prüß, H. (2013): Neuroimmunologie: Neues zur limbischen Enzephalitis. Aktuelle Neurologie 40: 127-136

Pugh, K.R., Shaywitz, B.A., Shaywitz, S.E. et al. (1996): Auditory selective attention: An fMRI investigation. NeuroImage 4: 159-173

Pugnetti, L., Mendozzi, L., Motta, A. et al. (1993): MRI and cognitive patterns in relapsing-remitting multiple sclerosis. Journal of the Neurological Sciences 115: 59-65

Purdy, M. (2002): Executive function ability in persons with aphasia. Aphasiology 16: 549-557

Pusswald, G., Fertl, E., Faltl, M. et al. (2000): Neurological rehabilitation of severely disabled cardiac arrest survivors. Part II. Life situation of patients and families after treatment. Resuscitation 47: 241-248

Quiring, M., Ladner-Merz, S., Bühler, I. et al. (2018): Kognitive Rehabilitation bei Suchterkrankungen: Effekte eines Kognitiven Trainings nach Stengel in Gruppen. Die SuKog-Studie. Wissenschaftliche Schriftenreihe Kognitives Training 2: 5-16

Radanovic, M. & Scaff, M. (2003): Speech and language disturbances due to subcortical lesions. Brain & Language 84: 337-352

Radanovic, M., Azambuja, M., Mansur, L.L. et al. (2003): Thalamus and language. Interface with attention, memory and executive functions. Arquivos de Neuro-Psiquiatria 61: 34-42

Radanovic, M., Mansur, L.L., Azambuja, M.J. et al. (2004): Contribution to the evaluation of language disturbances in subcortical lesions: A pilot study. Arquivos de Neuro-Psiquiatria 62: 51-57

Rak, A. (1998): Die Behandlung von Gedächtnisstörungen. In: Kasten, E. Schmid, G. & Eder, R. (Hrsg.): Effektive neuropsychologische Behandlungsmethoden (91-124). Bonn: Deutscher Psychologen Verlag

Rapport, M.D., Chung, K.M., Shore, G. et al. (2000): Upgrading the science and technology of assessment and diagnosis: Laboratory and clinic-based assessment of children with ADHD. Journal of Clinical Child Psychology 29: 555-568

Ravizza, S.M., McCormick, C.A., Schlerf, J.E. et al. (2006): Cerebellar damage produce selective deficits in verbal working memory. Brain 129: 306-320

Renner, T.J., Gerlach, M., Romanos, M. et al. (2008): Neurobiologie des Aufmerksamkeitsdefizit-/Hyperaktivitätssyndroms. Nervenarzt 79: 771-781

Rensing, H. (2013): Sepsis und Surviving Sepsis Campaign. In: Wilhelm, W. (Hrsg.): Praxis der Intensivmedizin. Konkret, kompakt, interdisziplinär (399-405). 2. Aufl., Berlin: Springer

Retz-Junginger, P., Sobanski, E., Alm, B. et al. (2008): Alters- und geschlechtsspezifische Besonderheiten der Aufmerksamkeitsdefizit-/Hyperaktivitätsstörung. Nervenarzt 79: 809-819

Rickels, E. (2014): Überblick Schädel-Hirn-Trauma: Ursachen, Häufigkeit und Schweregrade. Neuroreha 6: 108-112

Riecker, A., Wildgruber, D., Grodd, W. et al. (2005): Funktionell-kernspintomographische Aktivierungsstudien zur zerebralen Organisation der Sprechmotorik. Nervenheilkunde 24: 177-183

Rijntjes, M., Weiller, C. & Liepert, J. (2010): Funktionelle Bildgebung in der Neurorehabilitation. In: Frommelt, P. & Lösslein, H. (Hrsg.): NeuroRehabilitation. Ein Praxisbuch für interdisziplinäre Teams (81-92). Berlin: Springer

Rist, F. (2010): Neuropsychologie der Alkoholabhängigkeit. In: Lautenbacher, S. & Gauggel, S. (Hrsg.): Neuropsychologie psychischer Störungen (285-308). 2. Aufl., Berlin: Springer

Robertson, I.H. (2001): Das Universum in unserem Gehirn. Wie wir ungenutzte Potentiale ausschöpfen können. München: Piper

Robertson, I.H. (2003): Rehabilitation of attention. Zeitschrift für Neuropsychologie 14: 165-170

Rodewald, K., Weisbrod, M. & Aschenbrenner, S. (2012): TMT-L. Trail Making Test – Langensteinbacher Version. Mödling: Schuhfried

Roelofs, A. & Hagoort, P. (2002): Control of language use: Cognitive modeling of the hemodynamics of Stroop task performance. Cognitive Brain Research 15: 85-97

Rommel, O., Widdig, W., Mehrtens, S. et al. (1999): „Frontalhirnsyndrom" nach Schädel-Hirn-Trauma oder zerebrovaskulären Erkrankungen. Nervenarzt 70: 530-538

Rosen, H.J., Ojemann, J.G., Ollinger, J.M. et al. (2000): Comparison of brain activation during word retrieval done silently and aloud using fMRI. Brain & Cognition 42: 201-217

Roth, G. (1997): Das Gehirn und seine Wirklichkeit. Kognitive Neurobiologie und ihre philosophischen Konsequenzen. Frankfurt am Main: Suhrkamp

Roux, F.E., Dufor, O., Giussani, C. et al. (2009): The graphemic/motor frontal area Exner's area revisited. Annals of Neurology 66: 537-545

Rüb, U. (2016): Das Vergessen aus der Tiefe. Gehirn & Geist 4: 76-82

Rucklidge, J.J. & Tannock, R. (2002): Neuropsychological profiles of adolescents with ADHD: Effects of reading difficulties and gender. Journal of Child Psychology & Psychiatry 43: 988-1003

Rüegg, J.C. (2001): Psychosomatik, Psychotherapie und Gehirn. Neuronale Plastizität als Grundlage einer biopsychosozialen Medizin. Stuttgart: Schattauer

Ruff, R.M. (2004): RFFT. Ruff Figural Fluency Test. Deutsche Fassung von Feldmann, B. & Melchers, P. Göttingen: Hogrefe

Salmon, D.P. & Bondi, M.W. (1997): The Neuropsychology of Alzheimer's Disease. In: Nussbaum, P.D. (Ed.): Handbook of Neuropsychology and Aging (141-158). New York: Plenum

Sammer, G., Reuter, I., Hullmann, K. et al. (2006): Training of executive functions in Parkinson's disease. Journal of Neurological Sciences 248, 115-119

Sanders, L.D., Stevens, C., Coch, D. et al. (2006): Selective auditory attention in 3- to 5-year-old children: An event-related potential study. Neuropsychologia 44: 2126-2138

Säring, W. (1988): Aufmerksamkeit. In: von Cramon, D.Y. & Zihl, J. (Hrsg.): Neuropsychologische Rehabilitation. Grundlagen – Diagnostik – Behandlungsverfahren (157-181). Berlin: Springer

Saur, D., Kreher, B.W., Schnell, S. et al. (2008): Ventral and dorsal pathways for language. Proceedings of the National Academy of Sciences 105: 18035-18040

Saygın, A.S., Dick, F., Wilson, S.W. et al. (2003): Neural resources for processing language and environmental sounds. Evidence from aphasia. Brain 126: 928-945

Scafato, E., Gandin, C., Galluzo, L. et al. (2010): Prevalence of aging-associated cognitive decline in an Italian elderly population: Results from cross-sectional phase of Italien project on epidemiology of Alzheimer's disease (IPREA). Aging Clinical and Experimental Research 22: 440-449

Schacher, M. & Jokeit, H. (2004): Neuropsychologie in der Epileptologie. Aktuelle Neurologie 31: 73-78

Schade, U. (1999): Konnektionistische Sprachproduktion. Wiesbaden: Deutscher Universitäts-Verlag

Schäfer, U. & Rüther, E. (2004): Im Auf und Ab der Gefühle. Manie und Depression – die bipolare affektive Störung. Ein Ratgeber. Berlin: ABW

Scheffels, J.F., Kräling, H., Kalbe, E. et al. (2018): Konversionen von kognitiven Screenings. Mini-Mental-Status-Test vs. Montreal Cognitive Assessment vs. DemTect. Nervenarzt 89: 1371-1377

Schenk, M. (2018): Verwirrt und vergesslich, aber nicht dement. Deutsches Ärzteblatt 115: B1672-B1674

Scherk, H., Reith, W. & Falkai, R. (2004): Hirnstrukturelle Veränderungen bei bipolaren affektiven Störungen. Nervenarzt 75: 861-872

Scheurich, A. & Brokate, B. (2009): Neuropsychologie der Alkoholabhängigkeit. Göttingen: Hogrefe

Schindler, K., Rummel, C., Gast, H. et al. (2010): Frontallappenepilepsie – dorsolateral, orbital, polar. Epileptologie 27: 124-132

Schmahmann, J.D. & Sherman, J.C. (1998): The cerebellar cognitive affective syndrome. Brain 121: 561-579

Schmahmann, J.D. (2003) : Vascular syndromes of the thalamus. Stroke 34: 2264-2278

Schmahmann, J.D. (2013): Cerebellar Cognitive Affective Syndrome and the Neuropsychiatry of the Cerebellum. In: Manto, M., Gruol, D.L., Schmahmann, J.D. et al. (Eds.): Handbook of the Cerebellum and Cerebellar Disorders (1717-1751). Dortrecht: Springer

Schmidtke, K., Manner, H., Kaufmann, R. et al. (2006): Cognitive procedural learning in patients with fronto-striatal lesions. Learning & Memory 9: 419-429

Schmitt, A., Gruber, O. & Falkai, P. (2010): Neurobiologische Grundlagen der Schizophrenie. Synaptopathie, gestörte Neurogenese oder beides? Nervenheilkunde 29: 291-296

Schneider, F., Gur, R.C., Koch, K. et al. (2006): Impairment in the specificity of emotion processing in schizophrenia. American Journal of Psychiatry 163: 442-447

Schnider, A. & Ptak, R. (1999): Spontaneous confabulators fail to suppress currently irrelevant memory traces. Nature Neuroscience 2: 677-681

Schnider, A. (2001): Spontaneous confabulation, reality monitoring, and the limbic system – a review. Brain Research Review 36: 150-160

Schott, J.M., Crutch, S.J., Fox, N.C. et al. (2003): Development of selective verbal memory impairment secondary to a left thalamic infarct: A longitudinal case study. Journal of Neurology, Neurosurgery, and Psychiatry 74: 255-257

Schrock Simring, K. (2017): 6 Dinge, die jeder über Gehirnerschütterungen wissen sollte. Gehirn & Geist 5: 74-79

Schulz, D., Kopp, B., Kunkel, A. et al. (2006): Cognition in the early stage of multiple sclerosis. Journal of Neurology 253: 1002-1010

Schwarz, M. (1996): Einführung in die Kognitive Linguistik. 2. Aufl., Tübingen: Francke

Schwenck, C. (2016): Ist ADHS eine Modediagnose? Haben Aufmerksamkeitsprobleme und Hyperaktivität zugenommen? In: Lenhard, W. (Hrsg.): Psychische Störungen bei Jugendlichen. Meet the Expert: Wissen aus erster Hand (92-110). Heidelberg: Springer

Scriberras, E., Mueller, K.L., Efron, D. et al. (2014): Language problems in children with ADHD: A community-based study. Pediatrics 133: 793-800

Seeley, W.W., Bauer, A.M., Miller, B.L. et al. (2005): The natural history of temporal variant frontotemporal dementia. Neurology 64: 1384-1390

Segalowitz, N. & Frenkiel-Fishman, S. (2005): Attentional control and ability level in a complex cognitive skill: Attention shifting and second-language proficiency. Memory & Cognition 33: 644-653

Seifert, S., von Cramon, D.Y. & Ullsperger, M. (2006): Gestörte Fehlerverarbeitung bei thalamischen Läsionen. Aktuelle Neurologie 33: P 289

Seitz, R.J., Azari, N.P., Knorr, U. et al. (1999): The role of diaschisis in stroke recovery. Stroke 30: 1844-1850

Sellner, J. & Trinka, E. (2012): Seizures and epilepsy in herpes simplex virus encephalitis: Current concepts and future directions of pathogenesis and management. Journal of Neurology 259: 2019-2030

Semmler, A., Hermann, S., Mormann, F. et al. (2008): Sepsis causes neuroinflammation and concomitant decrease of cerebral metabolism. Journal of Neuroinflammation 5: 38

Shallice, T. (1982): Specific impairments of planning. Philosophical Transactions of the Royal Society of London B 298: 199-209

Shiffrin, R.M. & Schneider, W. (1977): Controlled and automatic human information processing: II. Perceptual learning, automatic attending, and a general theory. Psychological Review 8: 127-190

Shorter, E. (2003): Geschichte der Psychiatrie. Reinbek: Rowohlt

Simon, J.H., Jacobs, LD., Campion, M.K. et al. (1999): A longitudinal study of brain atrophy in relapsing multiple sclerosis. The Multiple Sclerosis Collaborative Research Group (MSCRG). Neurology 53: 139-148

Singh, S. & Evans, T.W. (2006): Organ Dysfunction During Sepsis. In: Pinksy, M., Brochard, L. & Mancebo, J. (Eds.): Applied Physiology in Intensive Care Medicine (345-353). Berlin: Springer

Sitek, E.J., Thompson, J.C., Craufurd, D. et al. (2014): Unawareness of deficits in Huntington's disease. Journal of Huntington's Disease 3: 125-135

Slitz, D. & Hayley, S. (2012): Major depression disorder and alterations in insular cortical activity: A review of current functional magnetic imaging research. Frontiers in Human Neuroscience 6: Article 323

Smith, E.E. & Jonides, J. (1998): Neuroimaging analyses of human working memory. Proceedings of the National Academy of Sciences of the USA 95: 12061-12068

Smith, E.E., Jonides, J., Marshuetz, C. et al. (1998): Components of verbal working memory: Evidence from neuroimaging. Proceedings of the National Academy of Sciences of the USA 95: 876-882

Sonneville, R., Verdonk, F., Rauturier, C. et al. (2013): Understanding brain dysfunction in sepsis. Annals of Intensive Care 3: 15

Spagna, A., Martella, D., Fuentes, L.J. et al. (2016): Hemispheric modulations of the attentional networks. Brain & Cognition 108: 73-80

Spector, A., Thorgrimsen, L., Woods, B. et al. (2003): Efficacy of an evidence-based cognitive stimulation therapy programme for people with dementia: Randomised controlled trial. British Journal of Psychiatry 183: 248-254

Spencer, K.A. & Slocombe, D.L. (2007): The neural basis of ataxic dysarthria. The Cerebellum 6: 58-65

Spitzer, L., Beushausen, U. & Grötzbach, H. (2009): Exekutivfunktionen in der Aphasietherapie. Auswirkungen der Exekutivfunktionen und der Umstellfähigkeit auf den Alltag von Patienten mit einer Aphasie. Forum Logopädie 3: 6-9

Spitzer, L., Binkofski, F., Willmes, K. et al. (2017): Exekutivfunktionen bei Aphasie: Entwicklung und Evaluation eines neues Therapiekonzepts zur Verbesserung der Umstellfähigkeit bei Aphasie. Sprache – Stimme – Gehör 41: 204-211

Spitzer, M. (2002): Lernen. Gehirnforschung und die Schule des Lebens. Heidelberg: Spektrum

Spitzer, M. (2004): Frontalhirn an Mandelkern ... Netzwerke für Emotionsregulation und Gedächtniskonsolidierung. Nervenheilkunde 23: 431-434

Spring, B., Weinstein, L., Freedman, R. et al. (1991): Selective Attention in Schizophrenia. In: Steinhauer, S., Gruzelier, J. & Zubin, J. (Eds.): Handbook of Schizophrenia. Neuropsychology, Psychophysiology and Information Processing (371-396). Amsterdam: Elsevier

Springer, S.P. & Deutsch, G. (1998): Linkes – rechtes Gehirn. 4. Aufl., Heidelberg: Spektrum

Spröber, N., Brettschneider, A., Fischer, L. et al. (2013): SAVE – Strategien für Jugendliche mit ADHS. Verbesserung der Aufmerksamkeit, der Verhaltensorganisation und Emotionsregulation. Heidelberg: Springer

Sprung, C.L., Peduzzi, P.N., Shatney, C.H. et al. (1990): Impact of encephalopathy on mortality in the sepsis syndrome. Critical Care Medicine 18: 801-806

Squire, L.R. & Zola, S.M. (1997): Amnesia, memory and brain systems. Philosophical Transactions: Biological Sciences. Biological and Psychological Perspectives on Memory and Memory Disorders 352: 1663-1673

Staresina, B. & Köhler, S. (2017): Die neuronale Zeitmaschine. Gehirn & Geist 5: 50-55

Starkstein, S.E., Robinson, R.G. & Price, T.R. (1987): Comparison of cortical and subcortical lesions in the production of post stroke mood disorders. Brain 110: 1045-1055

Starkstein, S.E. & Robinson, R.G. (1988): Aphasia and depression. Aphasiology 2: 1-19

Starkstein, S.E. & Robinson, R.G. (1994): Neuropsychiatric Aspects of Stroke. In: Coffey, C.E. & Cummings, J.L. (Eds.): Textbook of Geriatric Neuropsychiatry (457-477). Washington, D.C.: American Psychiatric Press

Stefan, H. & Pauli, E. (2008): Kognition und Epilepsien. Nervenarzt 79: 77-92

Stein, D.G., Brailowsky, S. & Will, B. (2000): Brain-Repair. Das Selbstheilungspotential des Gehirns oder wie das Gehirn sich selbst hilft. Stuttgart: Thieme

Steinmann, E., Siniatchkin, M., Petermann, F. et al. (2012): ADHS im Kindesalter: Ätiologische und therapeutische Ansätze mit dem Schwerpunkt der Bildgebung. Zeitschrift für Neuropsychologie 23: 193-203

Stemmler, M., Lehfeld, H. & Horn, R. (2015): SKT. Kurztest zur Erfassung von Gedächtnis- und Aufmerksamkeitsstörungen. Göttingen: Hogrefe

Stengel, F. & Ladner-Merz, S. (2006): Kognitives Training – professionell. Sinneskonzert – Bildspiele. Stuttgart: memo

Stengel, F. & Ladner-Merz, S. (2009): Merken. Denken. Erinnern 1. Kognitives Training nach der Stengel-Methode. Trainerhandbuch mit CD. Stuttgart: memo

Stengel, F. & Ladner-Merz, S. (2016): Merken. Denken. Erinnern 2. Kognitives Training nach der Stengel-Methode. Trainerhandbuch. Stuttgart: memo

Stephan, K.M. & Lotze, M. (2017): Plastizität als Grundlage für die Erholung nach Schlaganfall. Neurologie & Rehabilitation 23: 199-208

Stierwalt, J.A.G. & Murray, L.L. (2002): Attention impairment following traumatic brain injury. Seminars in Speech and Language 23: 129-138

Stockert, A. & Saur, D. (2017): Aphasie: eine neuronale Netzwerkerkrankung. Nervenarzt 88: 866-873

Stoodley, C.J. (2012): The cerebellum and cognition: Evidence from functional imaging studies. Cerebellum 11: 352-365

Stowe, L.A., Paans, A.M.J, Wijiers, A.A. et al. (2004): Activations of "motor" and other non-language structures during sentence comprehension. Brain & Language 89: 290-299

Strakowski, S.M., Adler, C.M., Almeida, J. et al. (2012): The functional neuroanatomy of bipolar disorder: A consensus model. Bipolar Disorders 14: 313-325

Sturm, W. & Willmes, K. (2001): On the functional neuroanatomy of intrinsic and phasic alertness. NeuroImage 14: 76-84

Sturm, W. & Zimmermann, P. (2000): Aufmerksamkeitsstörungen. In: Sturm, W. & Wallesch, C.-W. (Hrsg.): Lehrbuch der Klinischen Neuropsychologie. Grundlagen, Methoden, Diagnostik, Therapie (345-365). Lisse: Swets & Zeitlinger

Sturm, W. (2005): Aufmerksamkeitsstörungen. Göttingen: Hogrefe

Suchan, B. & Daum I. (2004): Rehabilitation von kognitiven Störungen. In: Nelles, G. (Hrsg.): Neurologische Rehabilitation (111-121). Thieme: Stuttgart

Sünkeler, I.H. (2010): Epidemiologie neurologisch bedingter Behinderungen. In: Frommelt, P. & Lösslein, H. (Hrsg.): NeuroRehabilitation. Ein Praxisbuch für interdisziplinäre Teams (57-65). Berlin: Springer

Sullivan, E.V., Rosenbloom, M.J. & Pfefferbaum, A. (2000): Pattern of motor and cognitive defcits in detoxified alcoholic men. Alcoholism, Clinical and Experimental Research 24: 611-621

Sumner, P., Nachev, P., Morris, P. et al. (2007): Human medial frontal cortex mediates unconscious inhibition of voluntary action. Neuron 5: 697-711

Taber, K.H., Wen, C., Khan, A. et al. (2004): The limbic thalamus. Journal of Neuropsychiatry and Clinical Neurosciences 16: 127-132

Tacke, M., Neubauer, B.A., Gerstl, L. et al. (2017): Epilepsie – neue Diagnostik, alte Medikamente? Die Konsequenzen der Epilepsiegenetik. Nervenarzt 88: 1385-1394

Takashima, A., Bakker, I., van Hell, J.G. et al. (2017): Interaction between episodic and semantic memory networks in the acquisition and consolidation of novel spoken words. Brain & Language 167: 44-60

Taylor, A.E., Saint-Cyr, J.A. & Lang, A.E. (1990): Memory and learning in early Parkinson`s disease: Evidence for a "frontal lobe syndrome". Brain & Cognition 13: 211-232

Teasdale, G. & Jennett, B. (1974): Assessment of coma and impaired consciousness. A practical scale. Lancet 2: 81-84

Terborg, C. & Müllges, W. (2013): Septische Enzephalopathie. In: Hansen, H.-C. (Hrsg.): Bewusstseinsstörungen und Enzephalopathien. Diagnose, Therapie, Prognose (265-270). Berlin: Springer

Tesak, J. (2001): Aphasie im Rahmen der neuen Heilmittelrichtlinien. Sprache – Stimme – Gehör 25: 162-166

Thayanukulvat, C. & Harding, T. (2015): Binge drinking and cognitive impairment in young people. British Journal of Nursing 24: 401-407

Thöne, A. & von Cramon, D.Y. (1999): Gedächtnisstörungen. In: Frommelt, P. & Grötzbach, H. (Hrsg.): Neurorehabilitation. Grundlagen, Praxis, Dokumentation (293-305). Berlin: Blackwell

Thöne-Otto, A. & Markowitsch, H.-J. (2004): Gedächtnisstörungen nach Hirnschäden. Göttingen: Hogrefe

Thöne-Otto, A. & von Cramon D.Y. (2010): Gedächtnisstörungen. In: Frommelt, P. & Lösslein, H. (Hrsg.): NeuroRehabilitation. Ein Praxisbuch für interdisziplinäre Teams (171-188). Berlin: Springer

Thornton, A.E. & Raz, N. (1997): Memory impairment in multiple sclerosis: A quantitative review. Neuropsychology 11: 357-366

Timmann, D., Richter, S., Schoch, B. et al. (2006): Kleinhirn und Kognition – Eine Übersicht. Aktuelle Neurologie 33: 70-80

Toth, E., Farago, P., Kiraly, A. et al. (2019): The contribution of various MRI parameters to clinical and cognitive disability in multiple sclerosis. Frontiers in Neurology 9: Article 1172

Tomasello, M. (2006): Die kulturelle Entwicklung des menschlichen Denkens. Frankfurt am Main: Suhrkamp

Tremblay, C., Macoir, J., Langlois, M. et al. (2015): The effects of subthalamic deep brain stimulation on metaphor comprehension and language abilities in Parkinson's disease. Brain & Language 141: 103-109

Tremblay, P. & Dick, A.S. (2016): Broca and Wernicke are dead, or moving past the classic model of language neurobiology. Brain & Language 162: 60-71

Trepel, M. (1999): Neuroanatomie. Struktur und Funktion. 2. Aufl., München: Urban & Fischer

Trojanowski, J.Q. & Lee, V.M.-Y. (1998): Aggregation of neurofilament and alpha-synuclein proteins in Lewy bodies: Implications for the pathogenesis of Parkinson disease and Lewy body dementia. Archives of Neurology 55: 151-152

Tröster, A.I. (Ed.) (2006): Assessment of Movement and Demyelinating Disorders. Washington, DC: American Psychological Association

Trzepacz, P.T. (1999): Update on the neuropathogenesis of delirium. Dementia and Geriatric Cognitive Disorders 10: 330-334

Trzepacz, P.T. (2000): Is there a final common neural pathway in delirium? Focus on acetylcholine and dopamine. Seminars in Clinical Neuropsychiatry 5: 132-148

Turnbull, O.H., Jenkins, S. & Rowley, M.L. (2004): The pleasantness of false beliefs: An emotion-based account of confabulation. Neuropsychoanalysis 6: 5-16

Uhlmann, C., Widmann, B. & Baier, H. (2011): Erfassung kognitiver Defizite bei Patienten mit Intelligenzminderung und Epilepsie. Aktuelle Neurologie 38: 12-18

Ullman, M.T. (2004): Contributions of memory circuits to language: The declarative/procedural model. Cognition 92: 231-270

Underwood, G. & Everatt, J. (1996): Automatische und gesteuerte Informationsverarbeitung: Die Rolle der Aufmerksamkeit bei der Verarbeitung des Neuen. In: Neumann, O. & Sanders, A.F. (Hrsg.): Aufmerksamkeit (267-331). Göttingen: Hogrefe

Van der Werf, Y.D., Scheltens, P., Lindeboom, J. et al. (2003): Deficits of memory, executive functioning and attention following infarction in the thalamus; a study of 22 cases with localised lesions. Neuropsychologia 41: 1330-1344

Van Lancker, D.R. & Canter, G.J. (1982): Impairment of voice and face recognition in patients with hemispheric damage. Brain & Cognition 1: 185-195

Varga, E., Simon, M., Tényi, T. et al. (2013): Irony comprehension and context processing in schizophrenia during remission – A functional MRI study. Brain & Language 126: 231-242

Veiel, H.O. (1997): A preliminary profile of neuropsychological deficits associated with major depression. Journal of Clinical and Experimental Neuropsychology 19: 587-603

Verly, M., Gerrits, R., Lagae, L. et al. (2017): Evaluation of the language profile in children with rolandic epilepsy and developmental dysphasia: Evidence for distinct strengths and weaknesses. Brain & Language 170: 18-28

Vernino, S. (2006): Paraneoplastic neurologic syndromes. Current Neurology and Neuroscience Report 6: 193-199

Vetter, C. (2017): Neurologie als Schlüsselmedizin. Deutsches Ärzteblatt 114: B1630-B1631

Vignolo, L.A. (1982): Auditory agnosia. Philosophical Transactions of the Royal Socienty of London B 298: 49-57

Vogel, M. (1998): Die Behandlung der Dysarthrie. In: Ziegler, W., Vogel, M., Gröne, B. et al.: Dysarthrie. Grundlagen – Diagnostik – Therapie (99-132). Stuttgart: Thieme

Vogt, H. (2007): Frontallappenanfälle und Epilepsien. Eine Übersicht des aktuellen Wissensstandes mit Fallbeispielen. Neurologie 4: 15-20

Vonsattel, J.P., Myers, R.H., Stevens, T.J. et al. (1985): Neuropathological classification of Huntington's disease. Journal of Neuropathology and Experimental Neurology 44: 559–577

Wahl, M., Marzinzik, F., Hahne, A. et al. (2006): The thalamus is crucially embedded in language processing. Klinische Neurophysiologie 37: A234

Waldvogel, H.J., Kim, E.H., Thu, D.C.V. et al. (2012): New perspectives on the neuropathology in Huntington's disease in the human brain and its relation to symptom variation. Journal of Huntington's Disease 1: 143-153

Wallesch, C.-W. & Papagno, C. (1988): Subcortical aphasia. In Rose, F.C., Whurr, R. & Wyke, M.A. (Eds.): Aphasia (256-287). London: Whurr

Wallesch, C.-W., Johannsen-Horbach, H. & Bartels, C. (2007): Akute vaskuläre Aphasien. Aktuelle Neurologie 34: 243-253

Wallesch, C.-W., Kornhuber, H.H., Brunner, R.J. et al. (1983): Lesions of the basal ganglia, thalamus, and deep white matter: Differential effects on language functions. Brain & Language 20: 286-304

Wapner, W., Hamby, S. & Gardner, H. (1981): The role of the right hemisphere in the apprehension of complex linguistic materials. Brain & Language 14: 15-33

Warrington, E.K. & James, M. (1992): Testbatterie für visuelle Objekt- und Raumwahrnehmung (VOSP). Frankfurt am Main: Swets Test Services

Weicker, J., Hudl, N. & Thöne-Otto, A. (2017): „Was misst eigentlich die Blockspanne?" – der Goldstandard im Fokus. Zeitschrift für Neuropsychologie 28: 45-54

Weinberg, J., Diller, L., Gordon, W.A. et al. (1977): Visual scanning training effects on reading-related tasks in acquired brain-damage. Archives of Physical Medicine and Rehabilitation 58: 479-486

Weindl, A. (2009): „Parkinson Plus"/Lewy-Körperchen-Demenz, Chorea Huntington und andere Demenzen bei Basalganglienerkrankungen. In: Förstl, H. (Hrsg.): Demenzen in Theorie und Praxis (85-114). 2. Aufl., Heidelberg: Springer

Wenning, G.K., Colosimo, C., Geser, F. et al. (2004): Multiple system atrophy. Lancet Neurology 3: 93-103

Wentura, D. & Frings, C. (2013): Kognitive Psychologie. Wiesbaden: Springer

Wenz, C. & Karlbauer, F. (2002): Störungen des Sozialverhaltens. In: Goldenberg, G., Pössl, J. & Ziegler, W. (Hrsg.): Neuropsychologie im Alltag (98-115). Stuttgart: Thieme

Werheid, K. & Thöne-Otto, A. (2006): Kognitives Training bei Alzheimer-Demenz. Nervenarzt 77: 549-557

Whelan, B.-M., Murdoch, B.E., Theodoros, D.G. et al. (2003): Defining a role for the subthalamic nucleus within operative theoretical models of subcortical participation in language. Journal of Neurology, Neurosurgery, and Psychiatry 74: 1543-1550

Whitney, P., Arnett, P.A., Driver, A. et al. (2001): Measuring central executive functioning: What's in a reading span? Brain & Cognition 45: 1-14

Wickelgren, I. (2012): Trouble at the heart of psychiatry's revised rule book. http://blogs.scientificamerican.com/streams-of-consciousness/2012/05/09/trouble-at-the-heart-of-psychiatrys-revised-rulebook/

Wilkins, A. (2017): Cerebellar dysfunction in multiple sclerosis. Frontiers in Neurology 8: Article 312

Willert, C., Schaumann-Kuchling, C., Adamaszek, M. et al. (2005): Neuropsychologische Defizite nach Kleinhirninfarkt. Nervenarzt 76: 988-991

Williams, J.M. & Scott, J. (1988): Autobiographical memory in depression. Psychological Medicine 18: 689-695

Winner, B. & Winkler, J. (2004): Parkinson-Syndrom. In: Winkler, J. & Ludolph, A.C. (Hrsg.): Neurodegenerative Erkrankungen des Alters (139-212). Stuttgart: Thieme

Wirth, G. (1990): Sprachstörungen, Sprechstörungen, Kindliche Hörstörungen. Lehrbuch für Ärzte, Logopäden und Sprachheilpädagogen. 3. Aufl., Köln: Deutscher Ärzte-Verlag

Witt, K. (2017): Neuropsychologische Störungen bei Morbus Parkinson. In: Nebel, A. & Deuschl, G. (Hrsg.): Dysarthrie und Dysphagie bei Morbus Parkinson (29-38). 2. Aufl., Stuttgart: Thieme

Witteman, J., Van Heuven, V.J. & Schiller, N.O. (2012): Hearing feelings: A quantitative meta-analysis on the neuroimaging literature of emotional prosody perception. Neuropsychologia 50: 2752-2763

Wobrock, T., Pajonk, F.-G. & Falkai, P. (2004): Schizophrenie. Teil II: Verlauf, Diagnostik und Differenzialdiagnostik. Fortschritte Neurologie – Psychiatrie 72: 98-113

Woldag, H., Renner, C. & Hummelsheim H. (2004): Schwere Bewusstseinsstörungen und Ansätze zu ihrer Behandlung. In: Nelles, G. (Hrsg.): Neurologische Rehabilitation (323-331). Thieme: Stuttgart

Wolf, R. (2006): Klassifikation der Demenzen. Eine Übersichtsarbeit über Einteilungssysteme, Abgrenzung und Formen der Demenz. Neurologie 2: 41-47

Wolf, R.C., Vasic, N. & Walter, H. (2005): Kognitive Defizite in der Schizophrenie. Präfrontale Dysfunktion und funktionelle Entkopplung. Nervenheilkunde 24: 573-583

Yang, Z.-T., Chen, H.-J., Chen, Q.-F. et al. (2018): Disrupted brain intrinsic networks and executive dysfunction in cirrhotic patients without overt hepatic encephalopathy. Frontiers in Neurology 9: Article 14

Zelinski, E.M. (1988): Integrating Information from Discourse: Do Older Adults Show Deficits? In: Light, L.L. & Burke, D.M. (Eds.): Language, Memory, and Aging (117-132). New York: Cambridge University Press

Zgaljardic, D.J., Borod, J.C., Foldi, N.S. et al. (2003): A review of the cognitive and behavioral sequelae of Parkinson's disease: Relationship to frontostriatal circuitry. Cognitive and Behavioral Neurology 16: 193-210

Zgaljardic, D.J., Borod, J.C., Foldi, N.S. et al. (2006): An examination of executive dysfunction associated with frontostriatal circuitry in Parkinson's disease. Journal of Clinical and Experimental Neuropsychology 28: 1127-1144

Ziegler, W. & Ackermann, H. (1994): Mutismus und Aphasie – eine Literaturübersicht. Fortschritte Neurologie – Psychiatrie 62: 366-371

Ziegler, W. (1997): Die Rolle der Stammganglien in der Sprachproduktion. Neurolinguistik 11: 133-166

Zimbardo, P.G. & Gerrig, R.J. (1999): Psychologie. 7. Aufl., Berlin: Springer

Zimmermann, P. & Leclercq, M. (2002): Neuropsychological Aspects of Attentional Functions and Disturbances. In: Leclercq, M. & Zimmermann, P. (Eds.): Applied Neuropsychology of Attention. Theory, Diagnosis and Rehabilitation (56-85). London: Psychology Press

Zucchella, C., Sinforiani, E., Tamburin, S. et al. (2018): The multidisciplinary approach to Alzheimer's disease and dementia. A narrative review of non-pharmacological treatment. Frontiers in Neurology 9: Article 1058

Abkürzungsverzeichnis

AD	Alzheimer Demenz
ADHS	Aufmerksamkeitsdefizit/Hyperaktivitätsstörung
AG	Arbeitsgedächtnis
APFK	Anteriorer Präfrontalkortex (Abb. 2, S. 32)
ARAS	Aufsteigendes retikuläres Aktivierungssystem
AZK	Anteriorer zingulärer Kortex (Abb. 2, S. 32)
BA	Brodmann-Areal (Abb. 2, S. 32)
DLPFK	Dorsolateraler Präfrontalkortex (Abb. 2, S. 32)
FLE	Frontallappenepilepsie
fMRI	functional Magnetic Resonance Imaging, funktionelle Kernspintomografie
FTD	Fronto-Temporale Demenz
GCS	Glasgow Coma Scale
HE	Hypoxische Enzephalopathie
IQ	Intelligenzquotient
KD	Kognitive Dysphasie
KOS	Kognitiv orientierte Sprachtherapie
KT	Kognitives Training
KZG	Kurzzeitgedächtnis
LH	Linke Hemisphäre
LPA	Logopenische Progressive Aphasie
LZG	Langzeitgedächtnis
MK	Primär Motorischer Kortex
MP	Morbus Parkinson
MRT	Magnet-Resonanz-Tomografie, Kernspintomografie
MS	Multiple Sklerose
NMDA	N-Methyl-D-Aspartat
NMDAR	N-Methyl-D-Aspartat-Rezeptor
OFK	Orbitofrontaler Kortex (Abb. 2, S. 32)
PFK	Präfrontaler Kortex (Abb. 2, S. 32)
PK	Prämotorischer Kortex (Abb. 2, S. 32)
PKA	Posteriore Kortikale Atrophie
PSD	Post-Stroke-Depression
RH	Rechte Hemisphäre
SAS	Supervisory Attentional System
SE	Septische Enzephalopathie
SHT	Schädel-Hirn-Trauma

SIRS	Systemisches Inflammatorisches Response-Syndrom
SMA	Supplementär Motorisches Areal (Abb. 2, S. 32)
TLE	Temporallappenepilepsie
TMA	Transkortikal-motorische Aphasie
ToM	Theory of mind
OFK	Orbitofrontalkortex (Abb. 2, S. 32)
UKZG	Ultrakurzzeitgedächtnis
USOT	Umgekehrt symptomorientiertes Training
VLPK	Ventrolateraler Präfrontalkortex (Abb. 2, S. 32)
ZE	Zentrale Exekutive
ZK	Zingulärer Kortex (Abb. 2, S. 32)
ZNS	Zentrales Nervensystem

Tabellenverzeichnis

Abbildungsverzeichnis

Index

T

U

V

W

Z

Ausführliches Inhaltsverzeichnis

Spezieller Teil:
Kognitive Dysphasien nach Erkrankungen und Läsionsorten 121